わかりやすい 生物薬剤学

[第5版]

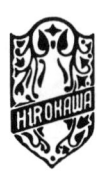

東京 廣川書店 発行

―――――― 執筆者一覧（五十音順）――――――

岩川 精吾	神戸薬科大学教授
岩城 正宏	近畿大学薬学部教授
大槻 純男	熊本大学大学院生命科学研究部教授
荻原 琢男	高崎健康福祉大学大学院薬学研究科教授
掛見 正郎	大阪薬科大学教授
加藤 将夫	金沢大学医薬保健研究域薬学系教授
河島 進	前北陸大学学長
佐藤 均	昭和大学薬学部教授
寺崎 哲也	東北大学大学院薬学研究科教授
細谷 健一	富山大学大学院医学薬学研究部教授
松下 良	金沢大学医薬保健研究域薬学系教授
宮本 悦子	北陸大学薬学部教授
村田 慶史	北陸大学薬学部教授

わかりやすい生物薬剤学 ［第5版］

執筆者代表 荻原 琢男

平成 4 年 4 月 1 日　初版発行©
平成 9 年 3 月25日　第 2 版発行
平成15年 3 月25日　第 3 版発行
平成20年 1 月20日　第 4 版発行
平成26年 3 月30日　第 5 版 1 刷発行

発行所　株式会社　廣川書店

〒113-0033　東京都文京区本郷3丁目27番14号
電話 03(3815)3651　FAX 03(3815)3650

第5版　序

　本書は主に生物薬剤学を初めて学ぶ薬学生を対象にして，金沢大学薬学部教授 辻 彰先生の編集のもとに平成4年に発刊した．平成9年と15年にはその改訂版を発刊し，平成20年には，薬学教育6年制に要求される「薬学教育モデル・コアカリキュラム」に準拠させた大幅な改訂を加え，第4版として発刊した．今回第5版の発刊にあたり，第16改正日本薬局方に対応して記載されている薬品を入れ替え，薬剤師国家試験に出題されている項目を追加した．さらに時代の流れに対応した最新の知識は，その評価が十分に認知されていないものも多いが，最先端の創薬・創剤研究者や臨床薬剤師の知識として必要と思われるものは適宜掲載した．

　各章では，その冒頭に学習達成目標を掲げ，医薬品を取り扱う現場で必要な基礎的事項について可能な限りわかりやすく記述した．また必要に応じて，キーワードの理解を助けるために「Topics」を設け，さらに各章の最後に，知識の整理と理解を深めるために薬剤師国家試験問題から関連問題を抜粋して掲載した．

　前版まで，本書の編者として携わってこられた辻先生が，平成20年（2008年）3月に御定年退職された．先生は20余年に渡り，編者として我々執筆者をご指導戴いたが，この御定年をひとつの区切りとしてこの版ではあえて編者をおかず，執筆者全員の総意による編集体制とした．

　改訂にご協力戴いた方々に対し感謝するとともに，改訂に至る過程で数々のご協力を戴いた廣川書店の各位に厚く感謝申し上げる．

平成26年1月

執筆者一同

序　　文

　試験管内でどんなに優れた効果があっても，薬物が動物やヒトへ投与された後において，期待されるような薬効を発現するとは限らない．また，動物実験で安全性が確認されたものであっても，臨床では予期しないような副作用が見つかることがしばしばある．さらに，同用量であってもその治療効果や副作用の現れ方が患者一人一人によって異なるので，その患者に適した投与量，投与間隔を決めなければならない医薬品も少なくない．このような医薬品開発上あるいは臨床上のさまざまな問題点は古くから認識されていたが，薬剤学領域の研究者の先駆的な努力によって，薬物の体内動態を支配する要因を科学的に解明し，その制御にかかわる学問としての生物薬剤学が誕生した．薬物の吸収，組織移行と体内分布，代謝，排泄，薬効解析速度論，臨床薬物速度論，標的化を研究領域とする生物薬剤学は，動態・薬効速度論のための数学や薬剤学を基盤として薬理学，生理学，生化学の多岐にわたる領域の最新の知識を取り入れて発展し，高度に専門性のある学問として広く定着した．

　したがって，生物薬剤学は，薬系大学における教育に不可欠な科目となっているばかりでなく，薬物治療のエキスパートであるべき薬剤師にとって，また医薬品の研究・開発に携わる職域の人々にとって，必須の知識となっている．しかし，その内容が膨大であるばかりでなく，特にファーマコキネティックスの理論がますます難解になってきているので，大学での講義を担当する先生や，それを理解しなければならない学生にとって，やっかいな学問でもある．最近では生物薬剤学に関する多くの優れた教科書，参考書が出版され，それぞれに特徴がある．

　本書は，薬剤師国家試験出題基準の生物薬剤学に関連した知識の理解のために記述すべき内容を必要最小限に取り入れ，できるだけわかりやすく解説することを意図して企画され，薬系大学で生物薬剤学の講義を担当されている方々に，それぞれ関係深い領域を執筆していただいた．各項目の理解を深めるために，国家試験問題の中から関連する例題と演習問題をかかげて，特に計算問題は詳細に解説するよう心がけた．さらに，体内動態を支配する要因を理解するために必要な物理薬剤学，製剤学の知識とデータ解析にしばしば問題となる統計処理の知識も取り入れて，本書を利用しやすいように工夫した点に他の生物薬剤学の教科書に見られない特長を持つ．講義やセミナーに本書を利用される読者にもそれぞれ好みがあると思われたので，本書はどの章から読んでも理解できるように配慮した．

　本書が薬学を学ぶ学生のみならず，薬剤師の方々，医薬品の研究・開発に携わる方々の理解の一助になれば幸いである．

　最後に，本書の出版に当たり労をとられた，廣川書店社長　廣川節男氏ならびに　野呂嘉昭氏，

島田俊二氏はじめ編集部の諸氏に感謝する．

1992年3月

辻　　彰

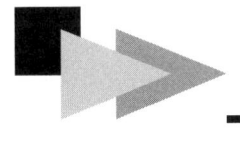

目次

第1章 総論 …………………………………………………… 1

1.1 生物薬剤学とは　　1
1.2 他の学問分野との関わり　　4
1.3 医療現場における生物薬剤学　　6
　1.3.1 治療管理と投薬設計　　6
　1.3.2 テーラーメイド医療　　6
1.4 医薬品の研究開発における生物薬剤学　　7
　1.4.1 製薬企業における探索的薬物動態　　7
　1.4.2 医薬品の体内動態とトランスポーター　　8
　1.4.3 ファルマコメトリクス　　10

第2章 吸収 ……………………………………………………… 13

2.1 生体膜の構造と膜輸送機構　　13
　2.1.1 生体膜の構造的・機能的特徴　　14
　2.1.2 トランスポーターを介さない輸送と介する輸送　　16
2.2 消化管からの吸収　　26
　2.2.1 消化管の構造的・機能的特徴と薬物吸収　　26
　2.2.2 吸収に及ぼす生理的要因　　30
　2.2.3 製剤および薬物固有の要因　　37
2.3 消化管以外からの薬物吸収　　45
　2.3.1 経粘膜吸収　　45
　2.3.2 経皮吸収　　51
　2.3.3 注射部位からの吸収　　56
2.4 演習問題　　58

第3章　体内分布 …………………………………………… 63

- 3.1　薬物の組織分布性　*63*
- 3.2　組織分布過程の支配要因　*65*
  - 3.2.1　リンパ管系移行　*67*
  - 3.2.2　脂肪組織への分布　*69*
  - 3.2.3　母乳への分布　*69*
  - 3.2.4　脳および脳脊髄液への移行経路　*69*
  - 3.2.5　胎児への移行　*75*
  - 3.2.6　その他の関門組織　*76*
- 3.3　分布速度　*79*
- 3.4　分布容積　*81*
- 3.5　薬物のタンパク結合　*84*
  - 3.5.1　血漿タンパク質　*84*
  - 3.5.2　組織タンパク質　*85*
  - 3.5.3　タンパク結合理論　*85*
  - 3.5.4　タンパク結合の置換　*88*
- 3.6　演習問題　*90*

第4章　薬物代謝 …………………………………………… 93

- 4.1　代謝反応の様式　*95*
  - 4.1.1　第Ⅰ相反応　*95*
  - 4.1.2　第Ⅱ相反応　*102*
  - 4.1.3　第Ⅲ相反応　*106*
- 4.2　薬物代謝と相互作用　*108*
  - 4.2.1　P450の阻害による相互作用機構　*109*
  - 4.2.2　P450の誘導による相互作用機構　*113*
- 4.3　薬物代謝に影響を及ぼす因子　*115*
  - 4.3.1　種　差　*115*
  - 4.3.2　遺伝的要因　*115*
  - 4.3.3　年　齢　*117*
  - 4.3.4　病　態　*118*
- 4.4　演習問題　*119*

第5章 排　泄 …………………………………………… 123

5.1 腎排泄　124
5.1.1 腎臓の構造と機能　124
5.1.2 尿の生成と薬物の尿中排泄　126
5.1.3 ネフロン中での薬物動態と腎クリアランス　129
5.1.4 尿中排泄率の高い薬物　133
5.2 腎以外からの排泄　134
5.2.1 肝臓の機能と胆汁中排泄　134
5.2.2 腎臓および肝臓以外からの排泄　140
5.3 演習問題　144

第6章 薬物速度論 …………………………………………… 147

6.1 コンパートメントモデル解析法　149
6.1.1 コンパートメントモデルの概念　149
6.1.2 微分方程式とラプラス変換法　149
6.1.3 線形1-コンパートメントモデル　151
6.1.4 非線形コンパートメントモデル　165
6.2 クリアランス理論と生理学的モデル　168
6.2.1 クリアランスの概念　168
6.2.2 全身クリアランス　168
6.2.3 臓器クリアランス　170
6.2.4 物質収支式と抽出率　172
6.2.5 完全攪拌モデルと固有クリアランス　173
6.2.6 消失過程の律速段階　176
6.2.7 肝初回通過効果と生物学的利用率　178
6.2.8 体内動態に及ぼす固有クリアランスと血流速度の変動の影響　182
6.2.9 体内動態に及ぼす血中非結合率の変動の影響　185
6.2.10 生理学的モデル　187
6.2.11 その他の処理臓器モデル　191
6.3 モデルによらない解析法　194
6.3.1 モーメント解析法　194
6.3.2 デコンボリューション解析法　203

6.3.3 モデルによらないパラメータ　*206*

6.4 薬動力学（PK-PD）解説　*209*

6.4.1 薬力学（PD）と薬動力学（PK-PD）解析とは何か　*209*
6.4.2 治療効果の代替指標の選び方　*210*
6.4.3 薬効と作用部位薬物濃度の関係　*212*
6.4.4 薬物動態（PK）モデルと薬力学（PD）モデルの結合　*214*
6.4.5 PK-PD 解析の応用例　*220*

6.5 治療薬物モニタリング　*223*

6.5.1 概　説　*223*
6.5.2 薬物療法と TDM　*223*
6.5.3 TDM と薬物学　*226*
6.5.4 TDM と母集団　*233*

6.6 演習問題　*235*

第 7 章　薬物相互作用　……………………………… *249*

7.1 薬物動態学的相互作用と薬力学的相互作用　*249*
7.2 吸収過程における薬物相互作用　*251*

7.2.1 消化管内 pH 変化による薬物相互作用　*251*
7.2.2 吸着・結合，キレートおよび複合体形成による相互作用　*252*
7.2.3 消化管の運動機能の変化による薬物相互作用　*252*
7.2.4 トランスポーターを介した相互作用　*254*

7.3 分布過程における薬物相互作用　*257*

7.3.1 血漿および組織タンパク結合阻害　*257*

7.4 代謝過程における薬物相互作用　*257*

7.4.1 代謝阻害による相互作用　*259*
7.4.2 代謝促進による相互作用　*263*
7.4.3 小腸上皮細胞 CYP3A4 の阻害による相互作用　*264*

7.5 排泄過程における薬物相互作用　*264*

7.5.1 糸球体ろ過過程における相互作用　*265*
7.5.2 尿細管分泌過程における相互作用　*265*
7.5.3 尿細管再吸収過程における相互作用　*267*

7.6 消化管吸収，腎排泄以外のトランスポーターを介する相互作用　*268*
7.7 薬力学的相互作用　*270*

7.7.1 協力作用　*270*

7.7.2　拮抗作用　*272*
　7.8　**飲食物・嗜好品との相互作用**　*272*
　7.9　**薬物相互作用の回避**　*275*
　7.10　**演習問題**　*276*

演習問題の正解と解説 ……………………………………… ***281***

付　録 ……………………………………………………… ***299***

　　付録1　薬動学で使用する記号一覧表　*299*
　　付録2　ラプラス変換法の基礎　*302*
　　付録3　薬物速度論の領域でよく使用されるラプラス変換対　*305*
　　付録4　ラプラス変換の実際　*307*

索　引 ……………………………………………………… ***309***

1 総論

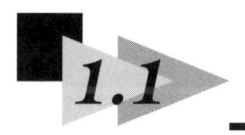

1.1 生物薬剤学とは

　薬物が生体に与える薬理作用や副作用などを扱う薬理学や毒性学（ファルマコダイナミクス：PD）に対して，生体が薬物に与える作用，すなわち薬物の体内動態（吸収，分布，代謝，排泄）を知り，その知識を基礎として医薬品の投与計画を設計，検証する研究分野が生物薬剤学（ファルマコキネティクス：PK）である．医薬品（すでに医療用に使われている薬物）そのものを取り扱う分野であり，大学教育においては薬学部特有の学問である．

　生物薬剤学は，薬物の生体内における動態（狭い意味の薬物動態学）の究明に始まり，これと実際の医薬品の投与との関係を明らかにする学問として，1960年代に誕生した（図1.1）．現在では，生物薬剤学は薬物動態学とほぼ同義に扱われている．生物薬剤学のほとんどの教科書では，前半部分を薬物の生体内動態という，どちらかというと知識を覚えることが多い部分が記載されており，後半が投与設計などの計算が中心の薬物速度論が記述されていることが多く，本書も基本的にはこの記述順番を踏襲している．しかしながら，これらは相互に密接に関連しており，どの部分から学んだとしても，教科書の前後を参照しながら学習を進めていかなければならない．

　例えばこの教科書では「膜輸送」は吸収，特に消化管吸収の前に記述されているが，排泄に関連する腎臓における薬物の再吸収や分泌も膜輸送であり，肝臓における薬物の取り込みや胆汁排泄も膜輸送に関係している．また，タンパク結合や分布容積，クリアランスは薬物の体内分布や排泄を決定づける重要な要素であるが，薬物速度論の投与設計にも重要である．図1.2には本書で学ぶ主な専門用語（キーワード）をあげたが，ここにあげられたことば以外にも教科書の章を重複して述べられている項目があり，生物薬剤学を体系的に理解するためには同時並行的に学ぶ

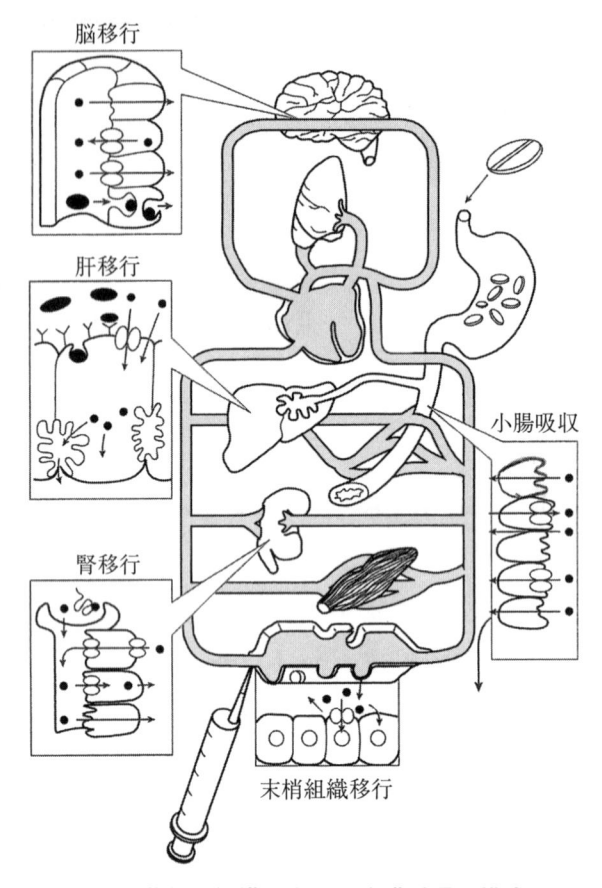

図1.1 薬物の組織・臓器細胞膜透過の模式図

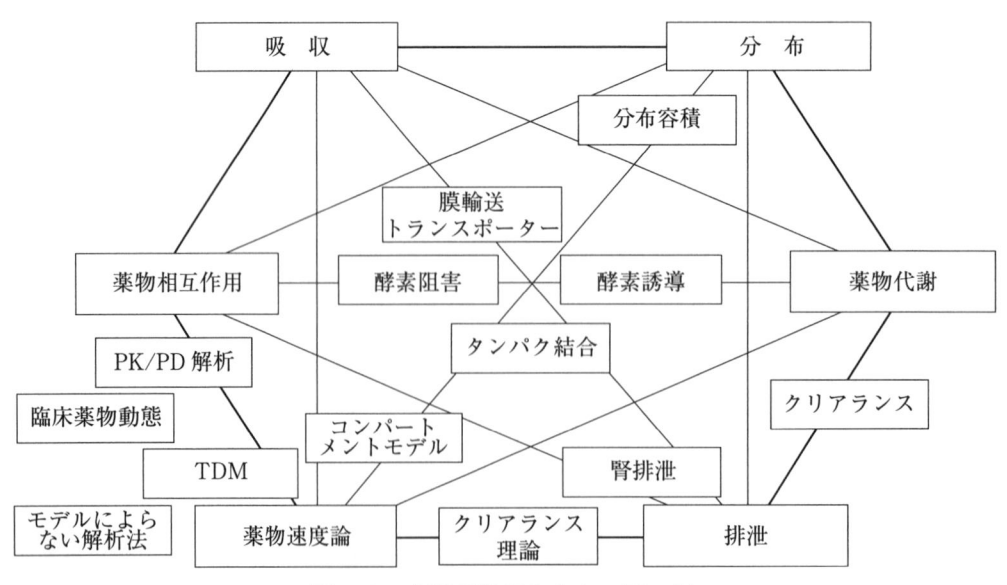

図1.2 本書で学ぶ主なキーワード

必要がある（この第1章に記述されている様々な専門用語についても，初めて生物薬剤学に接する方々はほとんど理解できないかもしれないが，すべてをすぐに理解する必要はない．この章をとりあえず通読して頂きたい）．

1.2 他の学問分野との関わり

　医薬品の効き方には個人差が大きいものが多く、同じ投与量でも効くヒトと効かないヒト、副作用がでるヒトとでないヒトがいる．これは薬物の投与量が同じでもその血中濃度推移がヒトによって異なるからである．しかしながら、同じ血中濃度であれば同じ薬理作用が得られたり副作用が発現することが比較的多い（図1.3）．

　医薬品を経口投与するとその医薬品の血中濃度は徐々に上昇し、やがて最高値をむかえ、その後緩やかに低下する．医薬品によってはこの最高値が大切な場合と、消化管から吸収された医薬品の総量や、血中濃度が一定以上に保たれている時間の長さが重要な場合がある．例えば、ドリペネムという β-ラクタム系抗生物質（抗菌薬）は1回500 mgを1日2回投与するよりも、1回250 mgを1日3回投与した方が総投与量は少ないにも関わらず、抗菌効果は高い．一方、同じ抗菌薬でもキノロン系の医薬品は、血中濃度を一時的に高めに上げること、つまり最高血中濃度のほうが重要である．同じような考え方は医薬品の副作用についてもいえることであり、生物薬剤学の知識は薬理学や毒性学を理解するうえで重要である．

　生物薬剤学の恩恵を最も受けている分野の1つは製剤学である．医薬品の物質特許の期間が切れると、同じ成分が同じだけ含まれていて開発コストが低いために価格の安いジェネリック医薬品が市販される．このジェネリック医薬品の承認の条件には、生物学的同等性試験と呼ばれる試験が必須である．この試験は経口投与製剤であればその医薬品の先発品とジェネリック医薬品の臨床における動態試験によって行われる．すなわち、最高血中濃度と消化管から吸収された医薬

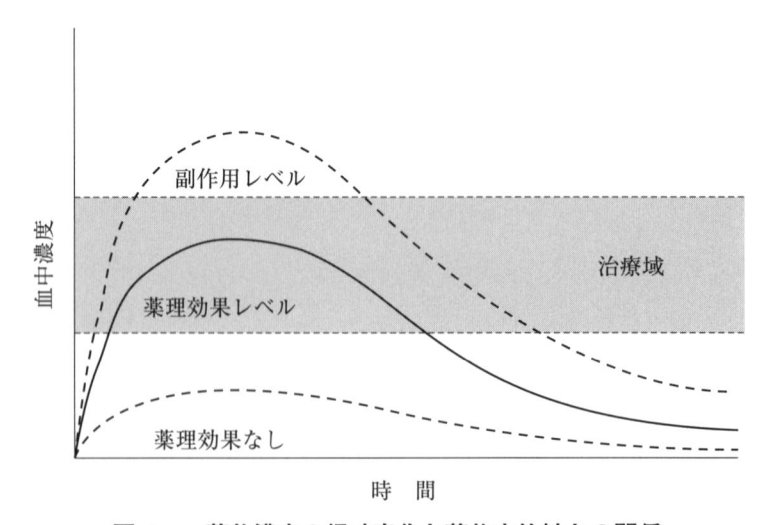

図1.3　薬物濃度の経時変化と薬物応答性との関係

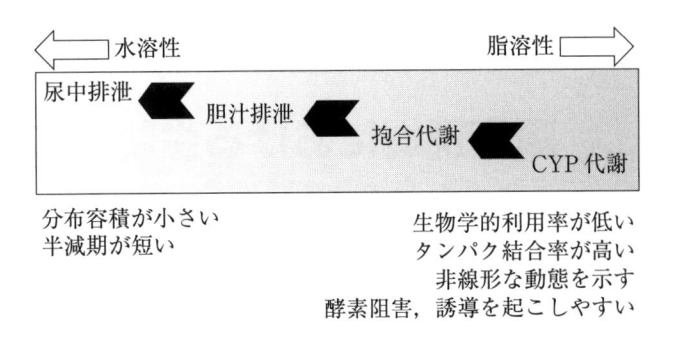

```
 ←―― 水溶性                           脂溶性 ――→
┌─────────────────────────────────────────────┐
│ 尿中排泄 ◀ 胆汁排泄 ◀ 抱合代謝 ◀ CYP 代謝    │
└─────────────────────────────────────────────┘
 分布容積が小さい            生物学的利用率が低い
 半減期が短い               タンパク結合率が高い
                           非線形な動態を示す
                      酵素阻害，誘導を起こしやすい
```

図 1.4　薬物の物性と代謝・排泄パターンの関係

品の総量に有意な差がないことが条件であり，ジェネリックメーカーは先発品と同様な吸収特性をもつ製剤を設計しなければならない．

　一方，医薬品の中には生体内における寿命（半減期）が短く，投与回数が1日に数回にも及ぶ医薬品があるが，このような製剤からの薬物の放出をコントロールすることができれば，1日の投与回数を減らせるかもしれない．このような技術を製剤の徐放化，そのような製剤を徐放製剤と呼ぶが，実際に徐放化されていることを確認するためには薬理効果を観測するよりも，血中濃度を測定したほうが正確である．

　医薬品の物理的性質，すなわち物性はその生体内動態にも密接に影響するため，生物薬剤学は薬物の物性を研究する物理化学や物理薬剤学とも密接に関わっている．例えば，水溶性の高い薬物は体内に入ったのちに未変化体のまま尿中に排泄されやすく，それだけ体内から速やかに消失することは直感的に理解できるだろう．溶けやすく適度の脂溶性をもつ薬物は消化管吸収が良好であることも理解しやすい．逆に脂溶性の高い薬物は，肝代謝を受けやすく，また組織移行性も高いため体内に留まりやすいが，その一方で酵素阻害や誘導など，生体にとって不都合なことも起こしやすい（図1.4）．

　このように生物薬剤学は薬理作用や毒性を説明するツールとして，あるいは製剤を設計する現場で幅広く活用されている．またその基礎には薬物の物理的な性質を理解することが不可欠である．

1.3 医療現場における生物薬剤学

1.3.1 治療管理と投薬設計

上述のように，医薬品の効き方には個人差が大きいものが多いが，これは同じ投与量でも薬物の血中濃度推移がヒトによって異なるからである．いい換えれば，ヒトによって医薬品ごとに吸収や代謝，排泄の速度が異なるからであり，この原因はトランスポーターなどの薬物吸収・分布・排泄に係わる様々な要因や薬物代謝酵素の発現の個人差によって決定される．

それに対して，同じ血中濃度であれば同じ薬理作用が得られることが比較的多く，同じ血中濃度になるように投与量や投与方法を工夫すれば，同じ薬理作用が期待できる．そのための投与量，投与間隔，投与（点滴）速度は，薬物速度論の計算によって求めることができる．

抗てんかん薬のフェニトインは，同じ体重 1 kg あたり 5 mg の投与量でも定常状態における血中濃度は 2 から 50 μg/mL までの 25 倍もの個人差がある．フェニトインはチトクローム P450 2C9（CYP2C9）という酵素で代謝されて薬効を失うが，この CYP2C9 を遺伝的にもっていない（欠損している）ヒトがいる．またフェニトインは投与量と血中濃度が比例しない非線形体内動態を示す．さらにフェニトインは血中濃度を 8～25 μg/mL に保てば症状が安定する．よって，投与量を調節しながら患者の血中濃度をモニタリングし，血中濃度をこの範囲に保つように投与設計をすることが必要であり，このようなモニタリングのことを TDM（therapeutic drug monitoring）という．実際の医療現場では，投与する医薬品の体内動態に遺伝的な要因を含む場合は，必要に応じて事前に患者の遺伝子を診断し，医薬品を投与した後の患者の血中濃度推移を解析し，この予測，投与，検証を繰り返すことによって最適な投与設計がなされる．

TDM による適切な薬物療法のために投与計画を作成する際，患者データが少ない場合が多い．そこで，患者個々の測定値ではなく複数の患者を対象として集積された測定値からその薬物特性を示すデータを得ることにより，血中濃度が 1 点しか得られていない患者においても薬物動態を予測可能とする試験方法を母集団薬物動態解析 population pharmacokinetics（PPK）という．この手法により患者における採血回数を減らせることができ，患者に負担をかけずに投与設計がなされる．

1.3.2 テーラーメイド医療

テーラーメイド医療とは，患者一人ひとりの病態や遺伝情報をもとに，その患者に最適の治療法を選択し提供する医療をいう．最も古典的なテーラーメイド医療は，輸血の際の血液型診断で

ある．A型のヒトはAかO型のヒトから，B型のヒトはBかO型のヒトから，O型のヒトはO型のヒトのみから，AB型のヒトはA，B，O，AB型のいずれのヒトからも輸血を受けることができる．これは赤血球の表面抗原の違いによるものであるが，ヒトそれぞれの遺伝情報に基づいて決定されている．よって，当然輸血を受けるヒトは事前に血液型を診断しておく必要がある．

　生物薬剤学の分野においてもテーラーメイド医療が活かされている．抗がん剤のイリノテカンは体内で加水分解されてSN-38と呼ばれる活性代謝物（活性本体）となり，実際にはこのSN-38が抗がん作用を担っている．このSN-38はグルクロン酸抱合酵素（UGT1A1）によって抱合代謝を受けて薬理作用を失う．一方，このUGT1A1にはUGT1A1＊28とUGT1A1＊6という遺伝子多型が存在し，いずれもグルクロン酸抱合活性が低い．これらの遺伝子多型をもっているヒトはSN-38が代謝されにくくなるためこの血中濃度が高いまま推移する．その結果，好中球減少症などの副作用の発現頻度が高くなるので，イリノテカンの投与量を少なめに設定する必要がある．現在では，イリノテカンを投与する患者に対しては事前にUGT1A1の変異があるかどうか，遺伝子診断をしたのちに投与量の設定が行われている．

1.4　医薬品の研究開発における生物薬剤学

1.4.1　製薬企業における探索的薬物動態

　1990年ごろまでの生物薬剤学はもっぱら薬理作用や毒性を説明するための付随的な学問領域としての意味合いが強く，医薬品の研究開発においても臨床試験の直前あるいは並行して行われることが多かった．しかしながら，実際に臨床試験に入ってみると生物薬剤学上問題となる薬物が多く，試験が中断される理由の40％が薬物動態に基因するものであることが知られるようになった．一方，医薬品の薬物動態のための検討にかかる経費は医薬品研究開発費総額の3％程度である．そのため，この経費を医薬品の研究開発の初期に投資すれば臨床試験の成功確率は上がるとの考え方が浸透し，各製薬企業は医薬品研究の初期のうちに探索的に薬物動態の検討を入れるようになった．そのため，現在では臨床試験における中断理由のうち薬物動態が占める割合は10％程度にまで低下した．

　探索段階における薬物のチェック項目としては，大きく物性と動態，毒性に分けられる．先にも述べたが，このうち薬物の物性（溶解度や脂溶性，酸性度など）はその生体内動態と密接に関わることが多く，医薬品の探索研究においても物性値の測定は必須である．現在では構造式からこれらの物性を計算するソフトも市販されており，化合物を合成する以前にこれらの物性値を計算し，構造式をデザインすることも多い．

　一方，探索段階における薬物動態では，ヒト肝細胞やそのミクロソーム画分を用いて，薬物の

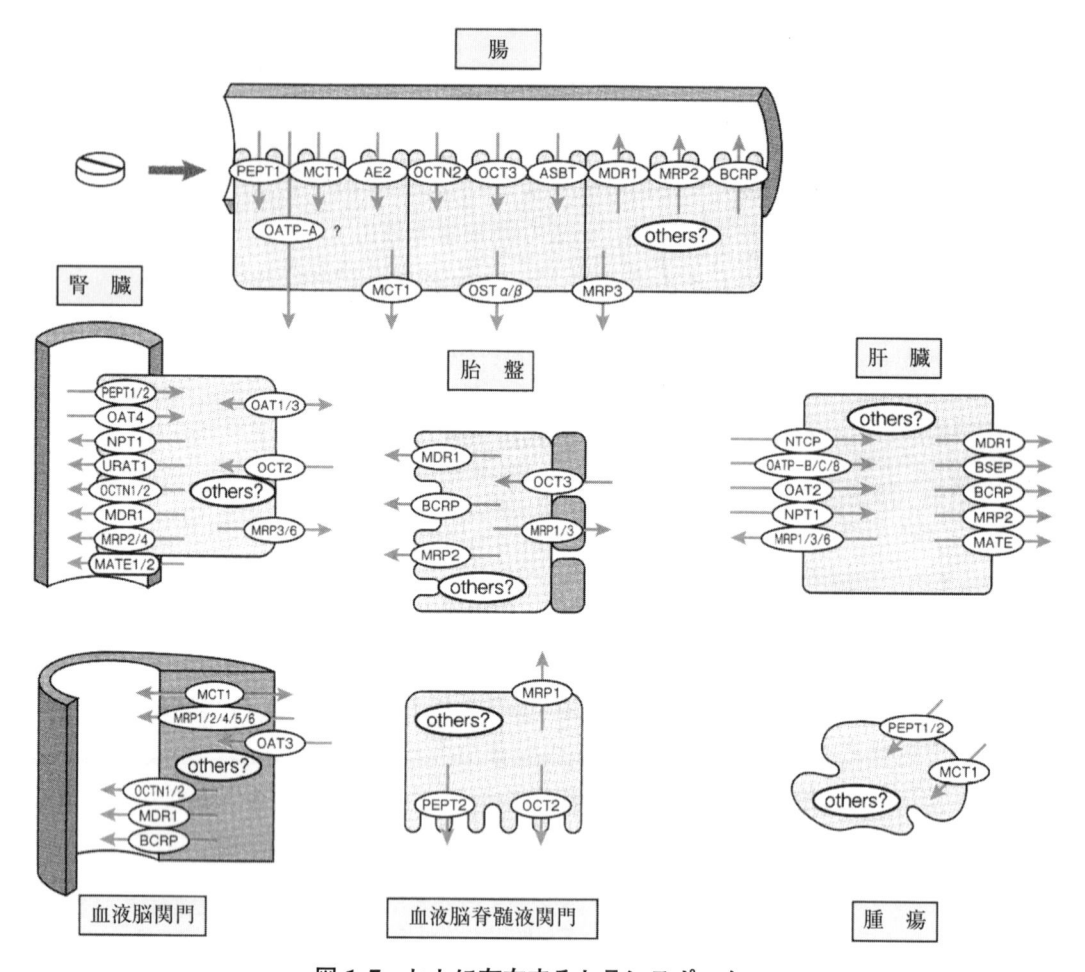

図 1.5 ヒトに存在するトランスポーター

代謝的な安定性をチェックする．またこれらの試験系を用いることにより，薬物が代謝酵素を阻害するか，あるいは誘導するかどうかということも検討できる．

ヒトの消化管細胞や人工膜を用いて医薬品を経口投与したときの消化管吸収性を見積もることができる．人工膜透過性は概ね脂溶性の度合いと正相関することが多いが，ヒト消化管細胞を用いると，脂溶性が低いにも関わらず膜透過性が良好であったり，その逆の性質を示すこともある．このような場合にはトランスポーターという特殊輸送系が関与していることが多い．

1.4.2 ▶▶ 医薬品の体内動態とトランスポーター

ここでトランスポーターについて説明しておこう．

薬物の消化管吸収に関する研究は生物薬剤学が誕生した初期のころからわが国がリードしてきた．

図 1.6 消化管や肝臓に発現しているトランスポーターと異物に対するバリア機構

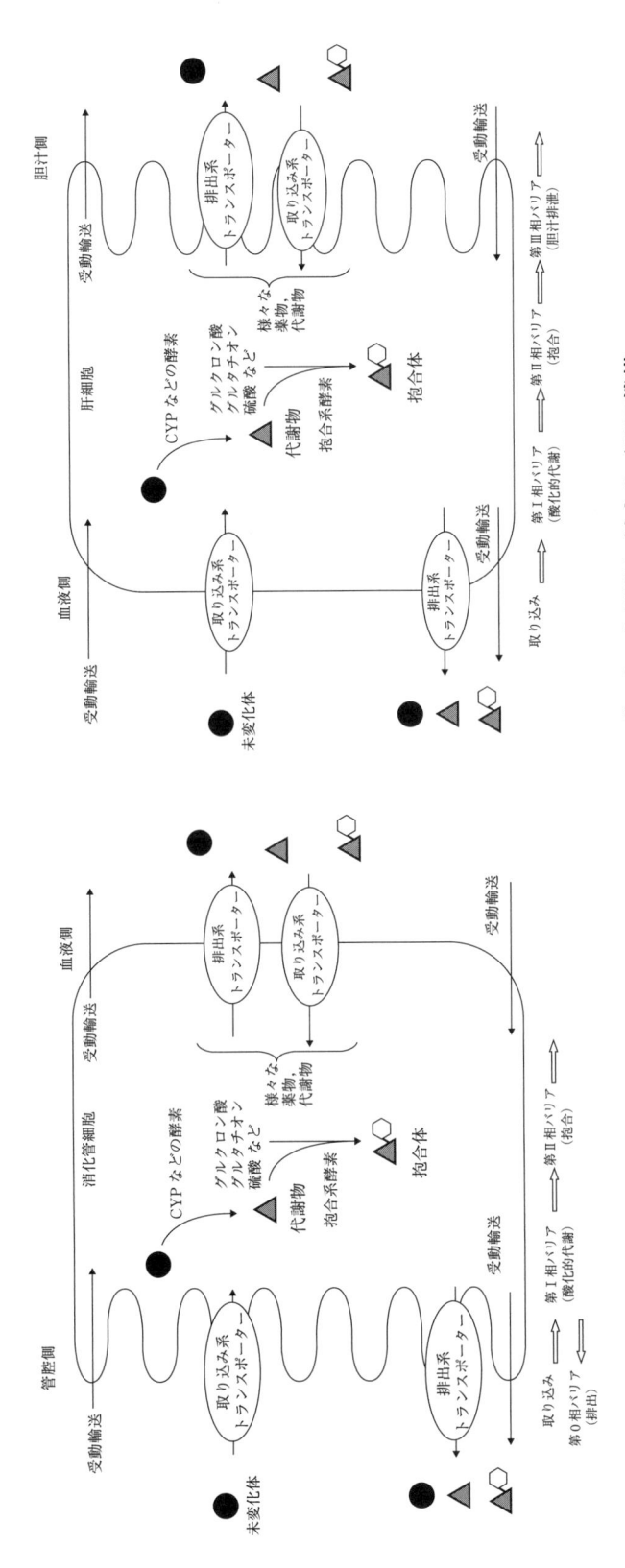

取り込み系のトランスポーターはある特徴的な構造をもつ薬物のみを基質とすることから、"パスポート" タンパク質と呼び、薬物の排出やその代謝、すなわち解毒に関わるタンパク質をゲートウェイタンパク質と呼ぶことがある。

薬物は一般には受動拡散により濃度の高い消化管腔内から濃度の低い消化管細胞さらには血液側に移行するとされてきた．しかし，1970年代に，β-ラクタム系抗生物質の一部が，「くすりの運び屋」と呼ばれるトランスポーター（輸送担体）の1つであるペプチドトランスポーターに認識され，能動的に吸収されることが我が国の研究機関から提唱された．このトランスポーターは2つあるいは3つのアミノ酸からなる小さいサイズのペプチドの膜透過を助けるものであり，構造がペプチドに似ているためにβ-ラクタム系抗生物質も輸送するものと考えられた．しかしながら，このトランスポーターの実態が不明であったことから，この提唱については長い間論争となっていた．1990年代に入り，分子生物学の発展に呼応してペプチドトランスポーター（PEPT1）が同定され，これらの抗生物質もこのトランスポーターの基質になることが明らかとなった．

現在ではペプチドのみならず，グルコースやコレステロール，核酸など生体にとって必要な成分の消化管吸収を助ける様々なトランスポーターが様々な臓器で同定されている．逆に生体にとって毒物となるような化合物を生体に取り込まないようにするための排出系のトランスポーターも同定されている（図1.5）．特に消化管や肝臓に発現している排出系トランスポーターは薬物代謝酵素とともに，異物から生体を守るバリアとして機能している（図1.6）．

トランスポーターの基質になるように既存の薬物の構造の一部を変化させてプロドラッグ化する手法は，創薬戦略上現実的である．例えば抗ウイルス薬バラシクロビルは，アシクロビルにL-バリンを結合させたプロドラッグであるが，これによりPEPT1を介して小腸上皮細胞に取り込まれるため，経口吸収率が2～3倍に向上した．

また，トランスポーターの基質を診断薬として利用する方法もある．例えば^{18}F-フルオロデオキシグルコースはグルコーストランスポーターが過剰に発現している組織に取り込まれるため，悪性腫瘍などの診断に使われている．この手法はポジトロンエミッショントモグラフィー（PET検査）と呼ばれる．

消化管トランスポーターの阻害薬も創薬研究に応用できる可能性がある．例えば小腸におけるコレステロールの吸収にはコレステロールトランスポーターが中心的な役割を果たしており，抗脂血症治療薬のエゼチニブはこのトランスポーターを特異的に阻害することによりコレステロールの吸収を抑制する．

排出系トランスポーターであるP-糖タンパク質（P-gp）はその発見の経緯から，その阻害薬をがん耐性克服に活用するという発想が発見当初から存在した．すでにP-gpの阻害剤を抗がん薬と共に投与する試みがなされている．

1.4.3 ▶▶ ファルマコメトリクス

ファルマコメトリクスとは，臨床試験における薬物動態と薬理効果のデータを解析し（PK/PD解析），それらを計算式によって数学的にモデリングし，一部の臨床試験を仮想的にシ

ミュレーションするための医薬品開発の新しいツールである．医薬品の研究開発費が年々高騰する一方，承認される新薬数は減少の一途をたどっている．こうした状況を受け，臨床試験デザインによって開発の失敗リスクを解消し，新薬開発の成功確率を上げるために提案されたのが，ファルマコメトリクスに基づいた医薬品開発である．既に米国ではファルマコメトリクスを活用した適切なデータ提出によって，一部の臨床試験を省略することが認められている．このことは，莫大な開発費用を削減できることを意味し，欧米製薬企業ではこぞってファーマコメトリクスへの資金投入を加速させている．日本においても，世界的な潮流に遅れることなく，臨床試験の薬物動態および薬理作用のデータを解釈するために，この手法を積極的に取り入れるべきと思われる．

(荻原　琢男)

2 吸 収

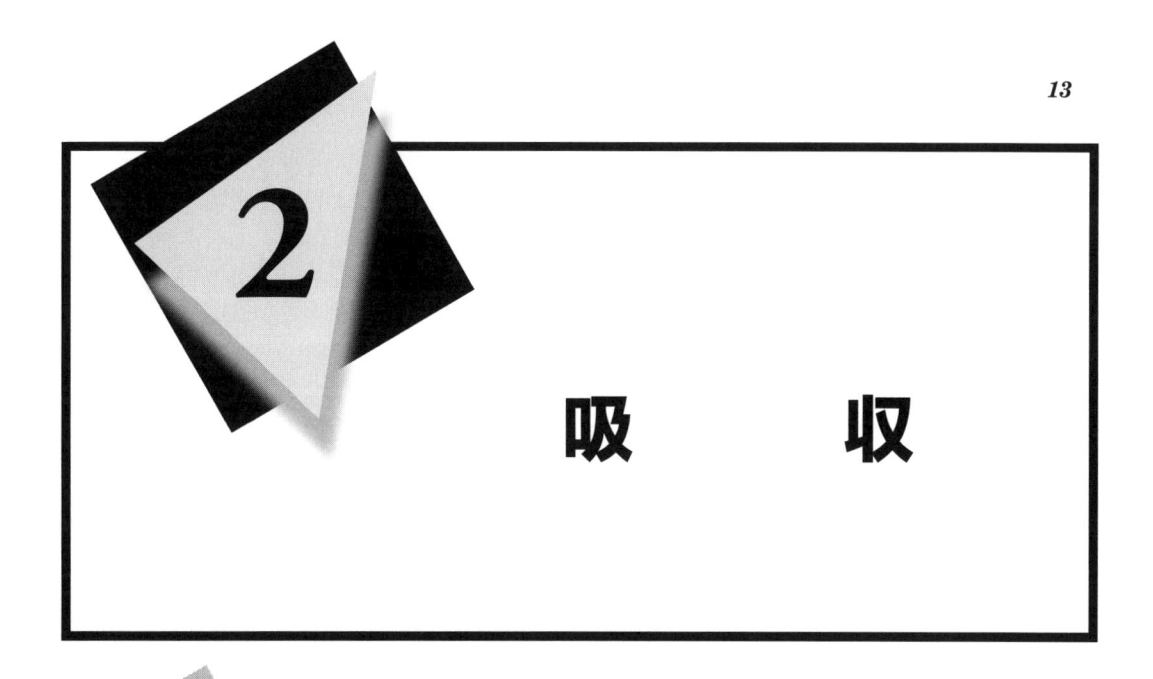

本章の到達目標

1. 生体膜の構造を説明できる.
2. 薬物の主な吸収部位を列挙できる.
3. 物質輸送様式について特徴を説明できる.
4. 消化管の構造,機能と薬物吸収の関係を説明できる.
5. 消化管吸収に影響する因子を列挙し説明できる.
6. 非経口投与による薬物吸収について部位別に説明できる.

2.1 生体膜の構造と膜輸送機構

　静脈内注射で直接全身循環血中に薬物を投与する以外,投与された薬物は吸収の過程を経なければならない.経口投与,経皮投与等において薬物が薬効を示すには,吸収過程が重要である.生体は外界からの異物の侵入および生体成分が外へ漏出することを防ぐために生体膜で覆われており,吸収過程は最初に,生体の障壁として働いている生体膜を透過しなければならない.例えば,経口投与では消化管を薬物分子が透過する必要があり,経皮投与においては薬物分子が皮膚を透過しなければならない.一方,吸収された薬物分子は各臓器に分布し,代謝を受け,最終的には腎臓あるいは肝臓から排泄される.これらの過程においても薬物分子は生体膜を透過してい

る．薬物の体内動態には，さまざまな臓器における生体膜透過が関わっており，薬物の生体膜透過性に影響を及ぼす薬物分子の物理化学的性状や，各臓器の生体膜における輸送特性を理解することが重要である．

2.1.1 ▶▶ 生体膜の構造的・機能的特徴

　薬物体内動態に関係している生体膜は通常，上皮細胞と内皮細胞に分類することができる．消化管粘膜，気道粘膜，腎臓粘膜，肝臓粘膜，脈絡叢，皮膚などが上皮細胞であり，通常，外界との境界面に存在し，主に吸収に関与している．一方，内皮細胞は，血管やリンパ管の内腔表面を覆い，血液内の物質の選択的透過に関わっており，薬物の臓器分布に主に関わっている．これらの上皮細胞および内皮細胞は細胞膜 cell membrane で覆われており，細胞の内外を隔てて閉鎖系を形成している．細胞膜は効率よく物質交換を行い，細胞自身が活動するため，厳密に制御しており，必ずしもすべての薬物分子が容易に透過できるわけではない．細胞膜はリン脂質を主成分とする脂質二重層 lipid bilayer から成り，さまざまな機能をもつ膜タンパクが組み込まれた構造を有している流動モザイクモデル（Singer と Nicolson，1972 年）が広く受け入れられている（図 2.1）．リン脂質は極性部の頭の部分と非極性部の尾の部分からなっており，尾の部分が内側に，頭の部分が外側（上側および下側）に向いて二重層を形成している．リン脂質は主に極性のグリセロリン脂質であり，ホスファチジルコリン，ホスファチジルエタノールアミン，ホスファチジルセリン，ホスファチジルイノシトール，スフィンゴミエリンなどがある．また，リン脂質以外にも極性の低いコレステロールなども構成成分となっている．さらに，細胞は細胞同士が互いに結合して，粘膜等の生体膜を形成し，外界や他の環境との境界となっている．したがって，薬物の透過を考える場合，薬物分子が生体膜を透過する必要があり，生体膜のどこの部分を透過

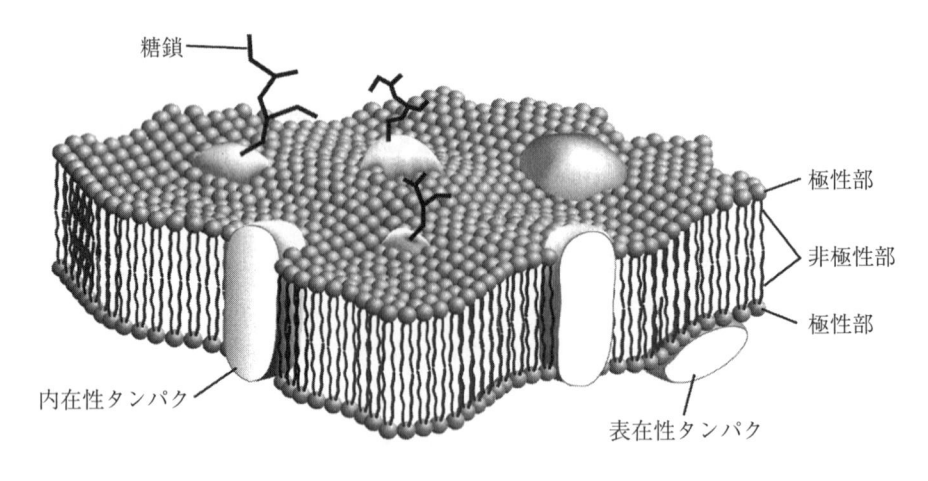

図 2.1　細胞膜の模式図
脂質二重層に膜タンパクが組み込まれた構造を有している．

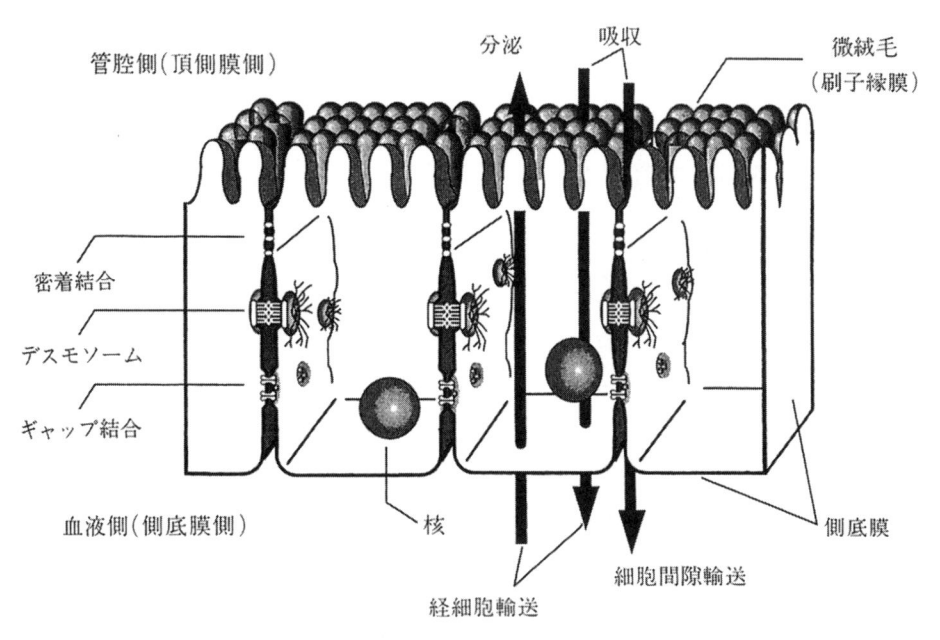

図2.2　上皮細胞の構造と物質の経細胞輸送（吸収と分泌）および細胞間隙輸送

するか，薬物分子の物理化学的性質，あるいは部位特異的な生理的機能に依存している．図2.2は上皮細胞の構造と物質の輸送経路について概略を示している．上皮細胞では，細胞同士は密着結合 tight-junction などにより相互に接しており，細胞は形態的に非対称性（極性）を示している．上皮細胞は粘膜側（図で上側）が頂側膜 apical membrane と，それ以外の漿膜側あるいは血液側の側底膜 basolateral membrane とに分けられる．また，上皮細胞では，頂側膜側が消化管管内に向いているため管腔側膜 luminal membrane と，側底膜側は反管腔側膜 antiluminal membrane とも呼ばれている．上皮細胞の場合（皮膚は除く），頂側膜に微絨毛 microvilli が存在し，刷子縁構造を形成しているため，頂側膜は刷子縁膜 brush-border membrane とも呼ばれている．

　薬物等の物質の生体膜透過過程は輸送担体（トランスポーター）等の生体膜がもっている特殊輸送系を介する系と，介しない系がある（図2.3）．輸送経路には，細胞膜を直接透過する経細胞輸送 transcellular transport と，細胞と細胞の間を透過する細胞間隙輸送 paracellular transport がある．単純拡散で薬物等が経細胞輸送される場合，脂質二重層を通過するため，比較的脂溶性が高い薬物が透過しやすい．薬物透過の方向性は，頂側膜から側底膜側方向の場合は吸収 absorption と呼ばれ，その反対方向の側底膜側から頂側膜へは分泌 secretion と呼ばれる（図2.2）．

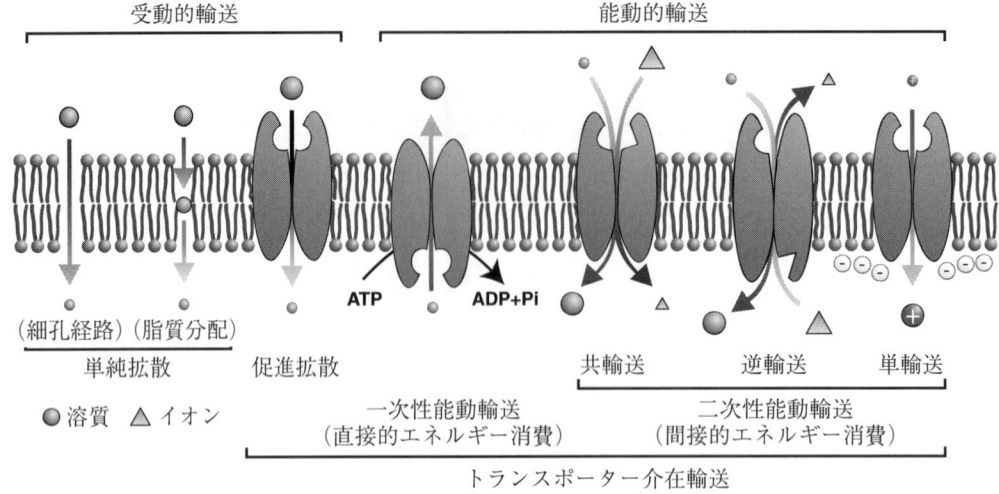

図 2.3　物質輸送機構の分類

シンボルの大きさはそれぞれポテンシャルの高さを表す．例えば，大きい丸から小さい丸への移行は濃度勾配に従った輸送（下り坂輸送）を示し，反対に小さい丸から大きい丸への移行は濃度勾配に逆らった輸送（上り坂輸送）を示している．

2.1.2 ▶▶ トランスポーターを介さない輸送と介する輸送

1）単純拡散

　トランスポーターを介さない輸送の多くは単純拡散であり，薬物が生体内へ移行する場合，生体膜両側における濃度勾配に従って，濃度が高い方から低い方へ透過する下り坂輸送 down hill transport である．単位時間当たりの透過量（透過速度，J, flux）はFickの法則で示され，以下の式に従う．

$$J = -D \cdot \frac{dc}{dx} \tag{2.1}$$

Dは拡散係数 diffusion coefficient（単位は通常 cm^2/s）であり，dc/dxは薬物の濃度勾配を示している．薬物濃度（C_1）とJの関係を図2.4に示す．単純拡散の場合は吸収部位の薬物濃度と透過速度の関係は直線的となり，薬物濃度に比例して透過速度は上昇する．後述するトランスポーター介在輸送と違う点は，飽和性や共存物質による透過変動はみられない．薬物が単純拡散で生体膜を透過するときは，脂溶性，分子サイズおよび水素結合が影響する．一般的に，脂溶性が高い薬物の生体膜への分配は高くなり，水酸基やアミノ基のような水素結合能（水素結合数）の高い官能基をもつ薬物では膜透過性は低くなる．式（2.1）に基づき，表面積(S)，厚み(h)の生体膜を透過する薬物の透過速度は式（2.2）で表される．

$$J = -\frac{D \cdot S \cdot (C_2 - C_1)}{h} \tag{2.2}$$

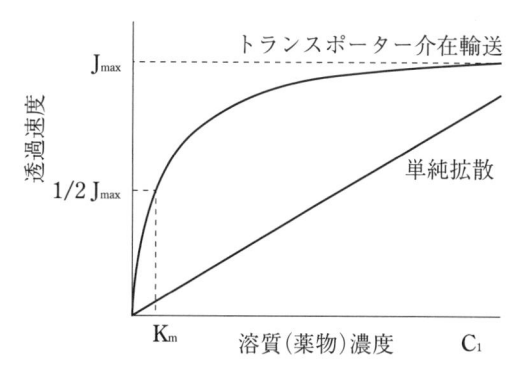

図2.4 トランスポーター介在輸送と単純拡散における透過速度（フラックス，J）と薬物濃度（C_1）との関係

ここで C_1 は薬物の移行元（1側）の濃度であり，C_2 は移行先（2側）の濃度を示している．薬物の脂質相と水相への分配係数（K_{app}）を考慮にいれると，

$$J = -\frac{D \cdot K_{app} \cdot S \cdot (C_2 - C_1)}{h} \tag{2.3}$$

となる．さらに，膜透過係数 permeability coefficient（P，通常単位は cm/s）は，

$$P = \frac{D \cdot K_{app}}{h} \tag{2.4}$$

で表され，式（2.4）は，

$$J = P \cdot S \, (C_1 - C_2) \tag{2.5}$$

となる．経口投与の場合，消化管側において薬物が製剤から溶解あるいは溶出して薬物濃度は高く（$C_1 \gg C_2$），また，上皮細胞を透過した薬物は血管に移行し，血流によって運び去られるため（perfect sink 状態），C_2 は 0 に近似できる．

$$J = P \cdot S \cdot C_1 \tag{2.6}$$

P は各物質の膜の通りやすさを表す値で，次元は［長さ/時間］をもち，薬物の生体膜透過性を表す指標として使用されており，消化管や皮膚の薬物透過時に用いられことが多い．P・S は透過クリアランス permeability surface area product（PS product）と呼んでおり，薬物等の特定組織への移行時の生体膜透過指標として，循環血液から血液脳関門を介した脳への薬物等の移行性にも用いられている．

2）pH-分配仮説

イオン性物質，特に薬物に多くみられる弱イオン性物質の場合は，分子内にカルボキシル基（-COOH）やアンモニウム基（$-NH_3^+$）などの解離基をもつ，弱酸性あるいは弱塩基性の薬物において薬物のもっている pKa と溶解する溶液の pH によってイオン形分率が変化する．薬物の生体膜透過は，非イオン形分子の脂溶性が高いため，脂質二重層からできている細胞膜を透過

R-COOH：pKa = 4.4

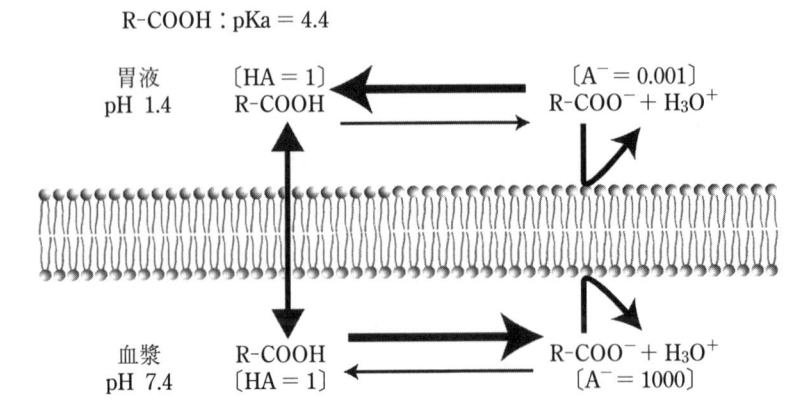

胃液 pH 1.4　〔HA = 1〕R-COOH　⇆　〔A⁻ = 0.001〕R-COO⁻ + H₃O⁺

血漿 pH 7.4　R-COOH 〔HA = 1〕　⇆　R-COO⁻ + H₃O⁺ 〔A⁻ = 1000〕

図 2.5　弱酸性薬物（pKa = 4.4）の胃液と血漿間における分配のモデル図

できるが，イオン形分子は水溶性が高く細胞膜を透過できないという pH-分配仮説 pH-partition hypothesis に従うと考えられている（図 2.5）．したがって，吸収部位における pH を考慮し，薬物のイオン形分率を考慮しなければならない．弱酸性あるいは弱塩基性の薬物におけるイオン形と非イオン形の比は Henderson-Hasselbalch の式で計算することができる．

弱酸性薬物の場合で解離定数を Ka とすると，以下のように表すことができる．

$$[\text{HA}] \xrightleftharpoons{Ka} [\text{A}^-] + [\text{H}^+]$$

$$\text{pKa} = \text{pH} + \log \frac{[\text{HA}]}{[\text{A}^-]} \tag{2.7}$$

以上から，吸収部位での非イオン形（分子形）薬物の割合を α とすると，

$$\alpha = \frac{[\text{HA}]}{[\text{HA}] + [\text{A}^-]} = \frac{1}{1 + 10^{\text{pH}-\text{pKa}}} \tag{2.8}$$

pKa = 4.4 の弱酸性薬物の胃内における α については，胃液が pH 1.4 とすると，[HA] が 1 に対して [A⁻] = 10^{-3} = 0.001 となり，α = 1 となる．つまり，この薬物が胃内においてはほぼ非イオン形で存在することになり，細胞膜は透過しやすいことになる（図 2.5 参照）．

弱塩基性薬物の場合は，

$$[\text{BH}^+] \xrightleftharpoons{Ka} [\text{B}] + [\text{H}^+]$$

$$\text{pKa} = \text{pH} + \log \frac{[\text{BH}^+]}{[\text{B}]} \tag{2.9}$$

$$\alpha = \frac{[B]}{[BH^+] + [B]} = \frac{1}{1 + 10^{pKa-pH}} \tag{2.10}$$

となる．pH-分配仮説では脂溶性の高い非イオン形薬物のみが膜を透過できると考えるので，平衡状態では生体膜の外側と内側において非イオン形薬物濃度が等しいとして整理すると，両側の濃度比（C_1/C_2）として $C_1\alpha_1 = C_2\alpha_2$ であることから次式が得られる．

弱酸性薬物の場合

$$\frac{C_2}{C_1} = \frac{1 + 10^{pH_2-pKa}}{1 + 10^{pH_1-pKa}} \tag{2.11}$$

弱塩基性の場合

$$\frac{C_2}{C_1} = \frac{1 + 10^{pKa-pH_2}}{1 + 10^{pKa-pH_1}} \tag{2.12}$$

pKa = 4.4 の弱酸性薬物の胃内濃度（C_1）と血漿中濃度（C_2）の比は，血漿中 pH を 7.4 とすると（C_2/C_1）= 1001/1 となり，ほぼ血液中に移行していることになる．ほぼ同じ pKa をもつ弱塩基性薬物の場合は反対に（C_2/C_1）は 0.001 となり，血液中に移行しにくいことが理解できる．

3）溶媒牽引

細胞膜には膜を貫通した膜タンパク質の水分子で満たされた細孔が存在し，水溶性の小分子が細孔経路を拡散すると考えられているが，実証はされていない．また，水チャネルとしてアクアポリンがあり，水の経細胞輸送を担っている．アクアポリンは水より大きな分子をほとんど輸送しないため，薬物の輸送には寄与していないと考えられている．Na^+/K^+-ATPase によって Na^+ が細胞外に汲み出され，細胞間液中が高張となり，管腔側液と浸透圧差ができた場合は細胞間隙を水が移動する．そのときの溶媒牽引によって，100 ～ 200 Da の小分子が受動的に輸送されると考えられている．

4）物質輸送の律速過程

一般に，物質の輸送は生体膜透過が律速過程となるが，物質の生体膜透過性が良好で，かつ膜表面に非撹拌水層 unstirred water layer が存在する場合には，非撹拌水層の透過が律速過程となることもある．上皮細胞近傍には粘液層が存在し，さらに糖脂質，糖タンパク質などの糖鎖部分が存在し，物質の撹拌性が抑えられている．非撹拌水層の厚さは撹拌状況にもよるが，50 ～ 100 μm に達し，物質輸送の障壁となっている．生体膜の透過係数 P_m，非撹拌水層の透過係数 P_{aq} とすると，全過程の見かけの透過係数 apparent permeability（P_{app}）は以下の式で表せる．

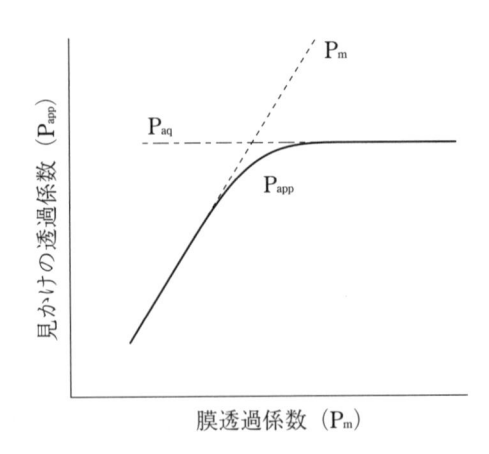

図2.6 見かけの透過係数（P_{app}）と膜透過係数（P_m）との関係に及ぼす非撹拌水層の影響

$$\frac{1}{P_{app}} = \frac{1}{P_m} + \frac{1}{P_{aq}} \tag{2.13}$$

脂溶性が低く生体膜透過性が小さい物質では $P_m \ll P_{aq}$ となり，P_{app} は P_m によって決まるが，逆に，脂溶性が高く生体膜透過性が大きい物質では P_{aq} が無視できなくなり，$P_{aq} \ll P_m$ の場合，$P_{app} = P_{aq}$ と近似でき，非撹拌水層が透過速度を決定する要因になりうる（図2.6）．

5）トランスポーター介在輸送

糖，アミノ酸，ペプチド，水溶性ビタミン，胆汁酸，アミン，有機酸類などは，生体に必須な物質であるが，脂溶性が低く，単純拡散で生体膜を透過することは困難である．これらの物質は生体特異的な機構である輸送担体（トランスポーター）を介して輸送されている．トランスポーター介在輸送の特徴としては，以下に示すことが挙げられるが，促進拡散は ④ までを満たしており，能動輸送ではさらに，⑦ までを満たしている．

① 基質となる物質の濃度上昇とともに飽和 saturation 現象を示す．
② 臓器，細胞，基質特異性 specificity を有する．
③ 構造類似体に競合阻害 competitive inhibition がみられる．
④ トランスポーターに特異的な阻害剤 inhibitor が存在する．
⑤ 輸送には高い温度依存性 temperature-dependence が示され，得られる活性化エネルギーも高い．
⑥ 濃度勾配に逆らった上り坂輸送 uphill transport を示す．
⑦ エネルギー代謝の影響 energy-dependence を受ける．

トランスポーター介在輸送における透過速度 J は Michaelis-Menten 式で表される．

$$J = \frac{J_{max} \cdot C_1}{K_m + C_1} \tag{2.14}$$

ここで J_{max} は最大輸送速度であり，K_m は Michaelis 定数（トランスポーターに対する解離定数）である．

J と基質濃度 C_1 の関係は図2.4で表すことができる．K_m は輸送される基質に対する親和性を示し，数字が大きいほど低い親和性，数字が小さいほど，高い親和性を示している．K_m 値は図2.4に示すように，$J_{max}/2$ の基質濃度を表している．基質濃度 $C_1 \ll K_m$ の条件では，式は

$$J = (J_{max}/K_m) \cdot C_1 \tag{2.15}$$

となる．J_{max}/K_m は膜透過クリアランス（P・S）と同じ次元となり，トランスポーターを介した基質の透過性を単純拡散の透過性と比較できる．

トランスポーターの名称はクローニングによる構造決定と機能解析に成功した研究者による命名が一般的に用いられているが，同一タンパクに複数の名称がつけられているなど問題点も多くあり，現在は The Human Genome Organization（HUGO）Nomenclature Committee で統一してつけられた遺伝子記号 gene symbol が用いられている．トランスポーターの symbol は ATP 結合カセットを分子内にもつ ABC（ATP-binding cassette transporter）と SLC（solute carrier superfamily）の2種類に分類されている．ABC トランスポーターでは，7ファミリー55遺伝子が，一方 SLC トランスポーターでは，47ファミリー約360遺伝子が分類されている．

トランスポーターのなかには物質を細胞内に取り込み薬物吸収に働く輸送と，細胞内から細胞外へと薬物排出に働く輸送がある．以下に，各輸送形式について説明する．薬物輸送に関与している主なトランスポーターの名称，遺伝子記号，発現組織，輸送特性および基質薬物を表2.1に示す．

a）促進拡散

促進拡散（促通拡散 facilitated diffusion）は基質の生体膜透過がトランスポーターを介した輸送である．先に示した，トランスポーター介在輸送の特徴の④までを満たしている．さらに，膜を隔てた物質の濃度勾配や，電気化学ポテンシャルを駆動力としており，ATPのエネルギーを直接的，間接的に消費しない点は受動的輸送の条件も満たしている．促進拡散としてよく知られているトランスポーターの1つには赤血球，肝臓，血液脳関門でD-グルコース輸送を担っている，GLUT 1（SLC2A1）がある．GLUT 1 を介したD-グルコースの輸送は両方向性（基質の濃度により生体膜の外側から内側へ，内側から外側へと方向性が変わる）であり，D-グルコースは基質として輸送するが，L-グルコースは基質として認識しない，立体選択性を有している．特異的な阻害剤としてはフロレチン，サイトカラシンB等が知られている（図2.3）．

b）能動輸送

能動輸送 active transport は促進拡散と異なり，トランスポーター介在輸送の特徴の⑦までを

表 2.1 薬物輸送に関与しているトランスポーターの遺伝子記号，発現組織，輸送特性および基質薬物

トランスポーター名	遺伝子記号	主な発現組織	輸送特性	代表的な基質薬物
MDR1 (P-gp)	ABCB1	小腸，肝臓，腎臓，脳，胎盤など	一次性能動輸送，排出輸送	ジゴキシン，シクロスポリン，タクロリムス，ビンブラスチン，キニジン，ベラパミルなど
MDR3	ABCB4	肝臓	一次性能動輸送，排出輸送	ジゴキシン，パクリタキセル，ビンブラスチンなど
BSEP	ABCB11	肝臓	一次性能動輸送，排出輸送	ビンブラスチンなど
MRP1	ABCC1	小腸，肝臓，腎臓，脳	一次性能動輸送，排出輸送	サキナビル，メトトレキサート，ビンクリスチン，エトポシドなど
MRP2	ABCC2	肝臓，小腸，腎臓，脳	一次性能動輸送，排出輸送	プラバスタチン，メトトレキサートなど
MRP3	ABCC3	小腸，肝臓，腎臓，胎盤など	一次性能動輸送，排出輸送	エトポシド，メトトレキサートなど
BCRP	ABCG2	小腸，肝臓，脳，胎盤など	一次性能動輸送，排出輸送	ダウノルビシン，ドキソルビシン，トポテカン，ミトキサントロンなど
PEPT1	SLC15A1	小腸，腎臓	H^+共輸送	セファレキシン，セファドキシル，アンピシリン，アモキシリン，カプトプリル，バラシクロビルなど
PEPT2	SLC15A2	腎臓	H^+共輸送	セファレキシン，アンピシリン，アモキシリン，カプトプリル，バラシクロビルなど
LAT1	SLC7A5	脳，胎盤など	アミノ酸/アミノ酸交換輸送	レボドパ，α-メチルドパ，バクロフェン，ガバペンチン，メルファランなど
OATP-C (OATP1B1)	SLCO1B1	肝臓	駆動力不明	プラバスタチン，メトトレキサートなど
OATP-B (OATP2B1)	SLCO2B1	小腸，肝臓，腎臓，脳	駆動力不明	プラバスタチンなど
OCT1	SLC22A1	肝臓	膜電位依存性	アシクロビル，アマンタジン，ガンシクロビル，シメチジンなど
OCT2	SLC22A2	腎臓，脳	膜電位依存性	アマンタジン，シメチジン，キニンなど
OCTN1	SLC22A4	腎臓，骨格筋，胎盤など	H^+/有機カチオン交換輸送 有機カチオン/有機カチオン交換輸送	キニジン，ベラパミルなど
OCTN2	SLC22A5	腎臓，骨格筋，肺，肝臓など	有機カチオンに対する駆動力不明	キニジン，ベラパミルなど
OAT1	SLC22A6	腎臓，脳	ジカルボン酸との交換輸送	アシクロビル，メトトレキサート，プロベネシド，ジドブジンなど
OAT2	SLC22A7	肝臓，腎臓	駆動力不明	ジドブジンなど
OAT3	SLC22A8	腎臓，脳	ジカルボン酸との交換輸送	アシクロビル，メトトレキサート，プロベネシド，ジドブジンなど

ABC : ATP-binding cassette transporter superfamily ; SLC : solute-linked carrier transporter family ; SLCO : solute-linked carrier organic anion transporter family ; MDR : multi-drug resistance ; P-gp : P-glycoprotein ; BSEP : bile salt export pump ; MRP : multi-drug resistance related protein ; BCRP : breast cancer resistance protein ; PEPT : oligopeptide transporter ; LAT : L-type amino acid transporter ; OATP : organic anion-transporting polypeptide ; OCT : organic cation transporter ; OCTN : novel organic cation transporter ; OAT : organic anion transporter

満たしており，ATP のエネルギーを直接，あるいは細胞膜を隔てて形成されているさまざまなイオン勾配を駆動力として利用している．物質の生体膜透過は濃度勾配に逆らった上り坂輸送 uphill transport であることが特徴である．ATP の高エネルギーリン酸化合物の加水分解から得られるエネルギーを直接に利用して物質輸送を行う一次性能動輸送 primary active transport と一次性能動輸送に由来するイオン勾配，電位差を駆動力とする二次性能動輸送 secondary active transport とに分類される（図 2.3）．

b-1. 一次性能動輸送

一次性能動輸送の多くには ATPase と呼ばれるイオン輸送型ポンプと ABC トランスポーターファミリーがある．ATPase には，H^+/K^+，Na^+/K^+，H^+，Ca^{2+}-ATPase があるが，Na^+/K^+-ATPase は，小腸上皮細胞や腎尿細管上皮細胞の側底膜にあり，ATP の加水分解エネルギーによって Na^+ を細胞内から外へ汲み出し，同時に K^+ を細胞内に取り込んでいる（図 2.7）．このときに形成される，Na^+ の勾配を利用して二次性能動輸送の駆動力として主に Na^+ 依存性トランスポーターの働きを担っている．ABC トランスポーターファミリー中で，P-糖タンパク質 P-glycoprotein（P-gp，MDR1，ABCB1）（図 2.8），MRP（multidrug resistance-associated protein,

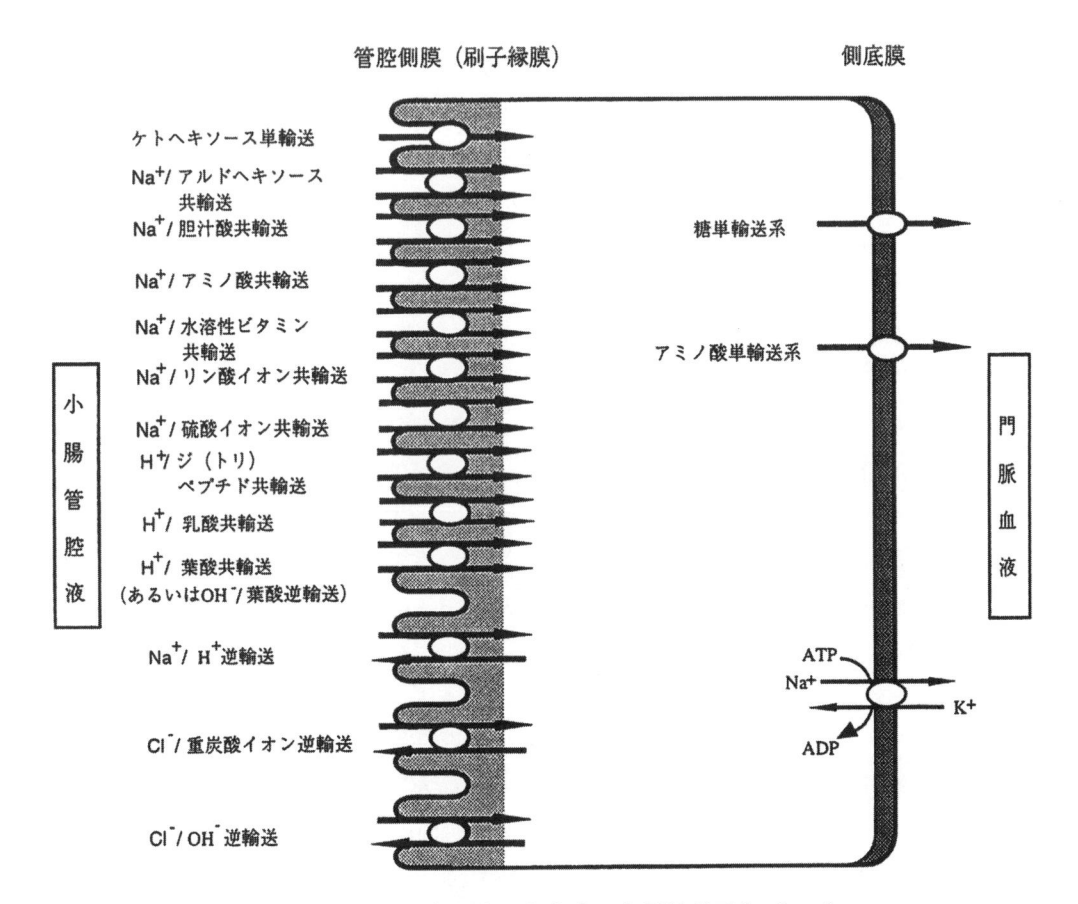

図 2.7 小腸上皮細胞に存在する各種輸送系とポンプ

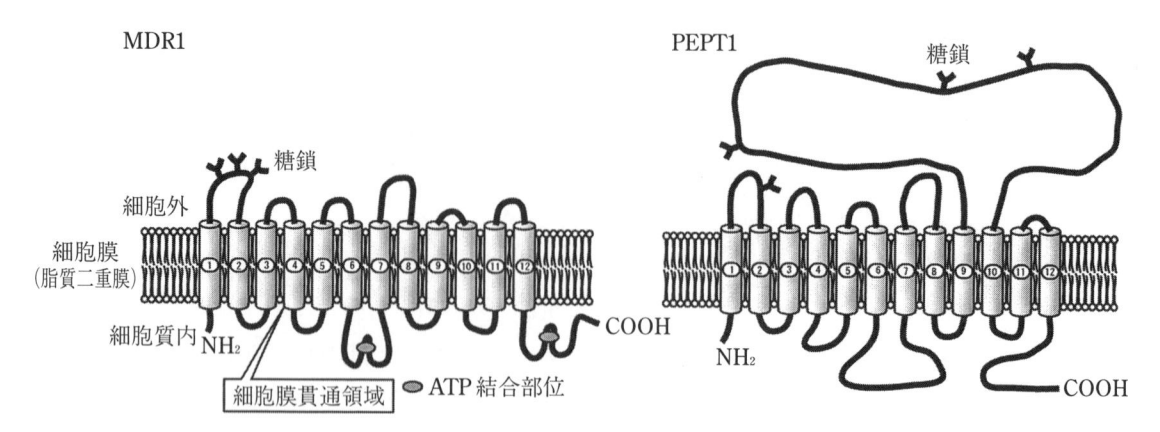

図 2.8　P-糖タンパク質（MDR1）およびペプチドトランスポーター（PEPT1）
両方とも 12 か所の膜貫通領域，糖鎖結合をもっている．さらに，P-糖タンパク質は ATP 結合部位が 2 か所存在している．

ABCC）や BCRP（breast cancer resistance protein, ABCG2）は細胞膜から薬物を外向きに輸送する排出ポンプの役割を果たしている（表2.1）．P-糖タンパク質は最初，癌細胞に発現する膜タンパクで，ドキソルビシン，ビンクリスチンなどの抗腫瘍薬を細胞外に排出しており，癌細胞が抗腫瘍薬に対して多剤耐性化する因子として発見された．さらに，正常組織において，P-糖タンパク質は小腸，腎近位尿細管，肝臓の毛細胆管の管腔側，脳，網膜と精巣の毛細血管内皮細胞，副腎皮質，妊娠時の子宮および胎盤などに発現しており，脂溶性が高い薬物や有害物質の体内への吸収，さらには，脳などの重要な組織への分布を防ぎ，尿中および胆汁中への排泄を助けるという生体防御機構として働いている．

b-2. 二次性能動輸送

前述した一次性能動輸送である Na^+/K^+-ATPase により形成される Na^+ イオンの電気化学的ポテンシャルを駆動力として物質の上り坂輸送が起こるのが二次性能動輸送である．Na^+ 依存性トランスポーター以外に，細胞膜を隔てて形成される H^+，Cl^-，重炭酸イオンが連動（依存的）し，溶質の膜透過時にトランスポーターを介する輸送型である．これらの多くは，小腸上皮細胞における栄養物質の吸収（図2.7）や腎尿細管上皮細胞において栄養物質の再吸収に働いている．

小腸からのジペプチドやトリペプチドの吸収には小腸上皮細胞の刷子縁膜側に存在するペプチドトランスポーター（PEPT1, SLC15A1）（図2.8）が関与し，細胞内外の H^+ 濃度勾配を駆動力として，濃度勾配に逆らってジ/トリペプチドを効率よく輸送している．また，神経細胞においては神経伝達物質の神経細胞への再取り込み時に働いている．二次性能動輸送には3種類の輸送形態に分類することができる．Na^+ や H^+ と物質が同じ方向に輸送される共輸送，イオン同士が細胞内外に逆方向に，あるいはイオンと物質がお互いに逆方向に輸送される逆輸送（交換輸送）がある．腎尿細管上皮細胞の側底膜に存在する有機アニオントランスポーター（OAT1, SLC22A6）

は，ジカルボン酸との交換によって有機アニオン化合物を細胞内に輸送している．また，電荷を有する物質が細胞内の負の膜電位に従って電気泳動的に輸送される単輸送がある（図2.3）．

6) 膜動輸送（サイトーシス）

促進拡散や能動輸送に関わるトランスポーターは，低分子物質を輸送するが，生体に必要な高分子物質であるタンパク質，核酸や多糖類などは輸送しない．これらの高分子は，細胞の外側から内側へ，あるいは内側から外側へ輸送される．この輸送形式は，細胞膜の形態変化を伴う輸送なので膜動輸送（サイトーシス，cytosis）という（図2.9）．細胞外から細胞内に取り込む膜動輸送をエンドサイトーシス endocytosis，細胞内から細胞外への膜動輸送をエキソサイトーシス exocytosis と呼ぶ．

エンドサイトーシスは高分子化合物（リガンド）が細胞表面の受容体 receptor に結合し，クラスリン clathrin が集合して，被覆ピット coated pit を形成して，膜が陥没して起こる．その後，クラスリンは被覆小胞から離れて，細胞膜に戻り，被覆のなくなった小胞はエンドソームと融合する．

上皮細胞増殖因子 EGF は肝臓や腎臓において，インスリンやトランスフェリンは脳の血液脳関門において，特異的な受容体に結合し，エンドサイトーシスで細胞内に取り込まれる機構が存在する．この取り込み機構を受容体介在型エンドサイトーシス receptor-mediated endocytosis と呼ぶ．なお，エンドサイトーシスは，比較的大きな粒子（1 μm 以上）を取り込む過程を指す食作用 phagocytosis と，それより小さな粒子や溶解している物質を取り込む過程を指す飲作用 pinocytosis とに分けられる．

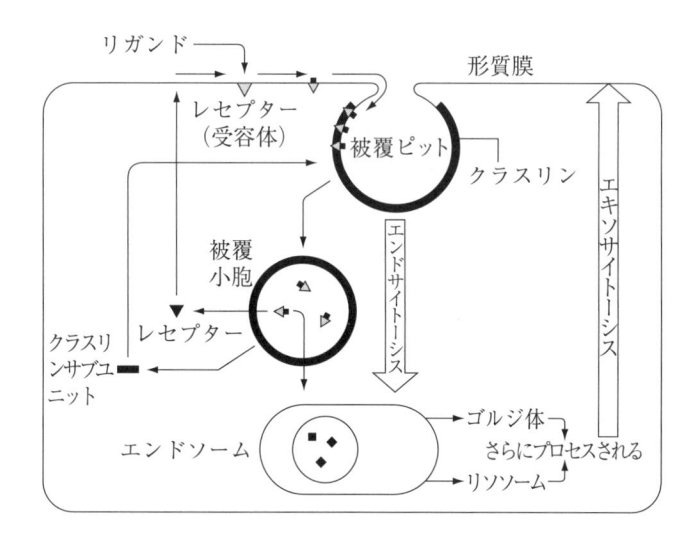

図 2.9 膜動輸送の模式図
（田宮信雄，八木達彦訳（1988）：コーン・スタンプ生化学, p.272, 東京化学同人より引用）

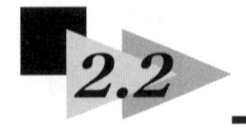

2.2 消化管からの吸収

投与方法が簡便なことから，注射剤以外では，経口製剤が汎用されている．経口投与された薬物（製剤）が薬効を示すためには，通常消化管吸収を経なければならない．しかしこの過程には，製剤の消化管内の移動，崩壊，薬物の溶出・溶解，消化管壁の薬物透過等を経なければならず，また，薬物は消化管内で消化液等にさらされたり，消化管組織で代謝されたりする．薬物の安定性や代謝も吸収を考える上で考慮しなければならない．このように，薬物の吸収速度，吸収量は消化管の生理的要因および製剤，薬物の物理化学的性質（製剤的要因）により大きく影響される．

2.2.1 消化管の構造的・機能的特徴と薬物吸収

消化管は，図2.10に示すように，口から肛門に至る一続きの中空の管であり，大きく分けると，口腔，咽頭，食道，胃，小腸，大腸から成っている．全長は9mにも及び，各部位において形，構造，生理機能が異なっている．ニトログリセリンのように口腔からの吸収が期待される薬物もあるが，多くの場合，消化管吸収部位は胃，小腸，大腸に分けることができる．表2.2には各消化管の特徴を示している．消化管の各部位において，吸収に対する有効面積，消化液等の分泌液量，pH，消化酵素，食物の滞留時間の違いがあり，薬物吸収に与える影響を理解する必要がある．消化管各部位における上皮細胞構造の違いで，吸収に対する有効面積が異なっている．分泌液は胃において比較的多く，胃液のpHが低いことが特徴である．消化酵素はペプシンなどのタンパク質分解酵素が分泌されており，ペプチドおよびタンパク薬物に対しては考慮する必要がある．炭水化物を加水分解するアミラーゼは唾液にも含まれている．さらに，小腸においては胆汁液も分泌されている．これらの消化液の働きで食物は分解，消化，吸収されている．経口投与された薬物は，食物と同じように消化管の環境にさらされることになるが，吸収部位で大きな役割を示しているのは小腸である．さらに，食物は胃から小腸，続いて大腸へと送られており，薬物の吸収は胃から小腸へ移行する速度，小腸での通過時間に著しく影響されている．

1) 胃

経口投与された薬物は短時間で口腔および食道を通過し，胃に入る．胃は消化管中で最も膨大した部位で，食物を一時貯めて消化する役割をもっている．消化液は塩酸やペプシンなどの消化酵素を含む胃液が胃酸分泌細胞（壁細胞）から，1回の食事後500〜700mL（1日2〜4L）分泌されている．胃内pHは，通常1〜3であるが，水分，食事，薬物投与で影響を受ける．胃粘膜の上皮細胞は，小腸上皮細胞でみられるような絨毛構造ではなく，吸収表面積は成人で

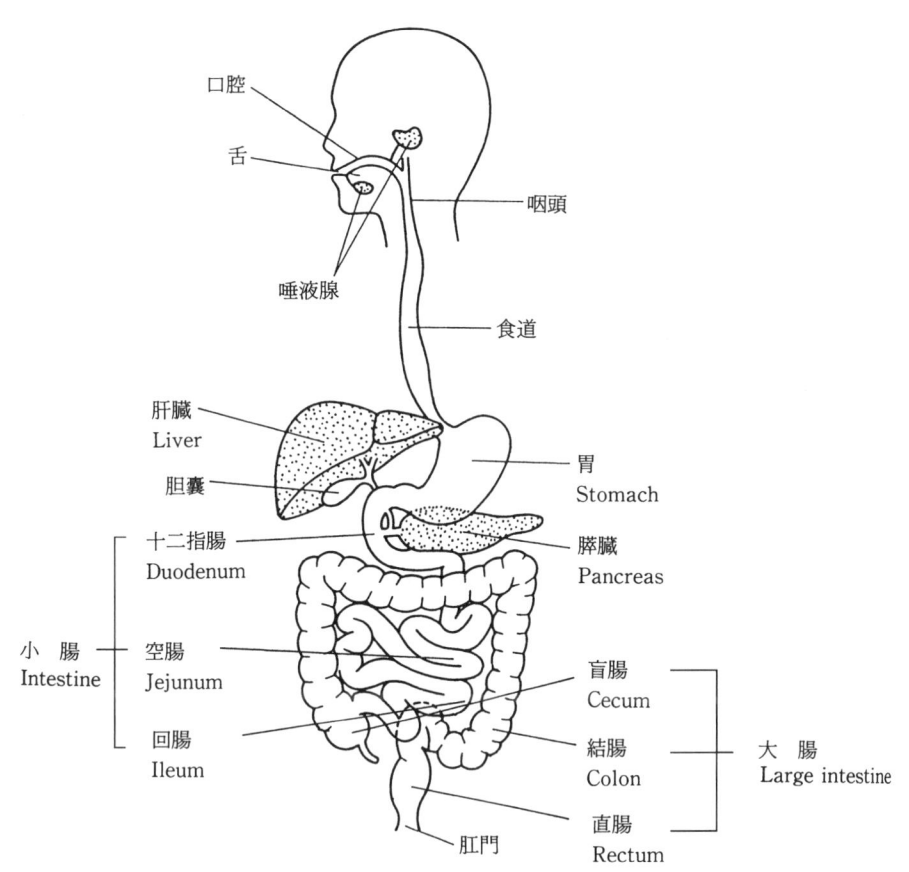

図 2.10 消化器官の模式図
(伊藤 隆 (1983) 解剖学講義, p.39, 南山堂より引用)

表 2.2 消化管の特徴

部 位	有効吸収面積 (cm^2)	分泌液 (L/day)	pH	他の主な構成
口 腔	約 500	0.5〜2	5.2〜6.8	アミラーゼ プチアリン ムチン
胃	900	2〜4	1〜3	塩酸 ペプシン カテプシン リパーゼ
小 腸	2,000,000	約 1	5〜7.5	リパーゼ トリプシン キモトリプシン 胆汁
大 腸	5,000〜10,000	約 0.2	7.5〜8	腸内細菌叢

900 cm² 程度で，小腸と比較すると 1/2,000 以下であり，薬物の吸収部位としてはあまり重要でないが，薬物によっては酸により分解するものもあり，また胃内容排出速度が薬物の吸収に影響を及ぼす場合がある．

2) 小　腸

　ヒトの小腸は約 6 m で十二指腸 duodenum，空腸 jejunum，回腸 ileum から成っている．小腸上部の，吸収に有効な長さ 2.8 m，直径 4 cm の管として考えると，表面積は 3300 cm² である．粘膜表面には輪状ひだがあり，その上に上皮細胞が絨毛 villi 構造をとっており，その表面積は 30 倍に増大する．さらに，上皮細胞の表面には微絨毛 microvilli が 1 個の細胞当たり，約 1000 本も密生する刷子縁構造を有しているため，有効表面積は 600 倍になっている（図 2.11）．小腸の pH は 5〜7 であり，十二指腸では胃から排出される食物を中和する役目をもつため，pH は比較的低く 5 付近であるが，小腸下部ではほぼ 7.5 付近である．十二指腸からはトリプシン，キモトリプシンなどのタンパク分解酵素を含む膵液が分泌されており，ペプチド，タンパク薬物は分解されやすい．また，胆汁の分泌は水溶性の低い薬物に対して溶解性を上昇させる役目をしている．

▶▶▶ *Topics*

パイエル板

　小腸下部あたりから盲腸にかけて，パイエル板と呼ばれる消化管リンパ装置 gut-associated lymphoid tissue（GALT）が存在し，消化管に侵入した外来抗原を捕捉する，消化管局所免疫機構の主要な担い手である．パイエル板は，経口ワクチンや高分子医薬の吸収部位として期待されているが，まだ不明な点もある．

3) 大　腸

　大腸は盲腸 cecum，結腸 colon，直腸 rectum から成り，全長は約 1.5 m で pH は 7.5〜8 とやや高く，大腸上部では水分や電解質の吸収を，下部では糞便物質の貯蔵を担っている．大腸は小腸のような絨毛がないため，薬物に対する有効吸収面積は小さく，さらに大腸内の内容物は粘度が高く，薬物吸収に対する役割は小腸に比較すると小さい．しかし，気管支拡張薬テオフィリンや抗てんかん薬バルプロ酸ナトリウムなどは大腸においても良い吸収性を示し，1 日 1 回投与可能な徐放性製剤が設計され，市販されている．大腸内細菌が多く存在し，ある薬物は代謝を受ける．また，この大腸内細菌叢由来の酵素や細菌の作用を利用した製剤が開発されている．炎症性腸疾患治療薬サラゾスルファピリジン（スルファサラジン）は大部分が大腸で分解され，5-アミノサリチル酸となって薬理効果を示す．大腸内細菌叢以外にも大腸内の pH が小腸よりも高いことを利用した製剤，大腸に到達する時間に放出される製剤が大腸デリバリーシステムとして開発されている．また，大腸内では小腸と比べてタンパク質分解酵素の活性が低いため，ペプチド

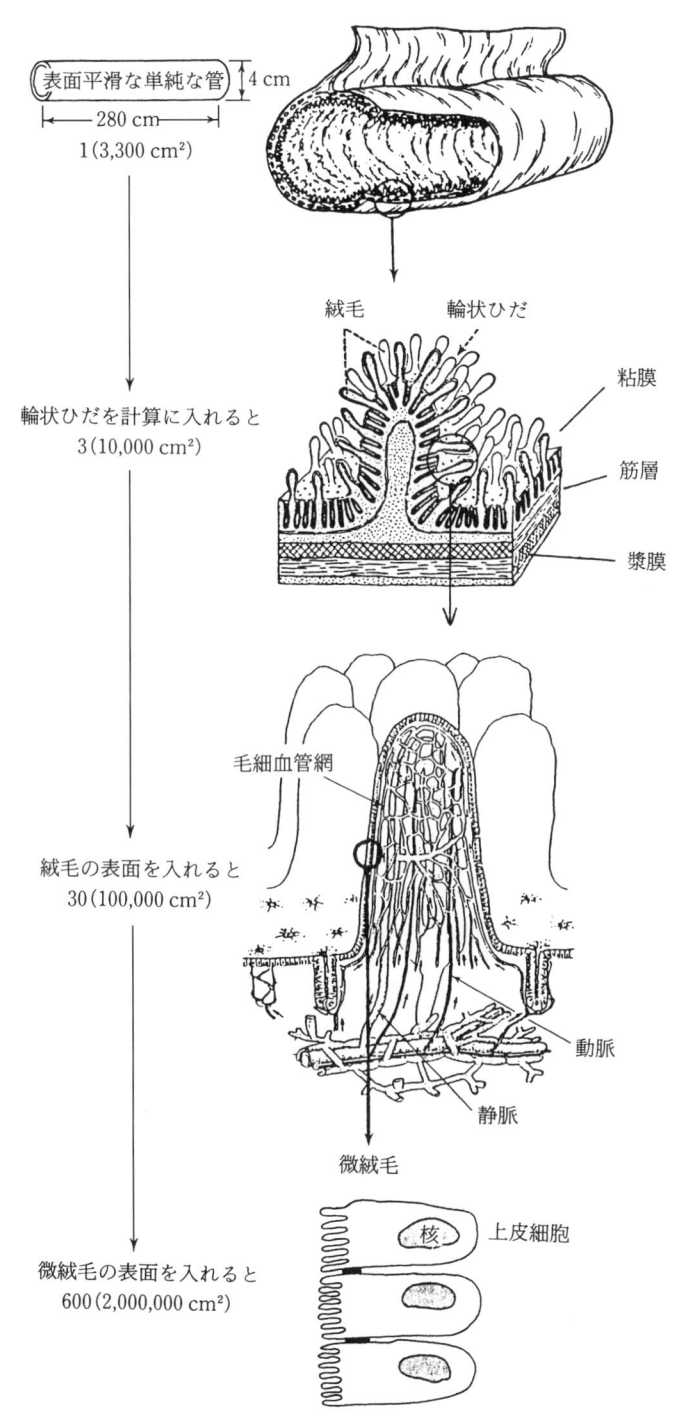

表面平滑な単純な管 4 cm
←280 cm→
1 (3,300 cm²)

輪状ひだを計算に入れると
3 (10,000 cm²)

絨毛　輪状ひだ
粘膜
筋層
漿膜

絨毛の表面を入れると
30 (100,000 cm²)

毛細血管網
動脈
静脈
微絨毛

微絨毛の表面を入れると
600 (2,000,000 cm²)

核　上皮細胞

図 2.11　小腸壁の構造と上皮細胞
(古賀太郎，本田良行編，中野昭一 (1987) 現代の生理学，金原出版；大谷　修 (1988) 医学のあゆみ，**147**，336-340 より引用)

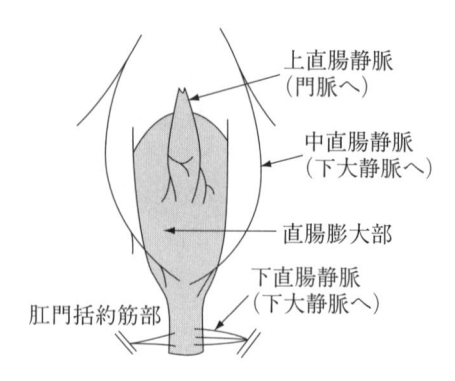

図 2.12 ヒト直腸部の静脈
（A. T. Florence, D. Attwood（1981）Physicochemical Principles of Pharmacy, The Macmillan Press Ltd., London, p. 392 より引用）

系薬物を大腸デリバリーシステムとして開発する試みがある．

a）直　腸

　直腸は約 15 cm の長さで肛門につながっている．直腸内では水分も約 2 mL と少なく，pH は 7 と大腸上部よりは少し低い．直腸からの薬物吸収は単純拡散で，pH 分配仮説に従っている．大腸や直腸上部の静脈血では門脈を経由して全身循環血へ到達するが，直腸下部では門脈を経由しない（図 2.12）．ここからの薬物吸収は肝臓における初回通過効果を受けないため，坐剤を利用した直腸内投与は有用である．また，経口投与が困難な患者や乳児にも薬物投与ができることも，坐剤の長所である．

2.2.2 ▶▶ 吸収に及ぼす生理的要因

　経口投与された製剤（薬物）は消化管から吸収され全身循環血に入るまでには，生理的要因，製剤および薬物固有の要因により吸収量が変化する．表 2.3 には消化管吸収に影響する要因を示している．

1）消化管内移動速度

　薬物の吸収は主に小腸で行われており，経口投与された薬物が胃から小腸へ移行する速度，胃内容排出速度 gastric emptying rate（GER）およびそれにかかる時間，胃内容排出時間 gastric emptying time（GET）は薬物の吸収に影響を及ぼす．これらは主として胃の蠕動運動によって決定されており，GER に影響を及ぼす要因を表 2.4 に示す．

　食物の摂取は GER を遅らせることが知られている．また，浸透圧が高いときや，食事量が多いとき，また脂肪食を摂取したときには GER は遅延する．抗コリン作動薬アトロピンやプロパンテリン，麻薬性鎮痛薬モルヒネ，三環系抗うつ薬イミプラミンやアミトリプチリンは GER を顕著に遅らせる．一方，胃腸機能調整薬・制吐薬メトクロプラミドは蠕動運動を促進し，GER

表 2.3　消化管吸収に影響する要因

1. 生理的要因	吸収部位の表面積，pH 胃内容排出 吸収の部位特異性 年齢，性	血流，リンパ流 胃腸管運動，滞留時間 消化管内分泌，代謝 疾病，環境など
2. 製剤的要因	薬物分子の物性 溶解度，粒子径，多形，塩， 溶媒和，消化管内における安定性 脂溶性	崩壊性，溶出性 剤形 製剤添加物 製剤技術など

表 2.4　胃内容排出速度（GER）に影響する要因

GER を低下させる要因	食物（特に脂肪食） 高い浸透圧（シロップ中のショ糖，アミノ酸，高濃度の塩） 高い粘度 精神作用の低下 抗コリン作動薬（アトロピン，プロパンテリン），麻薬（モルヒネ）， 三環系抗うつ薬（イミプラミン，アミトリプチリン）
GER を上昇させる要因	空腹 不安，緊張 右側を下にする 胃腸機能調整薬・制吐薬（メトクロプラミド）

を促進することが知られている．

　GER の遅延は薬物が吸収部位である小腸へ移行する時間が遅れ，薬物吸収に影響を与える．図 2.13 はセファクロルを絶食時ならびに食後 30 分に投与したときの血漿中濃度推移を示している．絶食投与と比較して食後投与では薬物濃度のピーク到達時間（t_{max}）は遅延し，ピーク高さ（C_{max}）は低下していることがわかる．また，この場合，血中濃度時間曲線下面積（AUC）には変化がなく，薬物のバイオアベイラビリティーには影響していない．一般的には GER の遅延により吸収遅延がみられる．酸に不安定な抗菌薬ベンジルペニシリン，エリスロマイシン，抗結核薬リファンピシンなどは GER が長くなることにより，胃酸による酸分解が促進されるが，製剤に腸溶性コーティングすることで防ぐことができる．反対に，GER 延長が吸収（バイオアベイラビリティー）増加に働く例としては，リボフラビンが報告されている．図 2.14 はリボフラビンの尿中排泄量（吸収の指標として）を絶食時投与と食後投与において比較している．絶食時投与では，投与量を増やしても吸収は増加しない．これは，吸収に飽和が示されていることによる．リボフラビンは小腸上部から能動輸送で吸収されるため，食事後投与においては GER が遅延し，リボフラビンが徐々に吸収部位に到達し，吸収の飽和を免れるため，絶食投与よりも吸収率は高くなる．

2）消化管分泌液

　ヒトの胃においては胃液が 1 日 2～4 L 分泌されており，通常，胃内 pH は空腹時で pH 1.2～

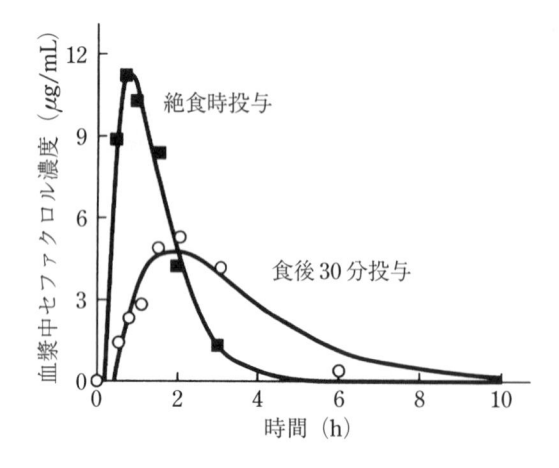

図 2.13 絶食時投与と食後 30 分投与の
セファクロルの血漿中濃度
投与量 500 mg（6 例の平均）
（神木ら，1979）

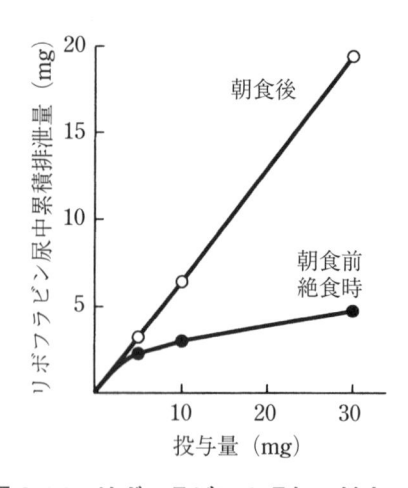

図 2.14 リボフラビンの吸収に対する食
物摂取の影響
(G. Levy, W. J. Jusco (1966) *J. Pharm. Sci.*, **55**, 285
より引用)

1.8, 食後でも pH 3.0 ～ 5.0 である．食事でも脂肪や脂肪酸は胃酸分泌を阻害する．また，投与される薬物によっても pH は変化する．抗コリン作動薬アトロピン，プロパンテリンや H_2 遮断薬ファモチジンは胃酸分泌を抑制し，制酸薬の重曹，水酸化マグネシウムを服用した場合も胃内の pH は上昇する．一方，塩酸リモナーデの服用では胃内 pH は低下する．胃内 pH の変動によって薬物の安定性に問題がある場合は，前述したように製剤に腸溶性コーティングを施したりしている．

小腸上部からは胆汁が分泌されている．胆汁中にはコール酸，ケノデオキシコール酸などの胆汁酸が含まれており，消化管分泌されると腸内細菌でデオキシコール酸に変化している．これら胆汁酸は界面活性作用を有しているため，難溶性の薬物においては胆汁酸の分泌が吸収に大きく影響している．胆汁酸は脂肪の吸収にも関与しているため，高脂肪の食事をとったときに分泌が促進される．難溶性の抗真菌薬グリセオフルビンは高脂肪食またはマーガリンとともに服用したときの血中濃度が著しく増大している（図 2.15）．

3）初回通過効果

直腸下部以外の消化管（胃，小腸，大腸）において，薬物が吸収されて全身循環血に移行する前に門脈を経て肝臓を経由する．そのため，代謝を受けやすい薬物は肝臓における酵素で代謝され，不活性化されてしまう．また，薬物によっては，消化管粘膜に存在する酵素で代謝される場合もある．これらは初回通過効果 first pass effect と呼ばれ，経口投与では重要な問題である．図 2.16 は，初回通過効果を支配する要因を示している．薬物の理想的な吸収は消化管内で 100 ％溶解し，吸収され，消化管，肝臓において代謝されずに全身循環血に移行すれば，バイオ

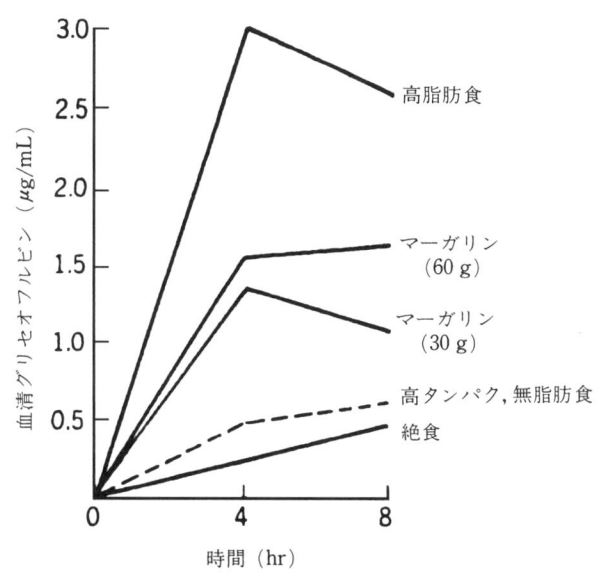

図 2.15 グリセオフルビン（1 g 経口投与）の吸収に及ぼす食事の影響
(R. G. Crounce (1961) *J. Invest. Dermatol.*, **37**, 529 より引用)

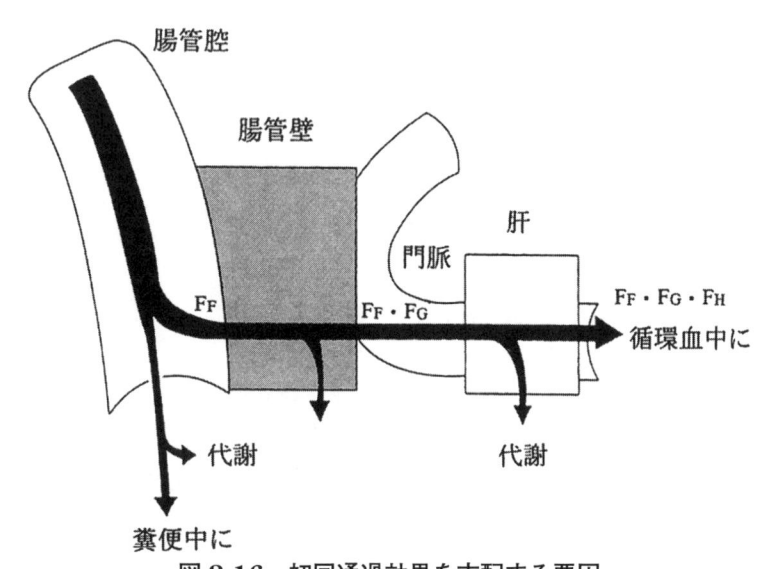

図 2.16 初回通過効果を支配する要因
(辻 彰編 (1997) 臨床薬物動態学, p.108, 廣川書店より引用)

アベイラビリティ bioavailability（生物学的利用能，F）は 100 %，F = 1 となる．しかし，実際には，溶解が不十分で糞便中に出る場合，消化管内細菌で代謝を受ける場合，消化管壁，肝臓で代謝を受ける場合がある．そのような薬物では，F は 1 以下となる．消化管壁へ入る割合 F_F，消化管壁内での代謝を逃れる割合を F_G，肝臓での代謝を逃れる割合を F_H とするとき，最終的に全身循環血に移行するバイオアベイラビリティ F は次式で表される．

表 2.5　肝初回通過効果が大きいため経口投与時のバイオアベイラビリティの低い薬物[a]

アルプレノロール	ヒドララジン	ナルトレキソン
アミトリプチリン	イミプラミン	ネオスチグミン
クロルメチマゾール	イソプロテレノール	ニカルジピン
クロルプロマジン	硝酸イソソルビド	ニコチン
シタラビン	ケタミン	ニフェジピン
デシプラミン	ラベタロール	ニトログリセリン
デキストロプロポキシフェン	リドカイン	パパベリン
ジヒドロエルゴタミン	ロルカイニド	フェナセチン
ジルチアゼム	メルカプトプリン	ペンタゾシン
ドキセピン	メチルフェニデート	ペントキシフィリン
ドキソルビシン	メトプロロール	プロプラノロール
エンカイニド	モルヒネ	スコポラミン
エストラジオール	ナルブフィン	テストステロン
5-フルオロウラシル	ナロキソン	ベラパミル

[a] 平均で F = 0.5 以下.
(S. M. Pond & T. N. Tozer（1984）*Clin. pharmacokin.*, **9**, 1 を増補)

$$F = F_F \cdot F_G \cdot F_H \tag{2.16}$$

例えば，各過程で薬物の 20 % が除去されるとすると，薬物の F は 0.8 × 0.8 × 0.8 = 0.51 となり，バイオアベイラビリティは 51 % となる．つまり投与された 51 % が全身循環血に移行したことになる．

表 2.5 には肝臓での消失による初回通過効果を受けるため，F_H が小さくなり，バイオアベイラビリティが低下する薬物の例を示している．

4）トランスポーターを介した薬物吸収

トランスポーターの基質となるのは基本的には生体内必須物質であり，トランスポーターは通常，小腸や腎臓で栄養物質の吸収や再吸収に働いている．薬物は生体にとって異物であり，基本的には前述した単純拡散で説明でき，一般的に脂溶性が高い薬物の生体膜透過が高くなっている．トランスポーターの基質構造認識が比較的低く，基質と構造が類似している薬物は，トランスポーターを介して輸送される．ペプチドトランスポーターは PEPT 1（図 2.8）と PEPT 2（SLC15A2）があり，それぞれ主に，小腸と腎臓に発現している．いずれも H^+ 濃度勾配を駆動力とする二次性能動輸送体である．ペプチドトランスポーターはタンパク質が分解されたジペプチドやトリペプチドの吸収に働いているが，感染症治療薬である種々の β-ラクタム抗生物質，高血圧治療薬として用いられ，アンジオテンシン変換酵素阻害薬（ACE 阻害薬），化学療法薬であるベスタチンなどのペプチド結合を有する薬物が基質として輸送される．最近の研究では，ペプチド構造をもたない抗ウイルス薬アシクロビルの L-バリンエステル体，バラシクロビルも PEPT 1 で輸送されることが明らかとなっている．細胞表面における H^+ 濃度勾配は，小腸上皮

細胞の場合，図2.7に示しているように，頂側膜に存在するNa$^+$/H$^+$逆輸送体によって形成され，頂側膜におけるグリコカリックスの存在でH$^+$濃度が維持されている．それにより，細胞近傍においては消化管管腔内よりも低いpH環境となり，微環境microclimate pH（virtual pH）（pH 6.1～6.8）が維持されている．

H$^+$濃度勾配を駆動力として輸送する他の二次性能動輸送体としてモノカルボン酸トランスポーター，MCT 1（SLC16A1）が存在する．MCT 1は乳酸や酢酸など内因性モノカルボン酸を基質として輸送するが，サリチル酸などのカルボキシル基をもつモノカルボン酸も輸送している．前述したように，カルボキシル基をもつ弱酸性薬物の消化管吸収では，今までpH分配仮説のみで説明されてきたが，このようにトランスポーターが関与している場合もある．

アミノ酸トランスポーターには，中性アミノ酸，塩基性アミノ酸，酸性アミノ酸を主に基質とするもの，あるいはいくつかのアミノ酸がオーバーラップして認識している基質認識性が異なる多くの種類が存在し，Na$^+$依存性の二次性能動輸送体，交換輸送型および促進拡散とさまざまである．この中で中性アミノ酸をNa$^+$非依存的に輸送している中性アミノ酸トランスポーター（system L，LAT1，L-type amino acid transporter 1，SLC7A5）はGABA類似体の抗てんかん薬ガバペンチン，高血圧治療薬α-メチルドパ，抗パーキンソン薬レボドパ，筋弛緩薬バクロフェン，抗腫瘍薬メルファランを基質として輸送している．これらの薬物は中性アミノ酸誘導体あるいは類似した構造を有した薬物である．

その他，グルコース誘導体がNa$^+$依存性グルコーストランスポーターSGLT 1（SLC5A1）に，胆汁酸誘導体が胆汁酸トランスポーターによって輸送されることが示唆されている．リン酸トランスポーターは有機リン酸構造をもつ，抗ウイルス薬ホスカルネットおよび抗菌薬ホスホマイシンを輸送している．

5）トランスポーターを介した薬物排出

一次性能動輸送体であるP-糖タンパク質は前述したように排出ポンプの役割を果たしており，小腸においては脂溶性の高い有害物質の吸収を防ぎ，生体防御機能を担っている．図2.17は脂溶性の異なる薬物の小腸からの薬物吸収速度の関係を示している．□で示した薬物の吸収速度は脂溶性の割には低いものの，免疫抑制薬でP-糖タンパク質の基質，阻害剤として働くシクロスポリンを添加することで■で示したβ遮断薬（アテノロール，ナドロール，セリプロロール，アセブトロール），抗腫瘍薬（ドキソルビシン，ビンブラスチン），強心配糖体（ジゴキシン），カルシウムチャネル遮断薬（ベラパミル）の吸収速度上昇が示された．このことから，これら薬物の脂溶性を比較して，小腸からの吸収が低い原因としてP-糖タンパク質の関与が示唆される．P-糖タンパク質は幅広い基質認識性を示しており，上記の薬物以外にも代表的な薬物としては，免疫抑制薬（タクロリムス），ステロイドホルモン（デキサメタゾン，ヒドロコルチゾン），循環器用薬（キニジン）の排出輸送にも関与している．

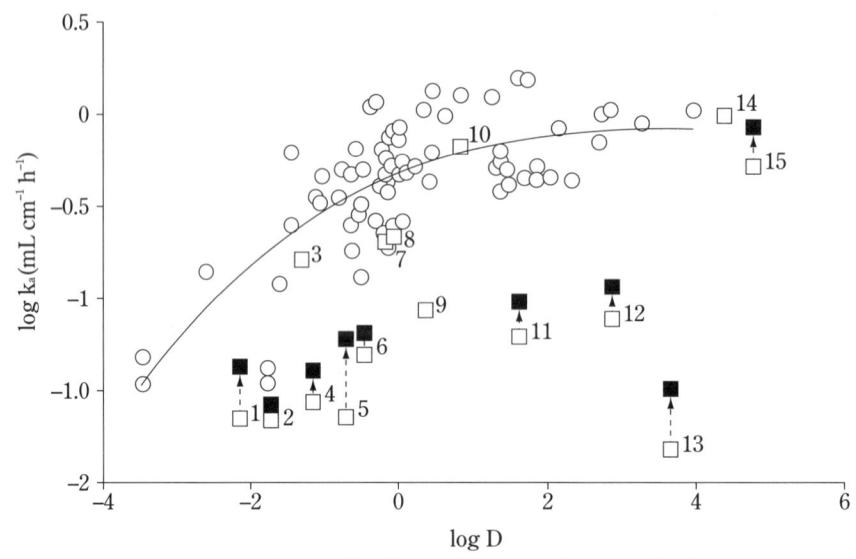

図 2.17 薬物の脂溶性と小腸からの吸収との関係

log k_a は吸収速度定数の対数値, log D はオクタノール/水分配係数の対数値を表している. ○:文献値, □:シクロスポリン非共存条件, ■:シクロスポリン共存条件, 1:アテノロール, 2:ナドロール, 3:[^{14}C]アセタミド, 4:セリプロロール, 5:アセブトロール, 6:ドキソルビシン, 7:チモロール, 8:スルファチアゾール, 9:[^{3}H]キニジン, 10:スルファメトキサゾール, 11:ジゴキシン, 12:[^{3}H]シクロスポリン, 13:[^{3}H]ビンブラスチン, 14:β-エストラジオール, 15:ベラパミル
(T. Terao, *et al.*(1996)*J. Pharm. Pharmacol.*, **48**, 1088 より引用)

▶▶▶ Topics

P-糖タンパク質と同様に多剤耐性に関わる ABC トランスポーターファミリーの1つに MRP (multidrug resistance-associated protein) があり, 主にグルタチオン抱合体, グルクロン酸抱合体, 胆汁酸硫酸抱合体を輸送している. いくつかの分子種があるが, 小腸上皮細胞には MRP 2 (ABCC2) が発現し, 排出輸送を担っている. MRP 2 は上記抱合体代謝物以外に, 制癌薬メトトレキサート, 抗高脂血症薬プラバスタチン, ACE 阻害薬テモカプリルを基質として輸送している.

---

6) 腸肝循環

肝臓に移行した後, 胆汁中に排泄された薬物が, 小腸で再び吸収を受け, 門脈を経て肝臓に戻ることを腸肝循環 enterohepatic circulation という. 胆汁酸は腸肝循環される代表であるが, 強心配糖体ジゴキシン, 麻薬性鎮痛薬モルヒネ, 非ステロイド性抗炎症薬インドメタシンなどで認められており, 腸肝循環で血中濃度の持続が示される場合もあり, 投与計画には注意が必要である.

7) 血流速度

消化管壁を透過した薬物は血液によって運び去られるため血流の影響を受ける. 消化管粘膜透過性の良い薬物の吸収のほうが血流律速となりやすい. 消化管の血流速度は食後増加するが, 激

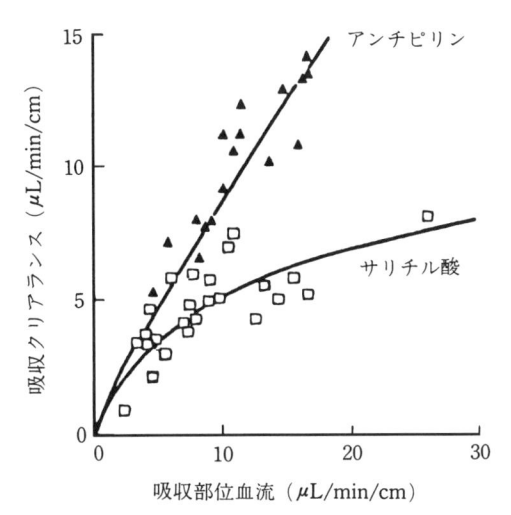

図 2.18 アンチピリンとサリチル酸のラット空腸における吸収の血流依存性
吸収部位血流はトリチウム水の吸収クリアランスを用いている．
(H. Takahashi *et al.*（1988）*J. Pharm. Pharmacol.*, **40**, 252 より引用)

しい運動の直後では血流は減少する．図 2.18 にはアンチピリンとサリチル酸の吸収クリアランスと血流速度の関係を示している．どちらの薬物も血流の低い場合においては，吸収クリアランスは血流に依存し，血流律速となっている．一方，血流速度が増大するに伴い，アンチピリンでは血流律速が維持されるが，サリチル酸の吸収クリアランスは頭打ち傾向となり，血流律速から膜透過律速へと移行している．

8）リンパ吸収

経口投与後，薬物は消化管粘膜を通過して吸収されるが，その後薬物は，腸管膜に存在する毛細血管あるいは毛細リンパ管に移行することになる．リンパ流量は血液流量の 1/200～1/500 と低く，水溶性薬物の場合はその 98 % 以上は直接血管に移行すると考えられる．一方，脂溶性の高い薬物の場合，消化管内で胆汁酸とともにミセルを形成し，吸収後，腸管リンパ液へ移行が優先される．また，高分子薬物で消化管粘膜を分解されずに透過した場合もリンパ移行性が高くなる傾向がある．

2.2.3 ▶▶ 製剤および薬物固有の要因

1）薬物の分子構造

前述したように，あるトランスポーターの基質と構造が類似している薬物は，トランスポーターを介して輸送され，薬物の消化管吸収は能動輸送による吸収もあるが，大半は受動輸送，特に単純拡散で行われている．各消化管の細胞膜は脂質二重層で形成されており，一般的には脂溶性が高い薬物ほど消化管膜透過性が高くなる（図 2.17 中，P-糖タンパク質で排出を受けない薬物

表 2.6 種々の pH におけるラット腸管吸収

薬物		pKa	吸収率（%）			
			pH 4	pH 5	pH 7	pH 8
酸	p-ニトロサリチル酸	2.3	40	27	0	0
	サリチル酸	3.0	64	35	30	10
	アセチルサリチル酸	3.5	41	27	—	—
	安息香酸	4.2	62	36	35	5
塩基	アニリン	4.6	40	48	58	61
	アミノピリン	5.0	21	35	48	52
	p-トルイジン	5.3	30	42	65	64
	キニーネ	8.4	9	11	41	54

(B. B. Brodie, C. A. M. Hogben (1975) *J. Pharm. Pharmacol.*, **9**, 345 より引用)

は脂溶性が高いほうが吸収速度定数も高い）．多くの薬物は弱酸性または弱塩基性であるため，消化管からの吸収は pH 分配仮説に従って吸収されていると考えられ，非イオン形（分子形）の割合が高いほうが吸収に対し有利である．表 2.6 に小腸からの薬物吸収に及ぼす pH の影響を示している．弱塩基性薬物では pH が上昇するほど吸収率がよくなり，pH 分配仮説に従っていることが理解できる．しかし，サリチル酸や安息香酸ではほとんど解離している pH 領域でも吸収が良好である．サリチル酸の吸収を胃と小腸で比較した例を図 2.19 に示す．pH 分配仮説に従えば，pH 6 の小腸よりも pH 3 の胃において吸収が良好となるはずである．しかし，図 2.19 の結

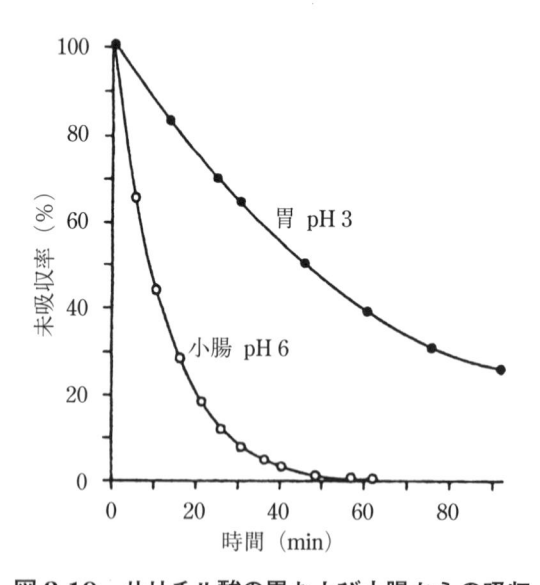

図 2.19 サリチル酸の胃および小腸からの吸収

サリチル酸（pKa = 3）は非イオン形が多い pH 3 の胃における吸収よりも pH 6 の小腸からの吸収のほうが速い．

(J. T. Doluisio *et al.* (1969) *J. Pharm. Sci.*, **58**, 1196-1199 より引用)

果では，小腸での吸収速度のほうが胃においてよりも速い．これは，小腸の血流速度（1 L/min）が胃（150 mL/min）に比べて速いこと，実質の吸収面積が小腸では胃よりも約2,000倍も大きいため，膜透過クリアランスが胃に比べ勝っており，小腸における非イオン形分率の割合が少ない点を上回って吸収に寄与したことが考えられる．さらに，小腸の粘膜表面では microclimate pH（pH 6.1～6.8）が維持されているため，管腔内よりも pH は低く保たれ，膜透過時には非イオン形の割合が増加することも考えられる．また，前述したように，小腸上皮細胞にはモノカルボン酸トランスポーター MCT 1 が存在しているため，MCT 1 を介した能動輸送の寄与も考えられる．

2）製剤からの溶出

経口投与を目的とした固形製剤からの吸収は，薬物が消化管内で溶出する必要がある．図2.20 に錠剤の例を示している．通常の錠剤の場合，顆粒状に崩壊し，崩壊にともなって薬物が溶出，溶解する．崩壊，溶出が速い製剤では，薬物の吸収速度よりも溶出速度が速くなり，吸収速度律速となる（図2.21A）．崩壊しにくい錠剤，または錠剤表面にエチルセルロースなどの不溶性膜をコーティングした徐放性製剤では，薬物の溶出は遅れてくる．つまり，消化管からの吸収速度が溶出速度よりも速い場合は，溶出速度律速となり，図2.21Bで示される．あらかじめ設計された徐放性製剤では問題ではないが，難溶性薬物の場合，溶出の変化は吸収速度，吸収率に影響を及ぼす．

3）溶解速度

薬物の溶解が拡散によって表されるとき，薬物の溶解速度（dC/dt）は Noyes-Whitney 式に従う．

$$\frac{dC}{dt} = K \cdot S \, (C_s - C) \tag{2.17}$$

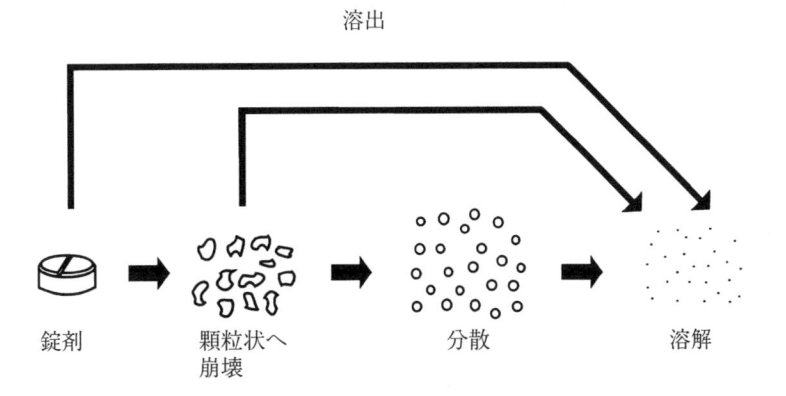

図 2.20　錠剤の崩壊と薬物の溶解

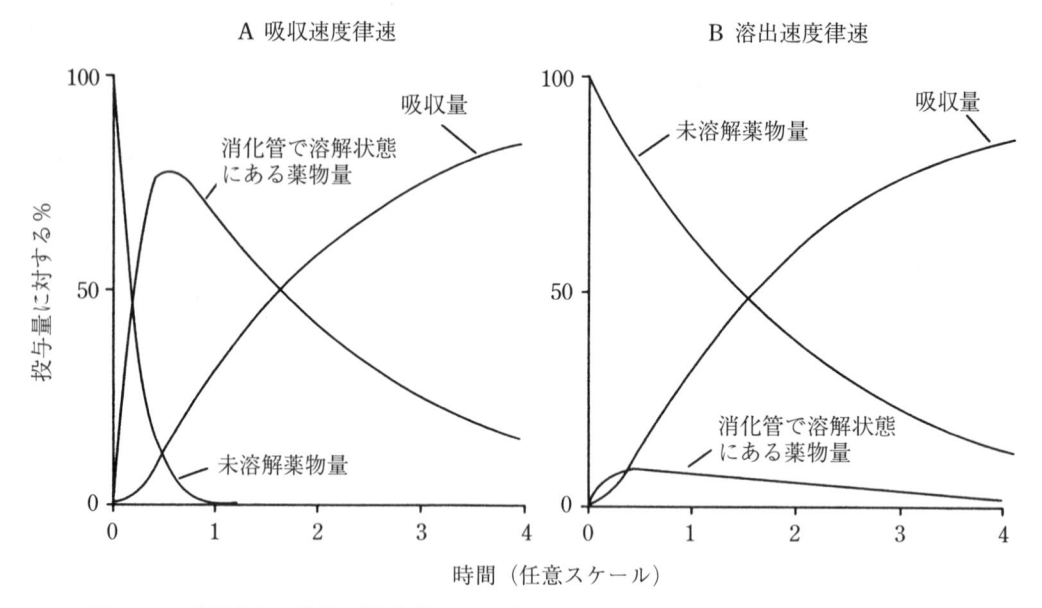

図2.21 製剤中の薬物が消化管から吸収されるときにおける吸収速度律速（A）および溶出速度律速（B）
A．かなりの量が吸収されるまでに大部分の薬物が溶解する．未吸収の薬物の大部分は溶液中に存在する．
B．吸収部位での薬物レベルは低く，溶出されるとすぐに吸収される．未吸収の薬物の大部分は製剤中に存在する．
（辻　彰編（1997）臨床薬物動態学，p.116，廣川書店より引用）

ここでCは時間tにおける溶解した溶液中の薬物濃度，C_sは薬物の飽和溶解度，Sは固体の表面積，Kは溶解速度定数である．

固体粒子表面から溶解した薬物溶液が飽和層を形成し，拡散に従って，薬物濃度が高い層から低い層へ移行する（図2.22）．固体粒子表面の飽和層中に拡散を律速とするモデルはNoyes-Nernst-Whitneyの式により説明される．

$$\frac{dC}{dt} = \frac{D \cdot S}{V \cdot h}(C_s - C) \tag{2.18}$$

ここでDは拡散定数，Vは溶媒の容積，hは拡散層の厚さである．

a）粒子径

溶解速度に影響する因子としては主に薬物の表面積および溶解度であり，表2.7に示すように製剤的な手法で溶解速度を高めることができる．表面積を大きくするために微粉化（Sが増大）することで溶解度が上昇（C_sが上昇）し，吸収量が増加したフェニトインの例を図2.23に示す．フェニトイン以外に，ジゴキシンやグリセオフルビンでは粒子径の小さいものほど，溶解速度は

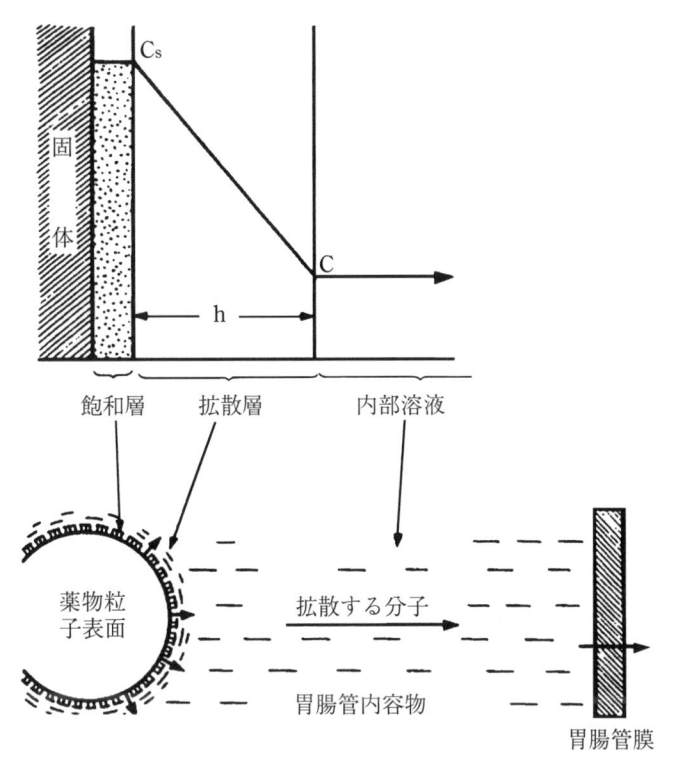

図 2.22 拡散律速による固体粒子の溶解モデル
(後藤 茂編 (1988) 薬学生のための生物薬剤学, p.44, 廣川書店より引用)

表 2.7 薬物の溶解速度に影響する各種要因

要因	現象	例
粒子径	小さくするほど表面積が大となり溶解速度が大となる.	グリセオフルビン スピロノラクトン
結晶多形	準安定形ほど溶解速度が大となる.	パルミチン酸クロラムフェニコール バルビツール酸誘導体
無晶形	結晶形に比較して溶解時に結晶エネルギーに打ち勝つ必要なく溶解速度が大となる.	サルファ薬, リボフラビン ノボビオシン, インスリン亜鉛 乾燥水酸化アルミニウムゲル
溶媒和	溶媒（水）とともに結晶をつくることを溶媒和（水和）と呼ぶ. 水を伴わない結晶（無水物）は水和物より溶解速度が大で過飽和状態を経由後, 水和物の溶解度に近づく.	アンピシリン カフェイン テオフィリン
塩	酸性薬物のアルカリ金属塩, 塩基性薬物の強酸塩は溶解度が大のため溶解速度が大となる.	トルブタミド（ナトリウム塩） フェノバルビタール（ナトリウム基）

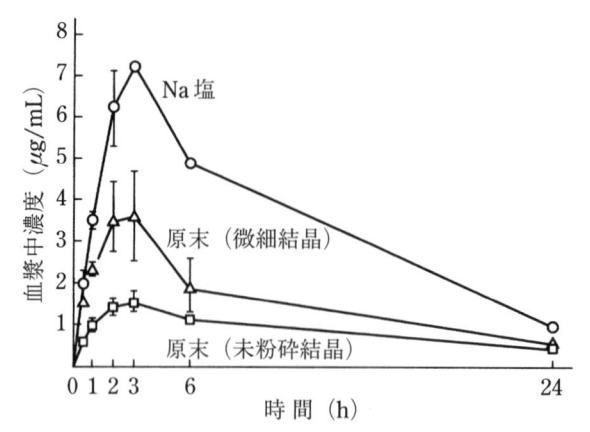

図 2.23 フェニトインの吸収に及ぼす塩および微粉化の影響
(新熊傳治ほか (1979) 薬剤学, **39**, 121 より引用)

速く，吸収がよいことが知られている．

b) 結晶多形

結晶多形 polymorphism とは，化学的組成が同じでも結晶形の異なるものをいう．固体の溶解度および溶解速度は，無晶性固体＞準安定形結晶＞安定性結晶の順になる．

c) 無晶形

無晶性固体は構成分子の分子間結合が弱く，溶解するとき結晶エネルギーに打ち勝つ必要がないため，先に示したように結晶形より溶解度が高くなる．難溶性の薬物を水溶性高分子と固溶体（固体分散体）を形成させることで高い溶解度が得られる．図 2.24 には難溶性のニフェジピンを

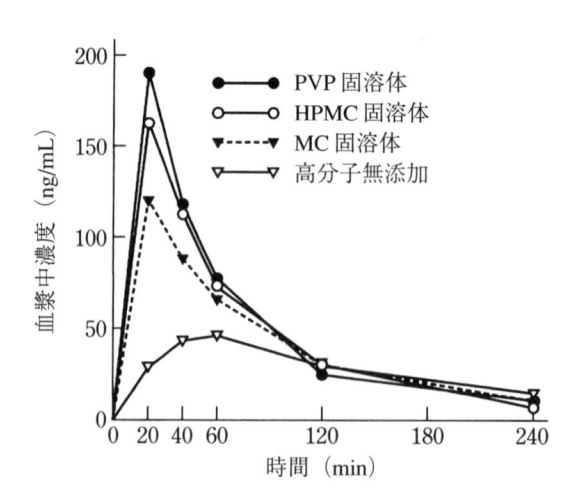

図 2.24 ニフェジピン吸収に及ぼす高分子固溶体（固体分散体）の影響
(杉本 功 (1982) 製薬工場, **17**, 9 より引用)

水溶性高分子ポリビニルピロリドン（PVP），ヒドロキシプロピルメチルセルロース（HPMC）などとで固溶体をつくることで，経口投与後の吸収が改善されていることを示している．

d）溶媒和物

水から結晶化の際，溶媒を伴うもの（水和物）と伴わないもの（無水物）がある．これらの溶解度および溶解速度は無水物＞水和物の関係がある．

e）塩

弱酸や弱塩基性薬物の場合，溶解速度はそれぞれアルカリ塩，強酸塩とすることで溶解度および溶解速度が顕著に改善できる．図 2.23 に，フェニトインをアルカリ金属塩として用いると溶解度が上昇（C_s が上昇）し，経口投与後の吸収が改善されている例を示す．

4）薬物の膜透過性と溶解度によるクラス分け

米国 Food and Drug Administration（FDA）では，薬物の膜透過性と溶解度と経口投与によるバイオアベイラビリティの関係から，Biopharmaceutical Classification System（BCS）として 4 つのクラスに分類した（図 2.25）．高い溶解度 high solubility とは，ヒトへの最高投与量が pH1 ～ 7.5 の緩衝液 250 mL 以下で溶解し，900 mL の緩衝液を用いた溶出試験法において 30 分で 85％以上の速い溶出性が得られることを示している．高い膜透過性 high permeability とは，経口投与された薬物が 90％以上の絶対的バイオアベイラビリティを示すか，あるいはこれが担保できる消化管膜透過性が得られることである．FDA の BCS ガイドラインに基づき，Class 1 として高い溶解度，膜透過性の生物薬剤学的パラメータを満たすことができれば，速放性経口投与製剤の場合には，生物学的同等性試験が免除される．

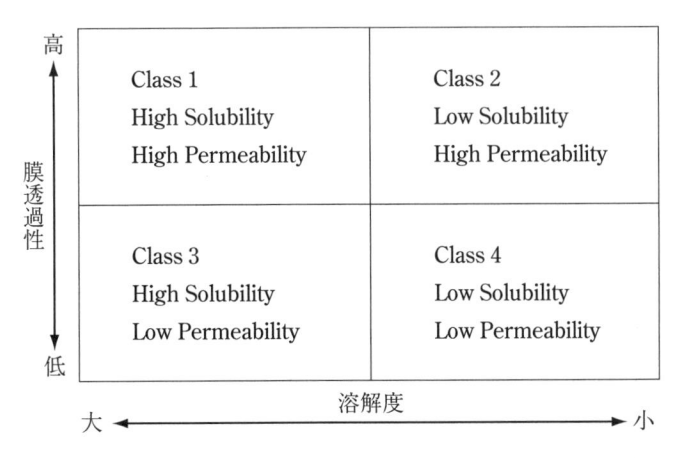

図 2.25 The Biopharmaceutical Classification System（BCS）の概念図
（G. L. Amidon *et al.*（1995）*Pharm. Res.* **12**, 413 より引用）

5）薬物間相互作用

　薬物を併用投与する場合は，薬物間で複合体あるいは吸着などが要因で吸収が低下することがあり，注意が必要である．コレスチラミンやコレスチミドは陰イオン交換樹脂で，消化管内の胆汁酸を吸着して，コレステロールの吸収を低下させる薬剤であるが，酸性薬物や脂溶性が高い薬物の吸収が阻害されることがある．テトラサイクリン系抗生物質やニューキノロン系抗菌薬オフロキサシン，シプロフロキサシン等はAl, Mg含有製剤, 鉄剤と併用すると，これらに含まれている金属とキレートを形成し，吸収が低下する．

▶▶▶ ***Topics***

消化管吸収実験からのヒトでの薬物吸収性予測

　薬物の消化管吸収予測は古くからラットを用いて行われてきており，*in vivo* における経口投与実験に加え，*in situ* 灌流法，ループ法など血流を維持した状態での評価法が用いられてきた．さらに，摘出反転腸管法の *in vitro* での吸収評価に用いられてきた．最近では，*in vitro* での吸収予測には，ヒト大腸癌由来のCaco-2単層膜を用いて薬物の透過試験を行い，薬物の吸収を予測している（図2.26）．Caco-2単層膜に対する種々薬物の見かけの透過係数（P_{app}）はヒト経口投与後の吸収率とシグモイド型の一定の相関性が得られている．この条件下で培養したCaco-2単層膜を 10^{-6} cm/s の速度で透過する薬物はヒトにおける吸収もほぼ100％であることが理解できる．Caco-2細胞は培養が簡便で，小腸と同様な形態を示しており，トランスポーターの発現は活性が低下しているものもあるが，小腸での発現と類似していることから薬物の小腸透過のスクリーニングに用いられている．新薬開発段階での薬物吸収スクリーニングの high throughput screening（HTS）化にも応用されている．

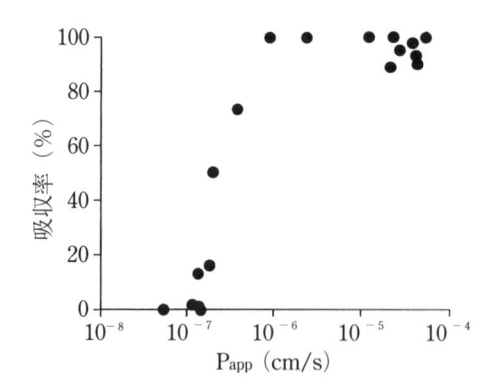

図2.26　ヒト経口投与後の吸収率とCaco-2単層膜に対する薬物透過性（P_{app}）の関係

構造的に異なる20種類の薬物について，Caco-2単層膜の透過性を測定している．ここで用いられた薬物はすべて単純拡散で吸収された薬物である．

（P. Artursson, J. Karlsson（1991）*Biochem. Biophys. Res. Commun.*, **175**, 880 より引用）

2.3 消化管以外からの薬物吸収

2.3.1 ▶▶ 経粘膜吸収

　経口投与では薬物の消化管内安定性，消化管や肝臓での代謝（初回通過効果）のため，十分な薬効が得られない場合がある．また，注射剤は速やかな吸収性が期待できるが，痛みによる患者の負担が大きく，繰り返し投与には不向きである．消化管以外の粘膜部位からの薬物吸収は，直接，全身循環血中に移行するため，消化管の粘膜透過性が低い薬物や初回通過効果を受けやすい薬物で臨床に応用されているものがある．薬物投与可能な粘膜部位としては，眼，鼻，口腔，肺，腟などがあげられる．現在，ドラッグデリバリーシステムの技術を応用した経粘膜吸収製剤がいくつか開発されている．特に，ペプチドやタンパク性薬物の投与部位として有望視されており，インスリンの経肺吸収製剤は欧米で使用されている．

1）鼻からの吸収

a）鼻粘膜の構造

　鼻腔 nasal cavity は鼻の入口である外鼻孔から咽頭につながる後鼻孔までの腔で，左右は鼻中隔で分かれている．鼻腔の容積はヒトで約 15 mL で表面積は約 150 cm^2 と広く，鼻腔内は上，中，下鼻甲介と呼ばれている3鼻道を形成している（図2.27）．鼻粘膜は，入口付近の鼻前庭，

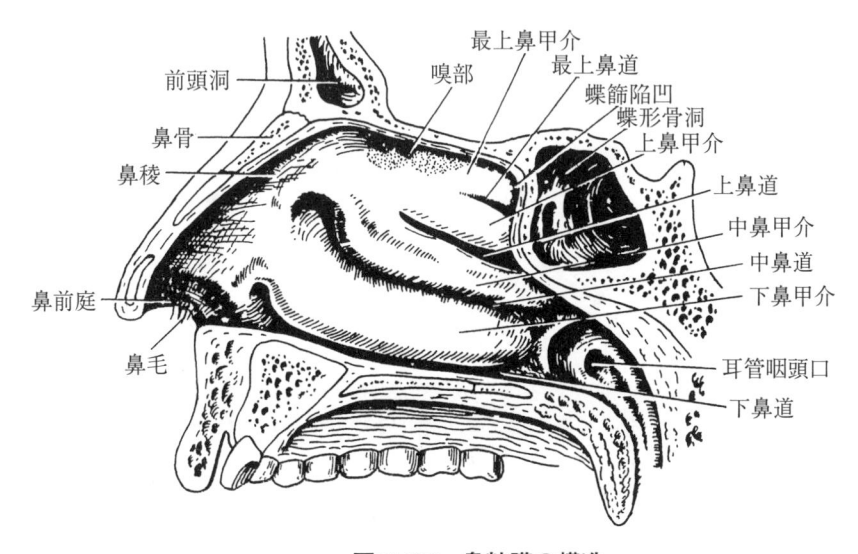

図 2.27　鼻粘膜の構造
（齋藤基一郎他（1996）医療のための人体解剖学，p.96, 廣川書店より引用）

上方にある嗅部および呼吸部でそれぞれ異なった性状を示す．鼻腔の大部分を占める呼吸部の粘膜上皮は多列繊毛上皮で覆われており，鼻粘膜下には血管に富んだ海綿状構造を呈している．鼻粘膜からの薬物吸収は，この呼吸部の上皮細胞を介して行われている．

b）鼻粘膜吸収機構

鼻粘膜からの薬物吸収は，基本的に pH 分配仮説に従う単純拡散である．図 2.28 には，ラットの鼻腔からのサリチル酸およびアミノピリンの吸収に対する pH の影響を示している．両薬物とも非イオン形の増加に伴って吸収速度が増加を示している．アミノピリン（pKa = 5）の場合は，非イオン形分率と吸収速度の上昇は完全に一致しているが，サリチル酸（pKa = 3）では，完全にイオン形分子として存在する pH においても鼻粘膜から吸収されている．鼻粘膜はバリアー能が消化管に比べると低いと考えられており，イオン形の薬物でもある程度吸収される．さらに，肝初回通過効果を回避することができ，経口投与においてバイオアベイラビリティが低いプロプラノロール塩酸塩などを鼻腔内に投与した場合，静脈内投与に匹敵するバイオアベイラビリティが得られている．高分子化合物の鼻腔からの吸収は，分子量 1,000 程度までは容易に吸収されている（図 2.29）．

したがって，消化管からほとんど吸収されないバソプレシン誘導体である酢酸デスモプレシン（分子量 1,183）が中枢性尿崩症の治療に，黄体形成ホルモン放出ホルモン（LHRH）誘導体である酢酸ブセレリン（分子量 1,300）と酢酸ナファレリン（分子量 1,385）は子宮内膜症や子宮筋腫などの治療に，経鼻投与製剤として用いられている．一方，分子量約 6,000 のインスリンの単独投与では吸収性が十分でなく，治療には用いられていない．

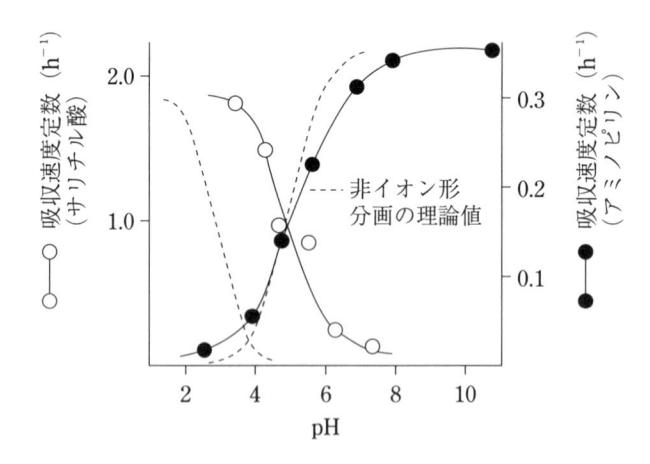

図 2.28 ラット鼻粘膜からの薬物吸収の pH 依存性
(S. Hirai et al. (1981) *Int. J. Pharm.*, **7**, 317 より引用)

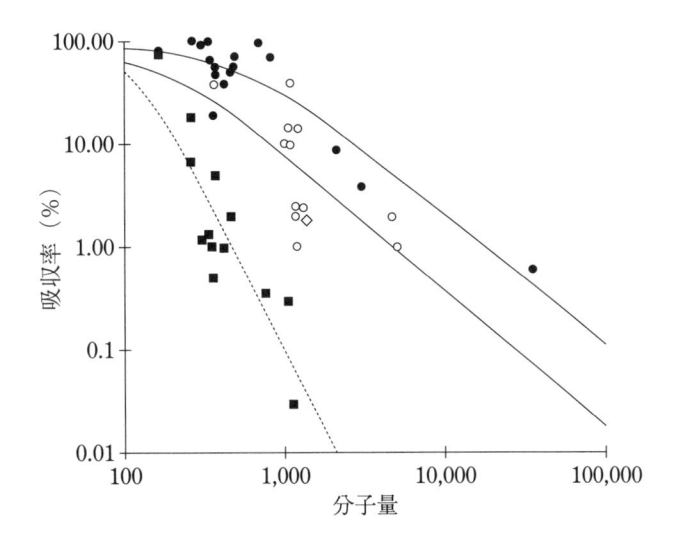

図 2.29 薬物の経鼻吸収と分子量との相関性
●：ラットへの経鼻投与，○：ヒトへの経鼻投与，
◇：他の動物への経鼻投与，■：経口投与
(C. McMartin *et al.* (1987) *J. Pharm. Sci.*, **76**, 535 より引用)

2) 口腔からの吸収

a) 口腔粘膜の構造

　口腔 oral cavity は解剖学的には消化管の一部であるが，口腔粘膜は消化管粘膜とは異なり，重層扁平上皮で構成されており，消化管よりむしろ皮膚に近い構造をしている．口腔粘膜は機能的に，咀嚼粘膜（付着歯肉，硬口蓋），保護粘膜（口唇，頬，歯槽粘膜，口床，舌腹部，軟口蓋）および特殊粘膜（唇紅，舌根，舌背）の3種類に分類される．咀嚼粘膜の表面は機械的刺激を受けるので角質化しており，保護粘膜は角質化していない．特殊粘膜の唇紅および舌背の大部分は角質化している．

b) 口腔粘膜からの吸収機構

　口腔粘膜からの薬物吸収は，角質化あるいは角質化していない粘膜においても，基本的にpH分配仮説に従う単純拡散である．口腔粘膜からの薬物吸収性には部位によって違いがみられる．角質化した粘膜からの薬物透過性は角質化していない組織に比べて低い．さらに，角質化していない粘膜どうしの比較では，口床および舌腹部からの薬物吸収は速やかであるのに対して，頬粘膜からの吸収は遅い．これは粘膜上皮間の厚みの違いに基づくものである．グルコース，ニコチン酸，アミノ酸，チアミンなどでトランスポーター介在輸送が存在するが，治療に用いられている薬物は，ニトログリセリン（狭心症治療薬）のように単純拡散で吸収されている．

c）口腔粘膜適用製剤

従来から口腔内に投与される剤形としては，舌下錠 sublingual tablet，バッカル（口腔）錠 buccal tablet およびトローチ剤（口内錠）troche があるが，最近では口腔粘膜付着製剤が開発されている．

舌下錠は，舌下に適用し速やかな循環血中への薬物吸収と薬効発現を期待し，**ニトログリセリン**や**硝酸イソソルビド**が狭心症発作の寛解を目的に使用されている．最近開発されたニトログリセリン舌下スプレー剤も舌下錠と同様に速効性を期待したものである．

バッカル錠は，頬と歯肉の間にはさみ徐々に薬物を放出させて口腔粘膜から吸収され，アズレンスルホン酸が口内炎治療薬として局所適用を目的に使用されている．米国においてはメチルテストステロンなどの全身作用を期待した性ホルモン薬にも使用されている．

トローチ剤は，全身作用を期待する舌下錠とは異なり，口中で徐々に溶解または崩壊させて，口腔・咽頭粘膜における殺菌，収斂，消炎などの局所用製剤である．

口腔粘膜付着製剤は，粘着性の高分子を用いて口腔粘膜に付着する口腔粘膜付着錠や口腔内噴霧型粘膜付着製剤がある．口腔粘膜付着錠の代表例としては，アフタ性口内炎部位に付着させてトリアムシノロンアセトニドを徐放させて用いるアフタッチ®がある．一方，狭心症発作予防にニトログリセリンや硝酸イソソルビド口腔内貼付錠も臨床応用されている．

3）肺からの吸収

a）肺の構造

肺は気管に続く臓器で，鼻腔から吸入された空気は，咽頭，気管 trachea，気管支 bronchia，細気管支を経て肺胞 alveoli に達し，空気中の酸素と血液中に二酸化炭素のガス交換が行われる（図 2.30）．肺胞腔と毛細血管はわずかに一層の上皮細胞で隔てられており，肺胞内面の 95 % を覆う I 型肺胞上皮細胞は 0.1～0.5 μm の厚さであり，小腸上皮細胞の 40 μm に比べてかなり薄い．さらに，ヒトにおいて肺胞の数は 3～4 億であり，肺全体の表面積は約 200 m^2 と小腸の面積に匹敵する．肺胞表面はリン脂質に富む肺表面活性物質により表面張力が低く保たれ，薄い膜構造が維持されている．さらに，肺から吸収された薬物は，直接，全身循環血に入るため，初回通過効果を回避することができる．

b）肺からの吸収機構

アミノ酸やジペプチドの吸収などでトランスポーター介在輸送が知られているが，薬物は，基本的には pH 分配仮説に従い，単純拡散で吸収される．経肺薬物吸収においても薬物の分子量の増加に伴って吸収性は減少する．しかし，他の投与経路と比較して親水性の高い薬物および分子量の大きい薬物でも透過しやすい（図 2.31）．したがって，経肺吸収はペプチドやタンパク性薬物の投与経路として古くから注目され，最近欧米で糖尿病治療薬としてインスリンの粉末吸入剤 insulin human inhalation powder（Exubera®）が臨床応用されている．

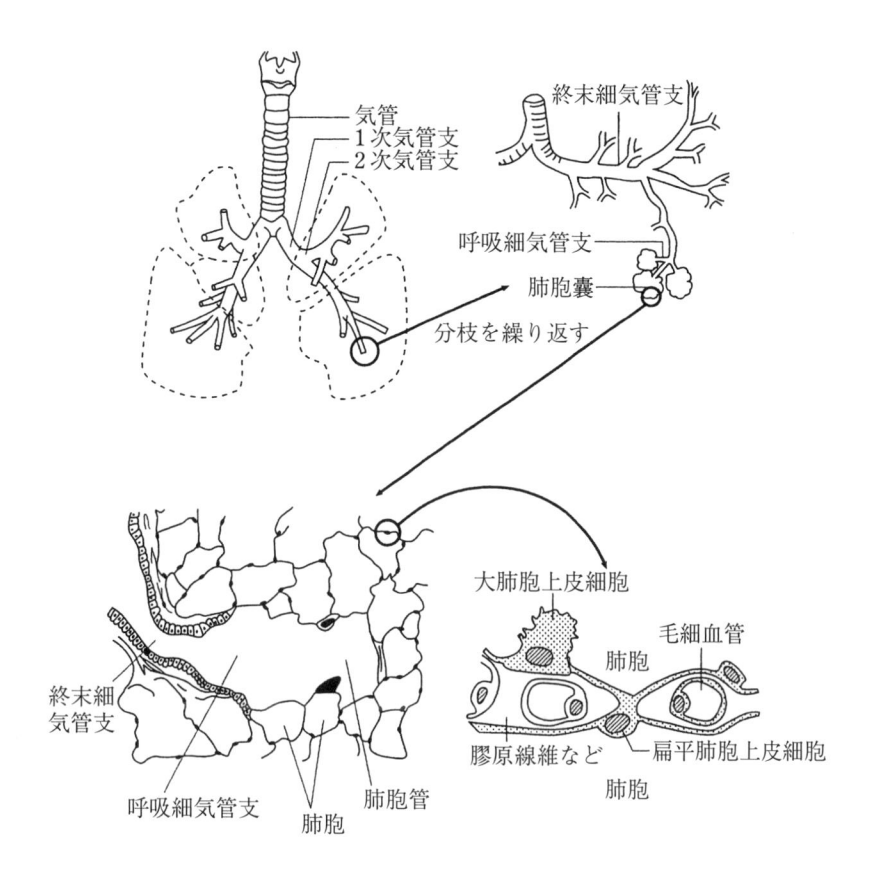

図 2.30　肺の構造

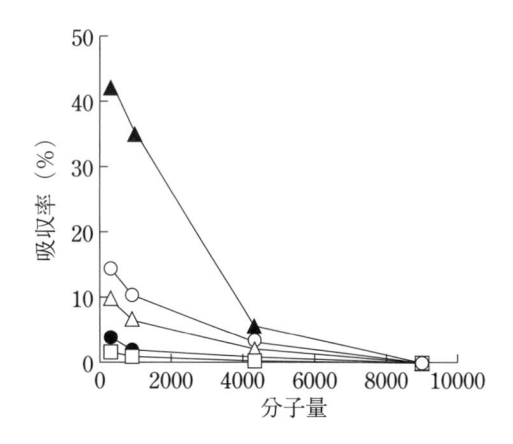

図 2.31　各種投与経路における水溶性物質の吸収性と分子量の関係
▲：経肺投与，△：経鼻投与，□：口腔内投与，○：小腸内投与，●：大腸内投与
(A. Yamamoto *et al.* (2001) *J. Controlled Rel.*, **76**, 363；四ツ柳智久他 (2002) 製剤学, p.239, 南江堂より引用)

肺への薬物投与は，吸入剤として，吸入器 inhaler または噴霧器 nebulizer を用いて行うが，粒子径により到達部位が変わる．粒子径が 1 ～ 10 μm のものは気管や気管支に捕捉されるが，0.5 ～ 1 μm のものは肺胞まで到達するので，全身作用を目的とした投与が可能である．気管支喘息および気管支炎の局所治療を目的の吸入剤としてクロモグリク酸ナトリウム，イソプレナリン塩酸塩やベクロメタゾンプロピオン酸エステルが使用されている．抗インフルエンザウイルス薬のザナミビル水和物の粉末吸入剤は，インフルエンザウイルスの主な感染・増殖部位である気道中で効率よくウイルスに作用する．

4）眼からの吸収

a）眼の構造

眼球は直径約 24 mm，重さ 6 ～ 8 g の高度に分化した視覚を司る感覚器である．外界から取り入れた光は透明な角膜，水晶体および硝子体を通して網膜で像を結び，電気信号として脳に送る．網膜には，血液網膜関門（p.78，図 3.14）が存在し，血液から網膜への薬物移行性を制限している．一方，外眼部は眼球表面を角膜と結膜で覆われている．角膜および結膜の最表層は非角化重層扁平上皮細胞の密着結合で連結されており，外界からの異物の進入を防ぐバリアーとなっている．さらに，角膜および結膜表面は涙液で覆われており，眼の表面の涙液は毎分 1/6 が入れ替わる（図 2.32）．

角膜と水晶体・虹彩の間は房水で満たされており，房水は毛様体上皮で 1 分間に 2 ～ 3 μL 産生され，Schlemm（シュレム）管を経て眼外の静脈系に流出する．血管系は毛様体，網膜に発達しているが，角膜にはなく，角膜を透過した薬物は房水とともに排出される．

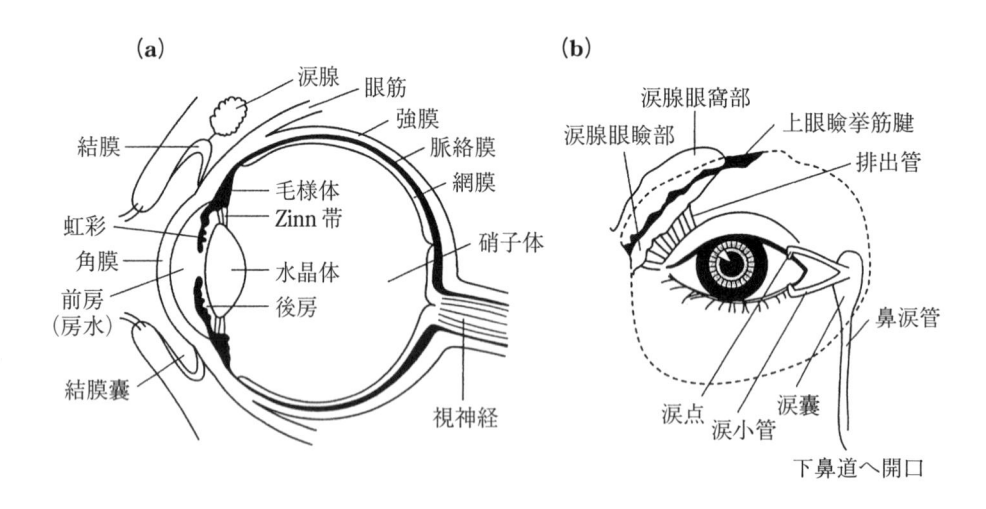

図 2.32 眼の構造
(a) 眼の断面図，(b) 正面図
（橋田　充編（1995）廣川物理薬科学実験講座　第 6 巻，薬物動態学および薬物速度論 II p.131，廣川書店）

b）眼からの吸収機構

　点眼された薬物は，吸収されず角膜や結膜表面に作用する場合と，角膜もしくは結膜から吸収されて眼球内部に移行する場合があるが，大部分は涙液で希釈され，半減期数分で鼻涙管を通して洗い流される．

　角膜上皮細胞および結膜上皮細胞において，アミノ酸やブドウ糖の透過などでトランスポーター介在輸送が知られているが，薬物は，基本的にはpH分配仮説に従い，単純拡散で吸収される．角膜を透過した薬物は房水を経て虹彩・毛様体へと移行し，結膜を透過した薬物は強膜を経て内眼部へと移行する．薬物吸収に対する角膜と結膜の寄与率は，脂溶性薬物の場合，虹彩・毛様体への移行に対し，チモロールマレイン酸塩（緑内障治療薬）で12：1，ピロカルピン塩酸塩（緑内障治療薬）で5：1といわれており，一般的に角膜の寄与が大きい．

　水溶性薬物では角膜を介した透過は制限されるが，ある程度脂溶性の高い薬物のほうが角膜透過性は高くなる．そのため，水溶性薬物の角膜透過性をあげるため，プロドラッグ化することで吸収性の改善が図られている．緑内障治療薬としてアドレナリンの親油性プロドラッグである塩酸ジピベフリンは，上皮中で加水分解されアドレナリンとなって房水に達する．アドレナリンの1/20の投与量で同等の効果を示すといわれており，副作用が少ない．

　通常，点眼された薬物は半減期数分で鼻涙管に排出されるため，点眼された薬物の眼局所濃度を高め，全身への移行性を抑えるためには，局所滞在性が影響する．点眼液中にヒアルロン酸やポリビニルアルコールを加えて粘性を高めて，薬物の眼表面の局所滞在性を改善している．

2.3.2 ▶▶ 経皮吸収

　薬物の皮膚投与は，軟膏剤，パップ剤または貼付剤を用いて皮膚表面や局所作用を目的として古くから行われてきた．近年，全身作用を期待した経皮吸収型製剤（日局15から新たに製剤総則に収載）も数多く臨床で用いられている．経皮吸収型製剤は，ドラッグデリバリーシステムの概念を取り入れて，全身作用を期待した製剤の開発研究が早くから行われてきた．狭心症治療薬としてニトログリセリン経皮吸収型製剤が米国では1980年に上市され，わが国でも1989年に，はじめて承認・発売された．経皮吸収は，消化管吸収で起こる初回通過効果などの吸収変動要因や注射剤投与時における苦痛を回避できるばかりでなく，製剤学的に吸収速度を容易に調節することができ，長時間連続投与が可能なこと，有効血中薬物濃度を長時間にわたって維持できるなど利点がある．さらに，投与部位が体表面にあるため，必要に応じて投薬を容易に中断できる．一方，皮膚は本来，体内への異物侵入のバリアーとしての役割を果たすことから，薬物の吸収性，特に水溶性薬物の吸収性が悪く，投与量が比較的多い薬物は製剤化が困難である．経皮吸収量をあげるため，さまざまな方法によって皮膚透過性の改善が試みられている．

1）皮膚の構造

皮膚 skin は成人で約 1.7 m² の体表を覆う組織であり，表面から表皮 epidermis，真皮 dermis，皮下組織 subcutaneous tissue の 3 層で構成されている．表皮は約 100 μm の扁平重層上皮であり，表皮の最も外側で，厚さ 10〜15 μm の角質層 stratum corneum とその下層の生きた表皮 viable epidermis に分けられる（図 2.33）．角質層はケラチンを多く含んだ角質化した 10〜20 層の扁平上皮細胞が，主にスフィンゴ脂質からなる極性の低い脂質層に埋め込まれた構造をなしている．そのため，体内からの水分の蒸発や外部からの物質の侵入に対するバリアとなる．角質層は表皮の最下層の細胞が分裂して上層に移行したもので，2〜4 週間で角質層の最上層に達する．生きた表皮は物質透過に対するバリア能は低いが，酸化・還元・加水分解・抱合反応を触媒する薬物代謝酵素が存在しており，外因性物質に対して皮膚内で代謝し，毒性を軽減する役割を果たしている．真皮は主にコラーゲン繊維からなる厚さ 3〜5 mm の層であり，真皮上部に毛細血管およびリンパ管が豊富に分布しており，表皮を通過してきた薬物はここで全身循環血中に移行する．その他に皮膚表面には，全面積の 0.1 ％程度の毛のうおよび汗腺（エクリン腺など）などの付属器官が存在する．

2）経皮吸収機構

薬物の皮膚透過は基本的に単純拡散によるが，トランスポーターを介する輸送も報告されている．単純拡散による透過経路は，主として 2 つあり，角質層を通る経路と毛のうや汗腺などの付属器官による経路がある（図 2.34）．角質層を通る経路は細胞実質部分を通過する経細胞経路

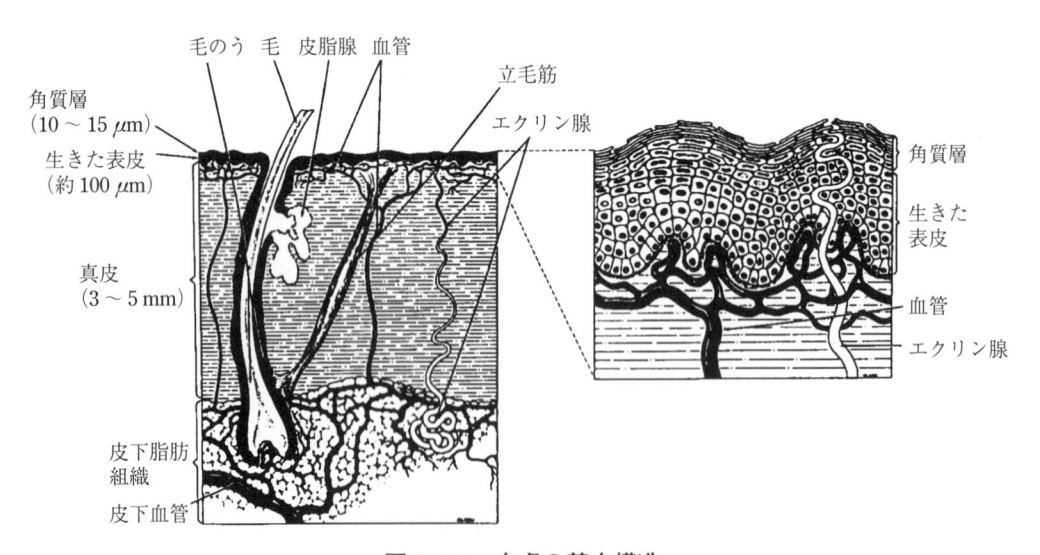

図 2.33 皮膚の基本構造

（橋田　充，岡本浩一（1989）医薬品の開発　第 13 巻，"薬物送達法"，瀬﨑　仁編，p.88，廣川書店より引用）

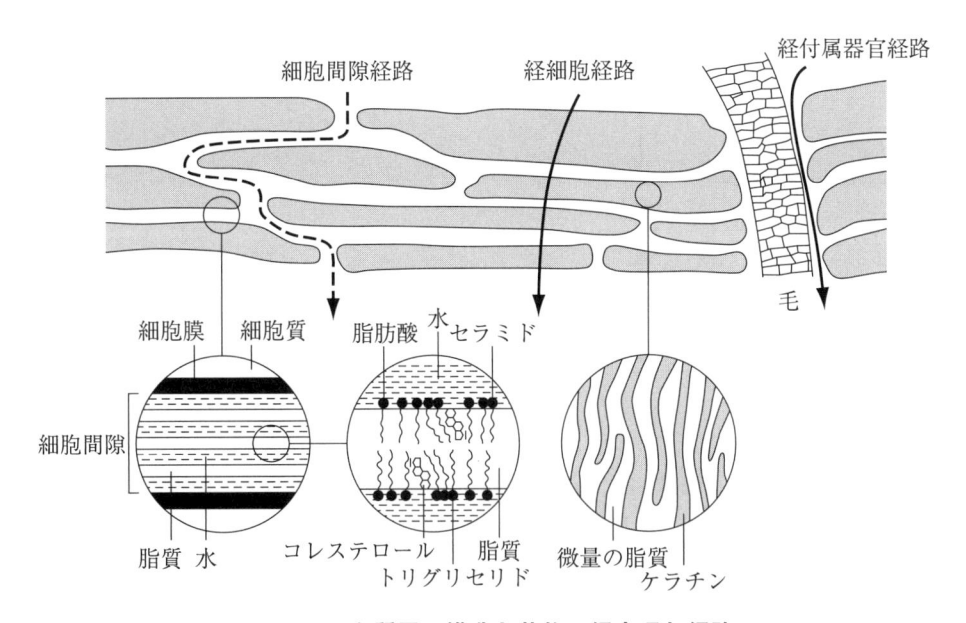

図 2.34　角質層の構造と薬物の経皮吸収経路
(B. W. Barry et al. (1987) *J. Controlled Rel.*, **6**, 85 より改変)

transcellular route と角質層細胞の間を通過する細胞間隙経路 paracellular route がある．角質層の細胞間隙は生きた細胞の細胞間隙よりも広く，数層の脂質二重層からなり，脂質に富んだ親油性領域と脂質の極性基が多く，水分に富んだ親水性領域からなると考えられている．さらに，角質層の実質部分は，繊維状ケラチンやタンパク質からなる比較的水分に富んだ親水性領域を形成している．したがって，脂溶性薬物は，主に親油性領域を通り，水溶性薬物は親水性領域を通るとされている．付属器官では角質層実質と比較して容易に薬物が透過するが，皮膚上を占める面積が 0.1 ％程度と小さく，経皮吸収における寄与率は低い．

薬物の経皮吸収過程は，1) 基剤中から角質層への分配，2) 角質層中での拡散，3) 角質層から下層組織への分配，4) 生きた表皮および真皮での拡散，5) 真皮層での血管への移行と薬物と生体の双方に関わる多くの要素が関係しているが，皮膚を 1 枚の均一な膜と仮定すると，経皮吸収は角質層と真皮側（血液側）の濃度差によって生じる拡散現象であると考えることができる．定常状態における薬物の皮膚透過速度 J は式 (2.3) で，透過係数 P は式 (2.4) で示される (p.17 参照)．

$$J = -\frac{D \cdot K_{app} \cdot S \cdot (C_2 - C_1)}{h} \tag{2.3}$$

$$P = \frac{D \cdot K_{app}}{h} \tag{2.4}$$

ここで，D は皮膚中の拡散係数，K_{app} は皮膚/基剤間分配係数，S は適用面積，$C_2 - C_1$ は移行先と移行元の濃度差，h は膜の厚みである．皮膚中の薬物の拡散係数 D は薬物分子の大きさおよび皮膚との相互作用（水素結合など）によって影響される．式 (2.4) から透過係数 P は薬物の脂溶性の高さに比例することがわかる．図 2.35 は，ヒト腹部摘出表皮において親油性の異

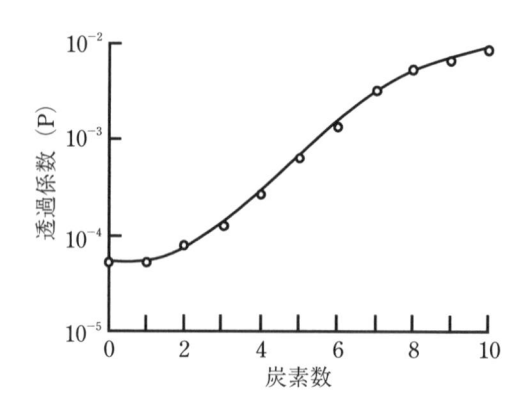

図 2.35 ヒト摘出皮膚における直鎖アルコールの炭素数と透過性の関係
(R. J. Scheuplein & I. H. Blank (1973) *J. Invest. Der.*, **60**, 291 より改変)

なるアルコールの皮膚透過速度を比較したものである．炭素数の少ない親油性が低いアルコールの透過速度は遅く，炭素数が増加し，親油性が高くなるとともに透過速度が速くなる．一方，炭素数8以上では，アルコールの透過速度は頭打ちとなり，脂溶性だけでは透過性増加に限界がある．これは，角質層の下層組織は生きた細胞で構成されており，脂溶性が高すぎるとこの部位での拡散過程が律速となるためである．ステロイド剤などの親油性が高い薬物は，皮膚に貯留して，全身循環血への移行が遅くなることもある．

3）経皮吸収に影響する要因と吸収促進

　薬物の皮膚透過の第一障壁は角質層であるので，角質層における薬物透過性が経皮吸収全体を左右する．角質層のバリアー能に影響する生理的要因は，部位による厚みの違いの他，加齢による変化，糜爛・潰瘍などの適用部位における病変の有無もあげられる．角質層の薬物透過は，基本的には pH 分配仮説に従った単純拡散であるため，薬物の構造修飾したプロドラッグ化や，イオンペアや複合体形成により，脂溶性（油/水分配係数）を高め吸収性を改善することも行われている．軟膏などの製剤を塗布した後，フィルムなどで覆う密封療法 occlusive dressing therapy (ODT) は，経皮吸収を高める．これは，角質層を水和し，角質実質中に薬物拡散を促進したと考えられる．また，基剤として水溶性の有機溶媒を用いると，薬物キャリアとして溶媒が皮膚に浸透して，皮膚中の薬物濃度を高めることが期待できる（表2.8）．実用化された例として，エストラジオールの透過性の改善にエタノールが用いられている．

　皮膚に作用し，その物理化学的性質を変えることによって薬物の皮膚透過速度を増大させる物質を経皮吸収促進剤と呼ぶ．経皮吸収促進剤としては，それ自身は薬理活性をもたず，毒性，刺激性がなく，生体に可逆的に作用して薬物吸収を増大させるものが望ましい．代表的な経皮吸収促進剤を，主に角質層脂質に作用するものと薬物キャリアとして働くものと分類して表2.8に示した．従来から基剤として用いられ，薬物キャリアとして働くエタノール等以外は，今のところ

表 2.8 経皮吸収促進剤

A. 角質層脂質に作用する促進剤	高級脂肪酸（オレイン酸，ラウリン酸）およびそれらのエステル，脂肪族アルコール（オクタノール，オレイルアルコール），Azoneおよびその類似物質，テルペン類（l-メントール，d-リモネン）
B. 薬物キャリアとして働く溶媒	エタノール，イソプロパノール，多価アルコール（プロピレングリコール），ピロリドン類

経皮吸収促進剤として実用化には至っていない．それ以外の経皮吸収促進法として，皮膚に電場を与えてイオン性薬物の透過を促進させるイオントフォレシス iontophoresis や，超音波を利用して角質層の脂質の流動性を高めて薬物吸収を高めるフォノフォレシス phonophoresis が物理的吸収促進法として検討されている．

一方，皮膚透過性の高いニトログリセリンの場合，製剤からの放出速度を制御することで全身循環血への薬物吸収を理想とする 0 次に近づけている．狭心症治療薬として設計されたニトログリセリンや硝酸イソソルビド経皮吸収型製剤には，エチレン・酢酸ビニル共重合体などの微細孔を有する膜で放出制御し，吸収をコントロールした放出制御型製剤（リザーバー型）と，高分子層よりなる基剤中に薬物を分散させて，薬物の拡散を調節したマトリックス型製剤やテープ型製剤が利用されている（図 2.36）．ニトログリセリンや硝酸イソソルビド以外の経皮吸収型製剤には，エストラジオール（女性ホルモン剤）およびニコチン（禁煙補助薬）などの製剤がある．

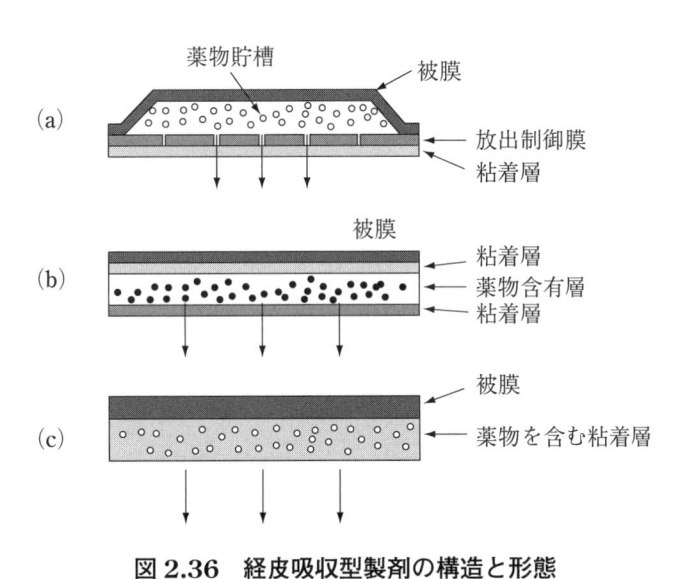

図 2.36 経皮吸収型製剤の構造と形態
(a) リザーバー型　(b) マトリックス型　(c) テープ型
(辻　彰編（2002）新薬剤学, p.65, 南江堂より引用)

2.3.3 ▶▶▶ 注射部位からの吸収

注射剤は，表2.9に示すように種々の投与経路から種々の投与剤形として投与される（図2.37）．いずれの投与部位も吸収は速やかで吸収率もよく，他の投与方法と違い吸収を支配する因子が少ない．皮内注射は，ツベルクリン反応など検査時に利用される．関節腔内注射や脊髄腔内注射は注射部位局所における作用を期待した投与方法であり，全身循環血への薬物吸収を必要とするものではない．腹腔内注射は，門脈系を経て全身循環系へ移行するため，肝臓での初回通過効果を受けることがある．動脈内注射は，病巣部に薬物を選択的に到達させる目的で支配動脈内に投与される．例として，肝動脈に滞留性の高い制癌剤スマンクス®/リピオドール懸濁剤を投与して肝癌治療に用いられている．静脈内注射は，繁用されているが，投与した薬物全量が全身循環血に移行する．これら脈管内投与は吸収過程を除いて考えることができるが，皮下注射および筋肉内注射は吸収過程を考える必要がある．

表2.9 投与部位に基づく注射剤の分類

動脈内注射	intra-arterial injection （i.a.）
静脈内注射	intravenous injection （i.v.）
皮内注射	intracutaneous injection （i.c.）
皮下注射	subcutaneous injection （s.c.）
筋肉内注射	intramuscular injection （i.m.）
腹腔内注射	intraperitoneal injection （i.p.）
関節腔内注射	intra-articular injection
脊髄腔内注射	intrathecal injection

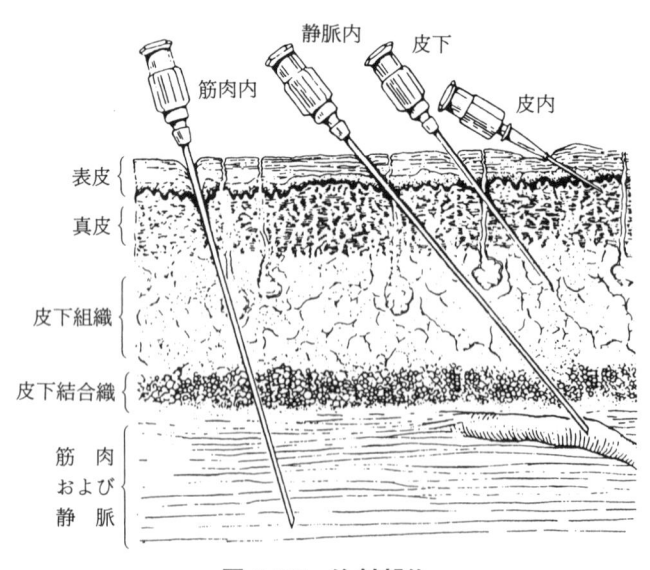

図2.37 注射部位

1）筋肉・皮下注射による吸収

　筋肉内および皮下に投与された薬物は，投与部位で組織間隙を押し広げるようにできた液溜り（デポ depot）に貯留し，組織間隙を拡散して近傍の毛細血管あるいはリンパ管に吸収される．薬物吸収速度は，液溜りからの放出速度，組織内の拡散速度，毛細血管への移行速度，血流速度に依存するが，投与部位近傍に多くの毛細血管やリンパ管が分布しているためその吸収速度は速く，バイオアベイラビリティもほぼ100％に近い．注射液量を増加させると吸収速度が遅くなることが知られているが，注射部位の組織壊死などを避けるため，液量は皮下注射で通例 1 mL 以下，筋肉内注射で通例 4 mL 以下に制限される．

　水性注射液で投与した場合，吸収は薬物の油/水分配係数の寄与は少なく，薬物の分子量が大きな支配因子となる．毛細血管壁は多孔性であるためかなり大きな分子も通過しうるが，分子量が大きくなると吸収速度は遅くなり，分子量が 5,000 以上では毛細血管壁通過は困難となり，リンパ管が主な吸収経路となる（p.68，図 3.5）．また，組織中での拡散速度や毛細血管への透過速度に比べて血流速度が小さい場合には，吸収速度は血流速度の影響を受ける．歯科用プロカイン塩酸塩注に併用される塩酸エピネフリンは，血流速度を抑制させることでプロカインの吸収を遅延させ，局所麻酔効果の持続化を図っている．

　投与部位でのタンパク結合が問題となる薬物もある．血漿タンパク質との結合の強いフェニルブタゾン，フェニトイン（抗てんかん薬），ジアゼパム（抗不安薬）の筋肉内注射後，組織タンパク質とも強く結合し，吸収速度が遅延し，経口投与よりも小さくなることもある．

　本来，筋肉内・皮下注射からの薬物吸収は速やかであるので，製剤からの放出を制御して吸収をコントロールし，作用の持続化が図られている．前立腺癌や閉経前乳癌治療に用いられる酢酸リュープロレリン徐放性製剤（リュープリン®）は，乳酸・グリコール酸共重合体で酢酸リュープロレリンをマイクロスフェアーに包埋した製剤で，一度皮下注射されると高分子の分解に伴って 1 か月にわたり酢酸リュープロレリンが一定速度で放出され，血中濃度が持続される．

　　　　　　　　　　　　　　　　　　　　　　　　　　　　　　　　（細谷　健一）

2.4 演習問題

問 2.1 薬物の生体膜透過に関する記述のうち，正しいものの組合せはどれか．
a 単純拡散による膜透過は，Fick の法則に従い，透過速度は濃度勾配に比例する．
b 単純拡散により生体膜を透過する酸性薬物の非イオン形分子の脂溶性が同じ程度であれば，pKa が小さいほど小腸から吸収されやすい．
c 能動輸送と促進拡散はどちらも担体介在輸送であり，ATP の加水分解エネルギーを必要とする．
d P-糖タンパク質を介する薬物の生体膜透過は一次性能動輸送により起こる．

1 (a, b)　　2 (a, c)　　3 (a, d)
4 (b, c)　　5 (b, d)　　6 (c, d)

(92 回国試)

問 2.2 物質の生体膜透過に関する記述の正誤について，正しい組合せはどれか．
a D-グルコースの生体膜透過は担体介在輸送によって効率良く起こり，促進拡散と能動輸送の 2 種類の機構が存在する．
b アミノ酸やジペプチドの担体介在輸送は二次性能動輸送である．
c 腎尿細管での再吸収が単純拡散で起こる場合は，塩基性薬物の腎排泄速度は尿がアルカリ性になれば増加する．
d 膜動輸送により起こる高分子の膜透過にはエネルギーが必要である．

	a	b	c	d
1	正	誤	正	誤
2	正	誤	誤	誤
3	誤	正	正	正
4	正	誤	誤	正
5	誤	正	誤	誤

(91 回国試)

問 2.3 薬物吸収に関する記述の正誤について，正しい組合せはどれか．
a 薬物の小腸吸収過程における非撹拌水層の影響は，薬物の小腸上皮細胞膜透過性が高いものほど大きい．
b 薬物の吸収がシクロスポリンの同時経口投与により有意に増大する場合，その薬物の吸収方向の輸送には担体が関与する．
c セファレキシンやカプトプリルは，アミノ酸トランスポーターを介して，小腸上皮細胞膜を透過する．

	a	b	c	d
1	正	誤	誤	誤
2	正	誤	誤	誤
3	正	誤	正	誤
4	誤	正	正	正
5	誤	誤	正	正

d 受動拡散による薬物の膜透過性は，分子量500程度に限界があるため，それ以上の分子量の薬物の小腸吸収は起こらない．

(87回国試)

問 2.4 下図は，弱酸性薬物（pKa 5）の非イオン形分率（**A**）及び腸管吸収速度定数（**B**）と腸管内 pH の関係を示している．次の記述の正誤について，正しい組合せはどれか．

a pH の高い領域における **B** の結果から，この薬物はイオン形による吸収が起こっていると考えられる．

b pH 分配仮説から考えて，**B** の結果は見かけ上，この薬物の pKa 値が低下した挙動を示している．

c **B** の結果から，この薬物は pH に依存した担体輸送系により吸収される可能性がある．

d pH の低い領域において，薬物濃度を 100 倍にしたとき，**B** の結果に比較して腸管吸収速度定数が低下したので，この薬物の吸収は pH 分配仮説のみで説明可能である．

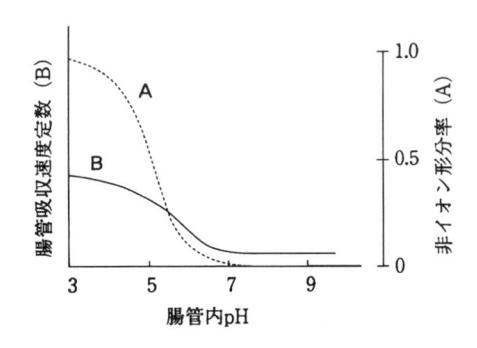

	a	b	c	d
1	正	誤	正	誤
2	正	誤	正	正
3	誤	正	誤	誤
4	誤	誤	誤	正
5	正	正	誤	正

(83回国試)

問 2.5 薬物の消化管吸収と胃内容物排出速度に関する記述のうち，正しいものの組合せはどれか．

a イミプラミン塩酸塩は胃内容物排出速度を増加させるので，併用した薬物の吸収速度は大きくなる．

b プロパンテリン臭化物は胃内容物排出速度を減少させるので，アセトアミノフェンの吸収速度は小さくなる．

c 食物摂取により胃内容物排出速度が増加し，セファクロルの吸収速度は小さくなる．

d 食物摂取により胃内容物排出速度が減少し，リボフラビンの吸収量は増加する．

1 (a, b)　2 (a, c)　3 (a, d)　4 (b, c)　5 (b, d)

(91回国試)

問 2.6 薬物の消化管吸収に関する記述のうち，正しいものの組合せはどれか．

a グリセオフルビンを高脂肪食とともに服用すると，空腹時に比べてより高い血中濃度が得られる．
b アセトアミノフェンの吸収は，メトクロプラミドとの併用により遅延する．
c ノルフロキサシンの吸収は，水酸化アルミニウムゲルを含む制酸薬と併用すると，キレート形成のために低下する．
d アンピシリンの水和物は無水物に比べて水に対する溶解速度が大きく，経口投与すると無水物に比べてより高い最高血中濃度を示す．

1 (a, b)　　2 (a, c)　　3 (b, c)　　4 (b, d)　　5 (c, d)

(90回国試)

問 2.7 薬物吸収に関する記述のうち，正しいものの組合せはどれか．

a 口腔粘膜を介した薬物吸収は，一般に能動輸送により起こる．
b ペプチド性薬物のデスモプレシン酢酸塩水和物は，全身作用を目的に経皮吸収型製剤として用いられる．
c 肺から吸収された薬物は，肝初回通過効果を受けない．
d 直腸下部の粘膜から吸収された薬物は，肝初回通過効果を受けない．

1 (a, b)　　2 (a, c)　　3 (a, d)
4 (b, c)　　5 (b, d)　　6 (c, d)

(92回国試)

問 2.8 薬物の経肺吸収に関する記述のうち，正しいものの組合せはどれか．

a 肺胞の上皮細胞層は薄く，他の投与経路に比べて高分子薬物が吸収されやすい．
b 肺からの低分子薬物の吸収は基本的にはpH分配仮説に従い，受動拡散で吸収される．
c 全身作用を目的とした投与剤形はエアゾール剤に限られる．
d 薬物粒子を肺胞に効率よく沈着させて吸収させるためには，粒子径を 0.5 μm 以下にする必要がある．

1 (a, b)　　2 (a, c)　　3 (a, d)
4 (b, c)　　5 (b, d)　　6 (c, d)

(91回国試)

問 2.9 口腔粘膜からの薬物吸収に関する記述のうち，正しいものの組合せはどれか．

a 口腔粘膜から吸収された薬物は，肝臓を経ることなく直接全身循環に到達するため，肝初回通過効果を回避できる．

b　ニトログリセリンの舌下錠は，口腔粘膜から徐々に吸収させることを目的とした錠剤である．

c　禁煙補助剤のニコチンガムは，全身作用を目的として口腔粘膜からニコチンを吸収させるための製剤である．

d　プロプラノロール塩酸塩は吸収されやすいので，経口投与でも口腔粘膜投与でもバイオアベイラビリティは同じである．

| 1 | (a, b) | 2 | (a, c) | 3 | (a, d) |
| 4 | (b, c) | 5 | (b, d) | 6 | (c, d) |

(89回国試)

問 2.10 薬物の経皮吸収に関する記述の正誤について，正しい組合せはどれか．

a　表皮の最も外側は角質層と呼ばれ，薬物の皮膚透過過程の律速部位となる．

b　汗腺や毛穴などの付属器官は有効面積が小さいので薬物吸収への寄与は少ない．

c　経皮投与によって薬物の肝初回通過効果を回避できる．

d　皮膚組織には代謝酵素が存在しないため，経皮吸収改善を目的とした薬物のプロドラッグ化は有効ではない．

	a	b	c	d
1	正	誤	誤	正
2	正	正	誤	誤
3	正	誤	正	正
4	誤	正	誤	正
5	誤	誤	正	正
6	正	正	正	誤

(87回国試)

3 体内分布

本章の到達目標

1. 薬物の分布に関わる血管系の構造を解説できる.
2. 薬物の大きさやタンパク結合が分布に与える影響を解説できる.
3. 血液脳関門,血液脳脊髄液関門,血液胎盤関門の構造的特徴と輸送系について解説できる.
4. 分布速度の理論と影響する要因について解説できる.
5. 分布容積の理論と影響する要因について解説できる.
6. タンパク結合の様式と影響を与える要因について解説できる.
7. タンパク結合に関するパラメータの解析法について解説できる.

3.1 薬物の組織分布性

　体内分布とは薬物が体内のある部位から別の部位に可逆的に移動する過程である.この過程を評価するためには,薬物がどれだけ多く分布するかという「分布容積」と,薬物がどれだけ速く分布するかという「分布速度」の2つの異なる尺度が存在する.静脈注射で同量投与した場合,分布容積が大きい薬物ほど初期血中濃度は低くなる.また,分布速度が速い組織ほど,分布平衡に到達する時間が早くなる.図3.1に示したように分布容積は薬物によって約5000倍も異なり,

分布容積

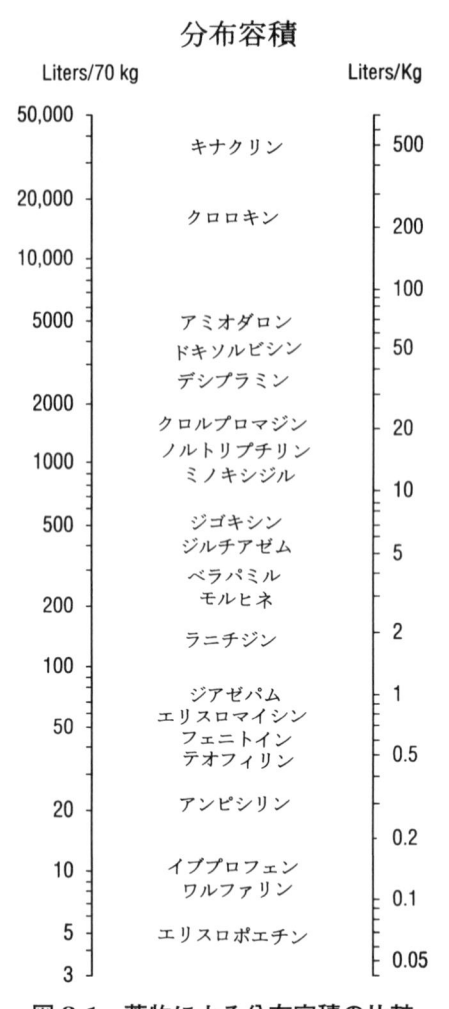

Liters/70 kg		Liters/Kg
50,000		500
20,000	キナクリン	200
10,000	クロロキン	100
5,000	アミオダロン ドキソルビシン デシプラミン	50
2,000	クロルプロマジン ノルトリプチリン ミノキシジル	20
1,000		10
500	ジゴキシン ジルチアゼム ベラパミル モルヒネ	5
200	ラニチジン	2
100	ジアゼパム エリスロマイシン フェニトイン テオフィリン	1
50		0.5
20	アンピシリン	0.2
10	イブプロフェン ワルファリン	0.1
5	エリスロポエチン	0.05
3		

図 3.1　薬物による分布容積の比較
（M. Rowland and T. N. Tozer : *Clinical Pharmacokinetics. Concepts and Applications.* 3rd ed., Williams & Wilkins, Pennsylvania, 1995, p.22 より引用）

分布速度は薬物や組織によって500倍も異なることがある．なぜ，薬物間での分布容積が異なるのか，あるいは薬物や組織によって分布平衡に到達する時間が異なるかを知ることは，負荷投与量（D_L）の見積もりや薬効の発現時間を予測する場合に重要である．

このためには以下にふれるように，各組織における分布過程の支配要因を理解するとともに，速度論的解析手法を理解する必要がある．

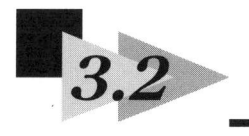

3.2 組織分布過程の支配要因

　循環血液中に到達した薬物は血流に乗って各組織に運搬される．さらに，各組織の毛細血管管腔中に到達した薬物は，①毛細血管壁を透過し，②細胞間液 interstitial fluid に移行し，③細胞内へ移行する，という大きく3つの過程を経て組織細胞中に分布する（図3.2）．これらの過程は薬物の分子量，脂溶性や立体構造だけでなく，各組織の解剖学的特徴や細胞膜輸送系などによって大きく異なる．

　第1の過程である毛細血管透過過程は，毛細血管の構造的特徴によって大きく異なる．末梢組織の場合，毛細血管壁の透過は比較的容易で，その構造によって有窓毛細血管と不連続毛細血管に分けられる．有窓毛細血管を有する組織として腎臓や内分泌腺などがあげられ，内皮細胞が部分的にきわめて薄くなっていて，80 nm 前後の窓 fenestra が形成されており，薄い隔膜 diaphragm でふさがれている（図3.3）．また，不連続毛細血管として肝臓の洞様毛細血管がその典型例としてあげられる．この場合，内皮細胞は連続した被膜を形成せず，大小の窓が形成されて細胞間隙も広がっている．肝臓の場合，直径 50 nm 程度の小さいものから 1 μm に及ぶものまである．脾臓の場合は赤血球も通過するほどの大きな間隙が内皮細胞間にある．末梢組織の場合，分子量5000以下で血液中でタンパク質に結合していない非結合形（遊離形）の薬物種は受動拡散によって細胞間液中に移行すると考えられている（自由分子移動仮説）．したがって，アルブミンやグロブリンなどの血清タンパク質やこれらに結合している薬物は容易には毛細血管壁を透過でき

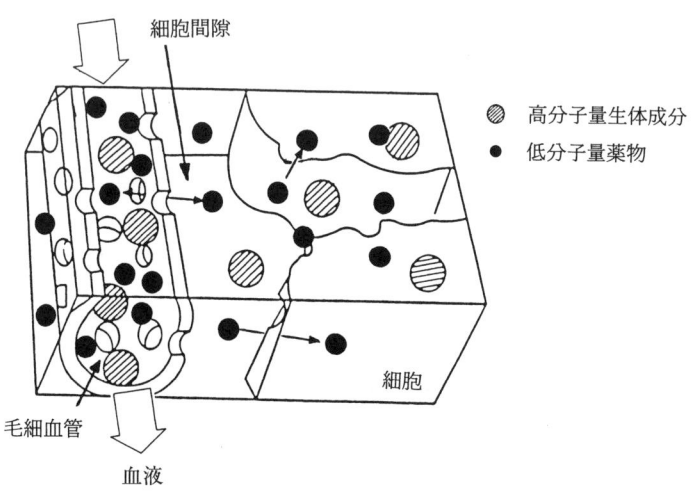

図 3.2 低分子量薬物の組織移行性

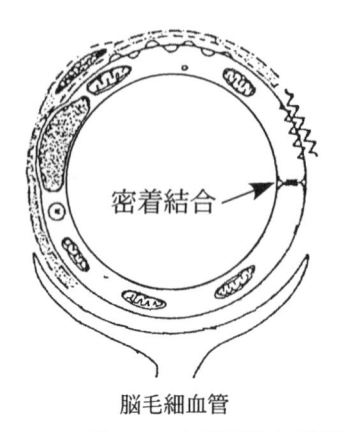

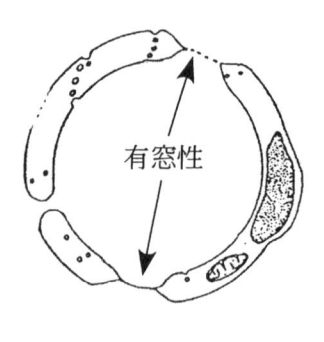

図 3.3 末梢組織と脳組織の毛細血管断面構造の比較
（E.M. Conford : *Mol. Physiol.* **7**, 219-260, 1985 より一部改変して引用）

ない．一方，脳の場合，毛細血管内皮細胞は細胞同士が密着結合 tight junction によって連結しており，無窓性の被膜を構成するため，薬物は内皮細胞の間隙をほとんど透過できない（図 3.3）．したがって，脳へ薬物が移行するためには脳毛細血管内皮細胞内を透過する必要がある．

毛細血管を透過した薬物は，第2の過程として組織体積の約 20 % を占める細胞間液中に拡散する．薬物は細胞間液中に存在するアルブミンのようなタンパク質に結合するが，一般的に非結合型の薬物のみが細胞膜を透過して組織の細胞内に移行する（第3の過程）．しかし，薬物が β-ラクタム抗生物質のように水溶性であれば特殊な輸送系が関与しない限り細胞内に移行しない．一方，薬物が脂溶性であれば細胞膜を透過して細胞内に容易に移行する．また，細胞内や細胞表面に薬物と強く結合する内因性物質（タンパク質など）が存在する場合，薬物は組織に蓄積する傾向を示す．

▶▶▶ *Topics*

高分子薬剤による癌へのターゲティング

抗腫瘍薬による化学療法で重要な点は，薬剤を腫瘍組織にのみ送達し，正常組織への副作用を減らすことである．高分子型の抗腫瘍薬が腫瘍部のみに選択的に捕捉され，長期間にわたりその局所に留まる現象が報告されている．腫瘍組織の血管は，有窓性の構造をもつものや内皮細胞が不連続に間隙構造を構成する場合もある．また，腫瘍血管内皮細胞では飲作用（ピノサイトーシス）活性が上昇しており，高分子も取り込まれやすくなっている．このような腫瘍血管の構造的特徴が，高分子やリピッドエマルジョン，リポソームなど微粒子が腫瘍に分布しやすい原因と考えられている．

リピオドール（ヨード化ケシ油脂肪酸エチルエステル）は，腫瘍組織に選択的に分布し滞留する性質を有している．リピオドールに対して高い親和性をもつ抗腫瘍薬であるジノスタチンスチマラマーをリピオドールと懸濁し投与することによって，高い腫瘍組織への選択性と滞留性の向上が認められる．

3.2.1 ▶▶ リンパ管系移行

　組織と組織間の薬物移動はほとんどの場合，組織毛細血管を流れる血流運搬過程による．一方，薬物によっては比較的リンパ管系へ移行しやすいものもあり，リンパ管系は癌の転移とも関連が深いことから薬物の移行経路として重要である．

　図3.4は，哺乳類における体循環系とリンパ管系を簡略化して示したものである．リンパ液の流れは，末梢組織の毛細リンパ管から発し，これが次第に集まって大部分のリンパ液は胸管に流入する．リンパ液は胸管から左静脈角に注ぎ，血液循環系に移行する．右上肢のリンパは右胸管を経て右静脈角に注ぐ．1日に循環するリンパ液の総量は1～2L（ヒト）といわれている．

　薬物のリンパ管移行においては，図3.5に模式的示すように，その投与法または投与経路によって移行形式は異なる．静脈内投与により循環血液に入った薬物がリンパ管内に移行するためには，まず毛細血管を透過し，組織細胞間液を介して毛細リンパ管壁を透過する．筋肉注射，皮下注射などのように薬物を脈管外の組織液に投与した場合，薬物は分子量が約5,000を境としてリンパ移行の程度が異なる．小さい分子は組織間液から毛細血管へ移行するが，大きい分子は組織間液に留まった後，リンパ管系へ移行する傾向がある．この場合，低分子薬物はリンパ管へも移

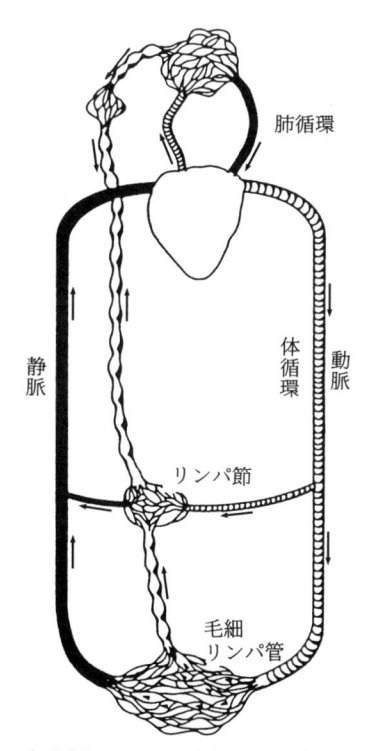

図3.4　哺乳類における血液およびリンパ液循環
(J. M. Yoffey and F. C. Courtice : Lymphatics, Lymph and Lymphoid Tissue, p. 5, Academic Press, 1970 より引用)

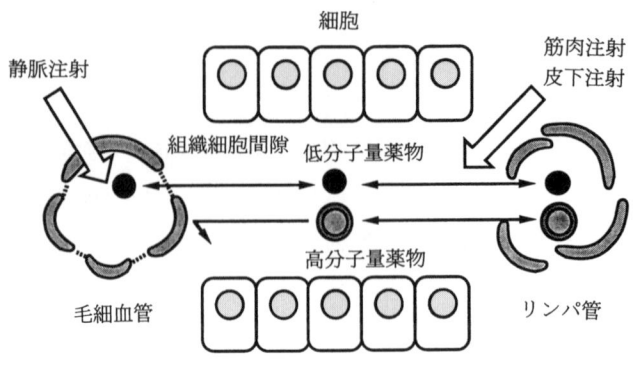

図 3.5　投与経路と血液リンパ管移行

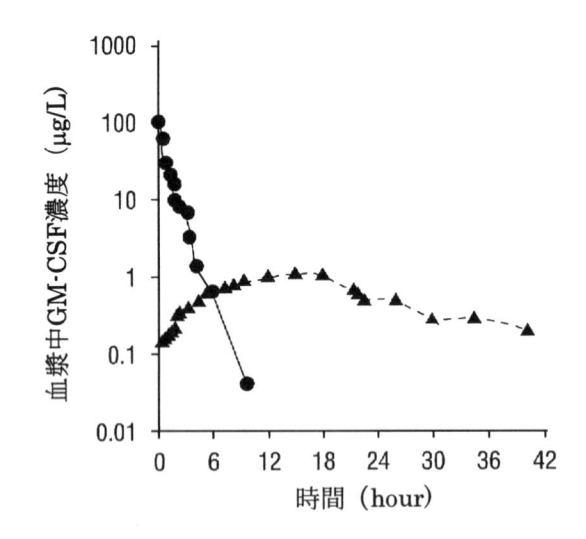

図 3.6　投与経路の血漿 GM-CSF 濃度推移に対する影響
グリコシル化した遺伝子組換えヒト顆粒球マクロファージコロニー刺激因子（GM-CSF）を静脈投与（●，実線）および皮下投与（▲，点線）で単回投与（8 μg/kg）を行った後の血中濃度の推移.
（D. Hovgaard *et al.*, *Eur. J. Clin. Invest.* **22**, 45-49, 1992 より引用）

行しているが，流量の違いから見かけ上ほとんど血管系へ移行しているようにみなされる．リンパ管を経由した薬物は胸管より血液循環系に移行するので，リンパ管系に移行した大きい分子もやがては血流中に出現する．

　図 3.6 にグリコシル化した遺伝子組換えヒト顆粒球マクロファージコロニー刺激因子 granulocyte-macrophage colony stimulating factor（GM-CSF 分子量＝ 15,000 〜 34,000）の静脈投与および皮下投与後の血中濃度の推移を示している．GM-CSF は静脈投与後，半減期 68 分で消失する．一方で，皮下投与の際には，組織間液中での拡散およびリンパ管への移行という経路をとるために，42 時間後も血中濃度を維持している．GM-CSF は，このように投与経路によって，その体内動態が大きく異なる．

3.2.2 ▶▶ 脂肪組織への分布

　脂肪組織は全体積の約 20 % をしめるが，極度に肥満体のヒトでは 50 % に達する．脂肪組織は血管系に乏しく，その血流量は他の組織に比べて低いので，一般に薬物の脂肪組織への分布は徐々に起こる．脂肪組織では脂肪含量が高いため，これに溶解する脂溶性に富む薬物は分布しやすい．たとえば脂溶性の高いチオペンタール thiopental は，その組織分布量の約 70 % が脂肪組織に分布する．その結果，肥満において分布容積の増大と，半減期の延長が認められる．したがって，高脂溶性の薬物にとって，脂肪組織は貯蔵庫として働き，薬物の作用時間の延長および薬物の毒性に対する防御作用などに寄与すると考えられている．しかし，長期的な投与では，脂肪組織への蓄積と滞留が起こるので，薬物の安全性の面から十分注意する必要がある．

3.2.3 ▶▶ 母乳への分布

　授乳を行っている母親が薬物を摂取した場合，薬物が母乳へ移行し，その結果，母乳を摂取した乳児への薬物の移行が予想される．血漿中の薬物は毛細血管から乳腺細胞に入り，タンパク質や脂肪滴と共に母乳中へ移行する．この過程は，主に受動輸送によって行われ，pH 分配仮説に従う．また，ジアゼパム diazepam（血漿タンパク非結合形分率＝ 0.01）のように血漿タンパク質との結合率が高い薬物は，母乳中への移行性は低い．母乳への薬物の分布は，母乳中濃度（M）と血漿中濃度（P）の比（M/P 比）で表され，この比が 1 より小さい場合，母乳への移行率が低く，1 より大きい場合高くなる．一般的に，母乳から摂取される薬物量は通常の薬物投与量と比較し極めて低いと考えられている．しかし，新生児，乳児の肝臓の代謝機能や腎臓の排泄機能は未熟であるために，微量の薬物量であっても注意が必要である．

3.2.4 ▶▶ 脳および脳脊髄液への移行経路

　中枢には，血液脳関門 blood-brain barrier（BBB）と血液脳脊髄液関門 blood-cerebrospinal fluid barrier（BCSFB）の 2 つの関門が存在し，これら関門が循環血液中の薬物の中枢組織への移行を制限している（図 3.7 A）．BBB は，脳毛細血管を構成する内皮細胞が実体であり，循環血液と脳組織を隔てている（図 3.7 C）．一方，BCSFB は，脈絡叢を構成する上皮細胞が実体であり，循環血液と脳脊髄液を隔てている（図 3.11）．脳脊髄液から脳組織中への拡散は非常に制限されており，さらに，BBB の表面積は BCSFB の 5000 倍も大きいことから，多くの場合，脳組織の薬物濃度は BBB を介した薬物の透過速度に支配されているといえる．

1）血液脳関門を介した薬物の脳への移行

BBB の実体は，脳毛細血管内皮細胞である．毛細血管コンパートメントの容積と内皮細胞内容積は，それぞれ全脳の 1 % と 0.1 % を占めている．ヒトでは，脳毛細血管の全長は約 600 km，表面積は 9 m² であり，図 3.7 B に示すように網の目状の構造をとり，毛細血管相互の間隔は平均約 40 μm である．BBB では，末梢とは異なり，内皮細胞はつなぎ目のない筒状の構造を形成しており，細胞同士は，密着結合で連結している．したがって，循環血液中の薬物は脳毛細血管内皮細胞内を透過して脳細胞間液に到達する必要がある．BBB を介した薬物の移行機構として，受動拡散，トランスポーター介在輸送，能動的排出輸送，トランスサイトーシス等が知られてい

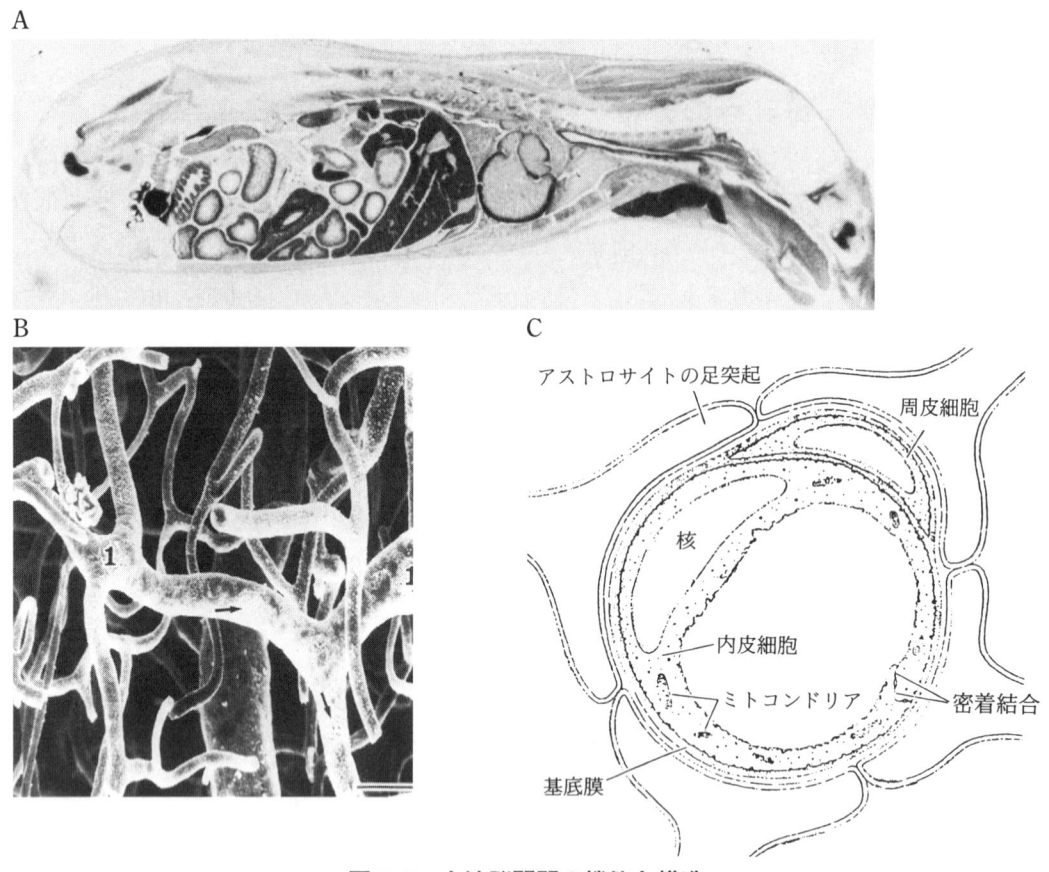

図 3.7　血液脳関門の機能と構造
A. 静脈投与 5 分後の ¹⁴C 標識ヒスチジンのマウス体内分布．多くの臓器で投与したヒスチジンが分布しているが，ヒスチジンは血液脳関門を透過できないために分布せず白く抜けている．
(W.M. Pardridge : *Ann. Int. Med.* **105**, 82-95, 1986 より引用)
B. 走査型電子顕微鏡を用いたヒト大脳皮質の毛細血管構造写真．図中の棒は 40 μm の長さを示す．
(H. Duvernoy *et al.* : *Brain Res. Bull.* **11**, 419, 1983 より引用)
C. 脳毛細血管の断面構造の模式図
(G.W. Goldstein and A.L. Betz : *Sci. Am.* **255**, 74, 1986 より引用)

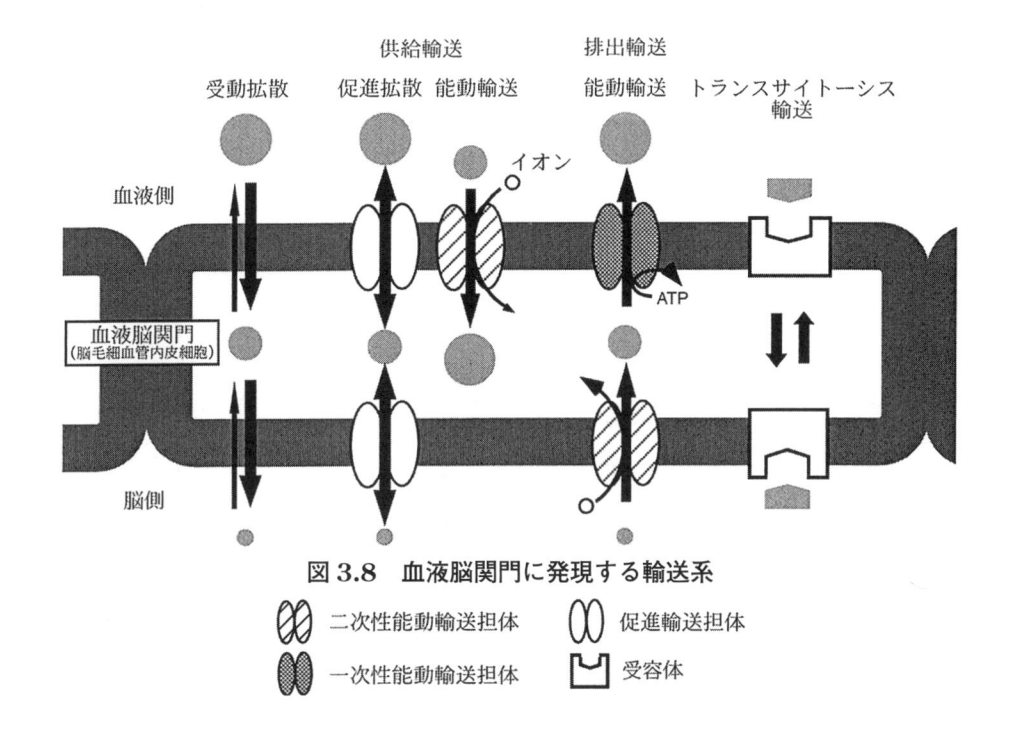

図 3.8　血液脳関門に発現する輸送系

る（図 3.8）．

　薬物が BBB を透過して脳内に移行するためには，脳毛細血管内皮細胞の細胞膜を透過する必要がある．そのため，受動拡散の場合，その透過速度は薬物の脂溶性と分子量に依存する．図 3.9 A で示すように，受動拡散で BBB を透過すると考えられる薬物の透過速度（P・SA (mL/min・g brain)）とオクタノール-水分配係数(K)および分子量(MW)との間には以下のような関係式が得られている．

$$\log(\mathrm{P \cdot SA}) = -0.70 + 0.45 \log(\mathrm{K/MW}^{1/2}) \tag{3.1}$$

この式から薬物の脂溶性が高いほど，また，分子量が小さいほど，受動拡散による脳への移行速度は大きいということが示される．

　一方で，図 3.9 B に示すように，式 (3.1) の直線に乗らない物質も多く存在する．直線の上に分布するグルコースやアミノ酸類は，水溶性の物質であるにもかかわらず循環血液から脳への移行性が大きい．BBB には，種々の栄養物質の輸送系が脳への供給機構として存在する．例えば，血液中のグルコースを運ぶヘキソース輸送系として GLUT1（SLC2A1）が発現している．GLUT1 は脳毛細血管内皮細胞の血液側および脳側の細胞膜に発現し，促進輸送系としてグルコースを循環血液中から脳内に輸送している（図 3.8）．同様にエネルギー源となる乳酸は，BBB に存在するモノカルボン酸輸送系 MCT1（SLC16A1）によって供給される．MCT1 はプロトンの勾配を利用して乳酸を輸送する二次性能動輸送系である．BBB にはアミノ酸輸送系も存在するが，一部の薬物は，この輸送系によって脳内へ分布する．BBB に大きな中性アミノ酸（ロイシン，バリン，イソロイシン，フェニルアラニン，チロシン，トリプトファン）を Na$^+$ 非依存

A：受動拡散

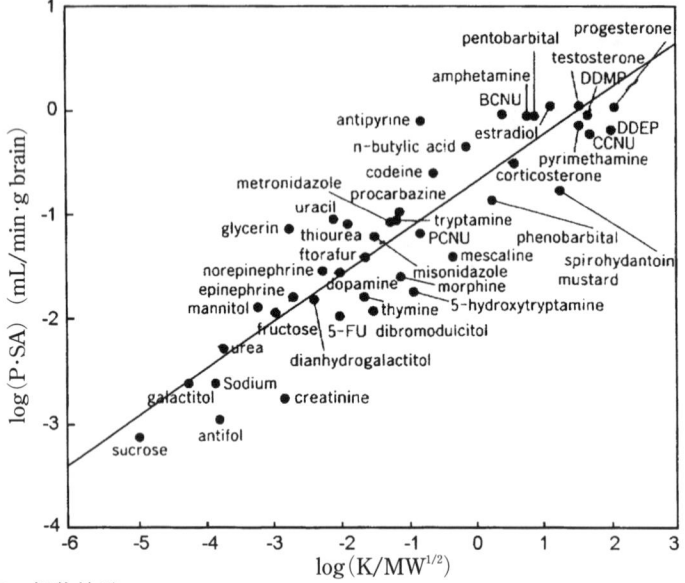

B：担体輸送

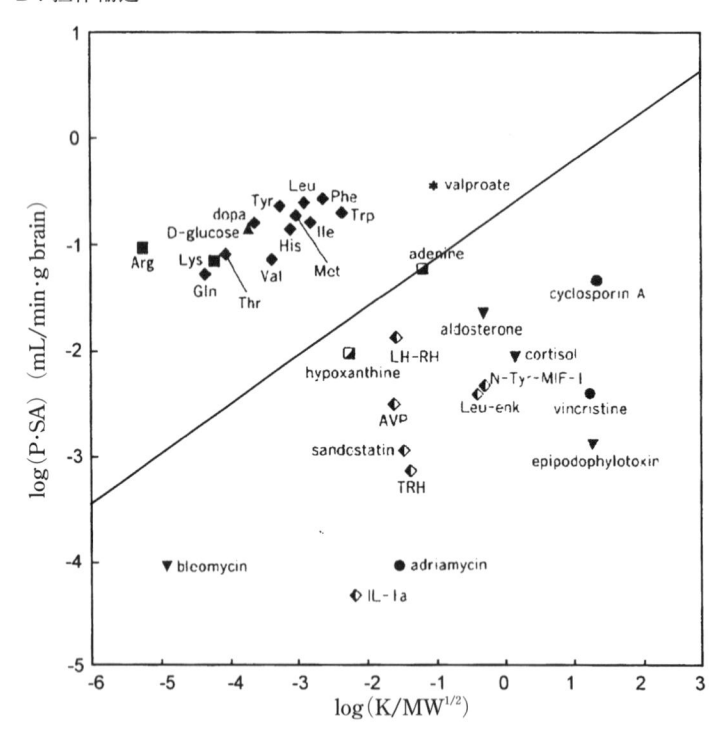

図 3.9 化合物の血液脳関門透過速度（P・SA）とオクタノール-水分配係数/（分子量）$^{1/2}$ の関係
（寺崎哲也，掛江敦之，杉山雄一：カレントテラピー **12**, 2148, 1994 より引用）

的に輸送するLシステム輸送系が存在する．パーキンソン症候群治療薬 L-DOPA（L-dihydroxyphenylalanine）は，この輸送系によって脳内に移行するために，図 3.9 B で示すように BBB の透過性が高い．L-DOPA は BBB を透過した後に，脳内で速やかにドパミンとなり，作用を発揮する．一方で，ドパミン自体は BBB を透過しないため，前駆体である L-DOPA を投与する必要がある．筋弛緩薬バクロフェン baclofen や抗腫瘍薬メルファラン melphalan も，同じアミノ酸輸送系によって脳内に移行する．

式 (3.1) の直線の下に分布する薬物は，血液脳関門を透過した後に，より速い速度で脳から循環血液中にくみ出されているために，脳への移行性が見かけ上低いと考えられている（図 3.9 B）．BBB に発現する P-糖タンパク質（MDR1，ABCB1）は薬物を循環血液中にくみ出す排出輸送系として働いている（図 3.8）．ビンブラスチン vinblastine やシクロスポリン cyclosporin は，この P-糖タンパク質によって脳から血液中にくみ出されてしまうために脳への移行性が低い．血液脳関門で機能する P-糖タンパク質のマウスの分子実体である multidrug resistance protein（mdr）1a の遺伝子欠損マウスでは，P-糖タンパク質の基質である cyclosporin と vinblastine の脳内対血漿中濃度比は，野生型と比較してそれぞれ 12 倍，11 倍に上昇する（表 3.1）．このことは，薬物の脳内分布に対する血液脳関門の P-糖タンパク質の寄与が大きいことを示している．P-糖タンパク質は，前述したように図 2.8 に示す 12 回膜貫通型の膜タンパク質であり，2 つの ATP 結合部位 ATP binding cassette（ABC）をもつ ABC トランスポーターである．P-糖タンパク質は，腫瘍細胞に発現し，ドキソルビシン doxorubicin などの抗腫瘍薬を細胞外へ排出することによって抗腫瘍薬に対する耐性を獲得させる多剤耐性遺伝子として同定された．BBB 以外にも小腸，肝臓や腎臓にも発現しており，同様に排出輸送系として機能していると考えられている．BBB には ABC トランスポーターに属する multidrug resistance-associated

表 3.1 mdr1a ノックアウトマウスにおける薬物の脳内移行性の上昇

組織	比率（mdr1a ノックアウト/野生型）		
	血漿中濃度	脳内濃度	K_P 値
Ivermectine	3.3	87.3	26.5
Digoxin	1.9	35.3	18.6
Cyclosporin A	1.4	17.0	12.1
Vinblastine	2.0	22.4	11.2
Loperamide	2.0	13.5	6.8
Ondansetron	1.0	4.0	4.0
Dexamethasone	1.0	2.5	2.5
Morphine	1.1	1.7	1.5

マウス P-糖タンパク質の分子実体である mdr1a 遺伝子を欠損したマウス（ノックアウトマウス）において，脳内対血漿中薬物濃度比が野生型と比較して上昇する．
(Schinkel AH et al.: Cell. 20, 491-502, 1994 ; Schinkel AH et al.: J. Clin. Invest. 96, 1698-1705, 1995 ; Schinkel AH et al.: J. Clin. Invest. 97 : 2517-2524, 1996 より引用)

protein 1 (MRP1, ABCC1) も発現しており，P-糖タンパク質と同様に排出輸送系として機能していると考えられている．

脳毛細血管内皮細胞には，トランスフェリン transferrin などに対する受容体が発現しており，トランスサイトーシス機構で循環血液中のこれらのペプチドを脳内に輸送する機構を有している（図3.8）．担体輸送と比較してトランスサイトーシスによる BBB を介した輸送は，比較的大きなペプチドやタンパク質を脳内に移行できる特徴をもつ．

中枢の一部には，有窓性の毛細血管を含み BBB を形成していない部位が存在する．このような領域は脳室周囲器官と呼ばれ，脳弓下器官，終板血管器官，正中隆起，神経性下垂体，松果体，高連下器官，最後野が含まれる．これらの器官の多くは，循環血液中の末梢の液性情報を感知しているのではないかと考えられている．

2）血液脳脊髄液関門（BCSFB）を介した薬物の脳脊髄液への移行

図 3.11 に示すように BCSFB の実体は，脈絡叢 choroid plexus の上皮細胞である．脈絡叢は，

▶▶▶ Topics

BBB の排出輸送の生理機能

BBB の排出輸送は，循環血液中からの薬物の脳への移行を制限しているだけではなく，脳内で産生された代謝物等を循環血液中に排出する役割も果たしている．神経伝達物質はシナプスから放出された後，再取込と代謝の 2 つの消失経路をたどる．代謝を受けた神経伝達物質は，脳内での蓄積を防ぐために循環血液中に排出される必要がある．ドパミンの代謝物であるホモバニリン酸やセロトニンの代謝物である 5-ヒドロキシインドール酢酸は，BBB 上の有機アニオン排出輸送系によって脳内から循環血液中に排出され，その後，腎臓において尿に排出される．有機アニオン輸送系として，BBB では organic anion transporter 3（OAT3，SLC22A8）や organic anion transporting polypeptide 2（oatp2）が発現している．

▶▶▶ Topics

中枢への遺伝子治療に向けた高分子薬剤の開発

遺伝子を用いた治療は，新たな治療法として中枢においても注目されている．しかし DNA 等の高分子は BBB が大きな障壁となる．そこで，現在，受容体を介したトランスサイトーシスによる高分子の脳への送達が試みられている．図 3.10 に示すようにトランスフェリン受容体に対するモノクローナル抗体を結合させたポリエチレングリコール化イムノリポソーム中に遺伝子（プラスミド DNA）を封入する．このイムノリポソームの静脈投与を行うと，単にポリエチレングリコール化リポソームに遺伝子を封入した際と比べて飛躍的に遺伝子が脳に移行し（図 3.10），さらに脳内での導入遺伝子の発現が確認された．これは，イムノリポソームの抗トランスフェリン受容体モノクローナル抗体が BBB 上のトランスフェリン受容体と結合し，イムノリポソームをトランスサイトーシスによって脳内に輸送したためである．

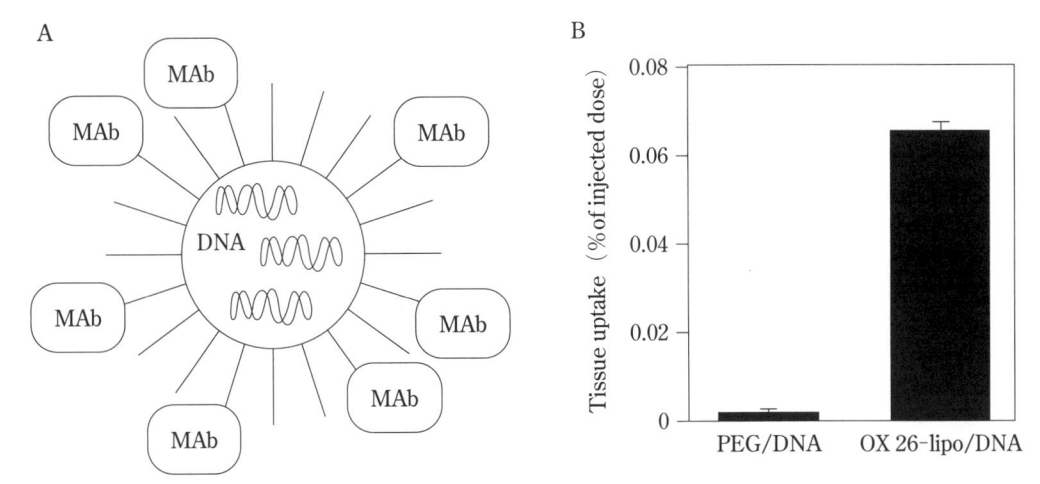

図3.10 イムノリポソームによる中枢への遺伝子の送達
A. DNAをトランスフェリン受容体に対するモノクローナル抗体（MAb；OX 26）を結合させたポリエチレングリコール化イムノリポソーム（OX 26-lipo/DNA）に封入する．OX 26は，トランスフェリン受容体のリガンド結合部位とは異なる細胞外部位に結合する．
B. ^{32}P標識プラスミドDNAを上記のイムノリポソーム（OX 26-lipo/DNA）と抗体を結合していないポリエチレングリコール化イムノリポソーム（PEG/DNA）に封入し，静脈投与を行う．120分後に脳内に移行したDNAを投与量との比率で表した．
（N. Shi and W.M. Pardridge : *Proc. Natl. Acad. Sci. USA.* **97** : 7567-7572, 2000 より引用）

側脳室，第3脳室，第4脳室の内腔に突出した組織であり，脳脊髄液の産生を行う．脈絡叢では，上皮細胞が毛細血管を包むように存在し，循環血液と脳脊髄液を隔てている．BBBとは異なり，脈絡叢内の毛細血管内皮細胞は有窓性であり，薬物は速やかに透過する．一方，上皮細胞同士が密着結合で連結し透過過程の律速段階としてBCSFBを形成している．BCSFBの表面積はBBBに比べ5000分の1と小さく，ラットでは2 cm^2，全量250 μLの脳脊髄液が流速2.9 μL/minで流れている．ヒトの脳脊髄液は140 mLで1日当たり4～5回入れ替えられている．正常時には，脳脊髄液中のタンパク濃度は非常に低く，脳脊髄液中薬物の大部分は非結合形である．脳脊髄液中薬物濃度は脈絡叢上皮細胞の細胞膜を介した経細胞的な透過速度と脳脊髄液の流速と脳実質組織への拡散速度によって決まる．ベンジルペニシリンなどのβ-ラクタム系抗生物質はBCSFBの有機アニオン交換輸送系によって脳脊髄液から循環血液方向に排出され，この輸送系に対する親和性が高い誘導体ほど脳脊髄液中濃度が低い．脈絡叢上皮細胞の脳脊髄液側の細胞膜上にはOAT3（SLC22A8）が発現し，ベンジルペニシリンの排出に関与していると考えられている．また，BBBに発現しているP-糖タンパク質やMRPも脈絡叢上皮細胞に発現し，BCSFBを介した薬物の輸送に関わっていると考えられている．

3.2.5 ▶▶ 胎児への移行

母体血から胎児血への薬物の移行は，胎盤において行われる．図3.12に胎盤の構造を示した．

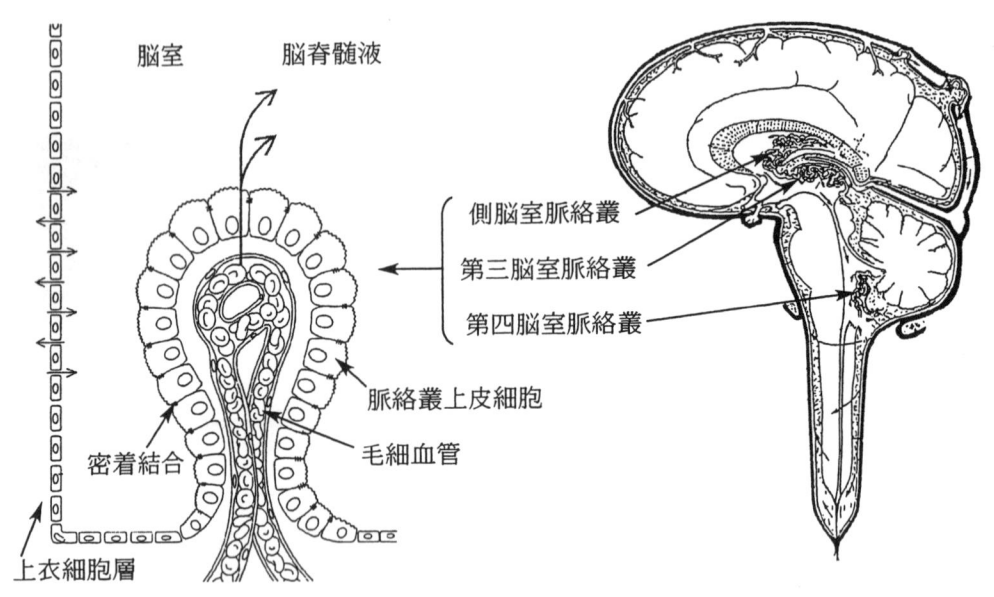

図 3.11　血液脳脊髄液関門の構造
(R. Spector and C.E. Jokanson : *Sci. Am.* 261, 48, 1989 を一部改変)

　胎盤の間腔は，子宮内膜動脈から流れ込む母体血で満たされており，その中にトロホブラスト層からなる絨毛が突出している．母体血液と接触できる絨毛全表面積は約 11 m^2 にも達する．この絨毛の間質中に胎児血が流れる絨毛内毛細血管が分布しており，薬物は母体血から絨毛表皮のシンシチオトロホブラスト，基底膜，絨毛間質から胎児毛細血管内皮細胞を経て胎児血へと移行する．シンシチオトロホブラストは，サイトトロホブラストが多核化した細胞であり，このような層構造が血液胎盤関門 blood-placenta barrier を構成し，薬物の透過を制限している．

　薬物の胎盤透過は，薬物の脂溶性に依存した受動拡散によって行われる．また，シンシチオトロホブラストには輸送系が存在し，母体からの栄養等の供給，胎児が産生した代謝物の排泄を行っている．胎児のエネルギー源であるグルコースは，胎児側のグルコース生成能が低いため母体側から供給される．グルコースは，立体選択的，さら Na$^+$ 非依存的に濃度勾配に従って胎盤を透過し胎児に供給される．この輸送系にはトロホブラストに発現する GLUT1 と GLUT3 (SLC2A3) が担っていると考えられている．

　生体内でアニオン型で存在する抗てんかん薬のバルプロ酸 valproic acid は，比較的胎盤透過性が高いことから，担体輸送によって母体側から胎児側へと積極的に分布していることが推察される．

3.2.6　▶▶　その他の関門組織

　これまで述べてきた脳，胎盤以外に精巣や網膜も同様に関門機構をもち，循環血液から組織へ

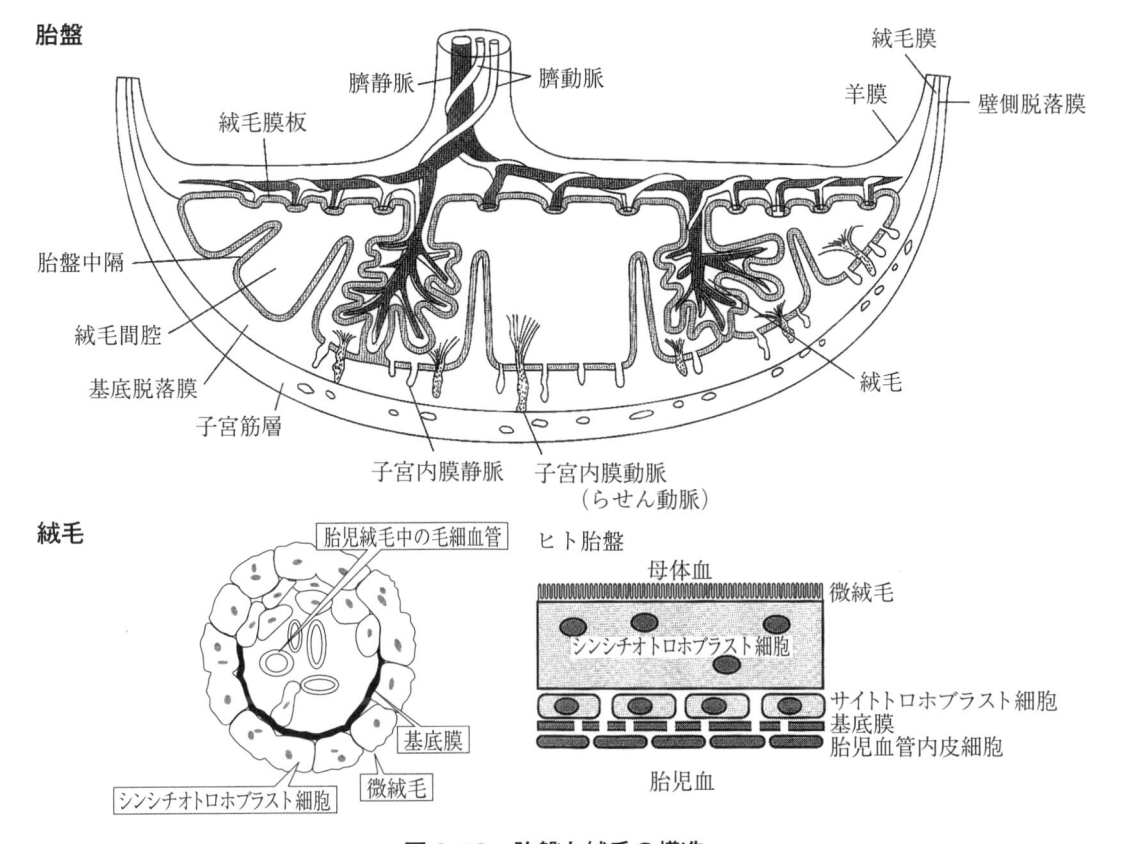

図 3.12 胎盤と絨毛の構造
(友田 豊ほか編：新産科学, p.36, 南山堂, 1999 より改変)

の薬物の分布が制限されている．精巣は，精細管周囲のセルトリ細胞が密着結合で連結し，血液精巣関門 blood-testis barrier を形成していると考えられている（図 3.13）．

網膜には 2 つの血液網膜関門 blood-retinal barrier（BRB）が存在する（図 3.14）．脈絡膜に分布する毛細血管は有窓型であり比較的自由に薬物は透過できる．しかし，脈絡膜から網膜への移行は網膜色素上皮細胞が密着結合によって形成する外側血液網膜関門 outer BRB によって制限されている．一方，網膜毛細血管内皮細胞は BBB と同様に密着結合で連結し，内側血液網膜関門 inner BRB を形成している．このため，網膜毛細血管から網膜への薬物移行についても制限されている．

これらの関門の薬物の透過性は，受動拡散による場合は，脂溶性や分子量によって規定される．一方で，輸送担体を発現し薬物の組織への分布に大きく影響していると考えられている．

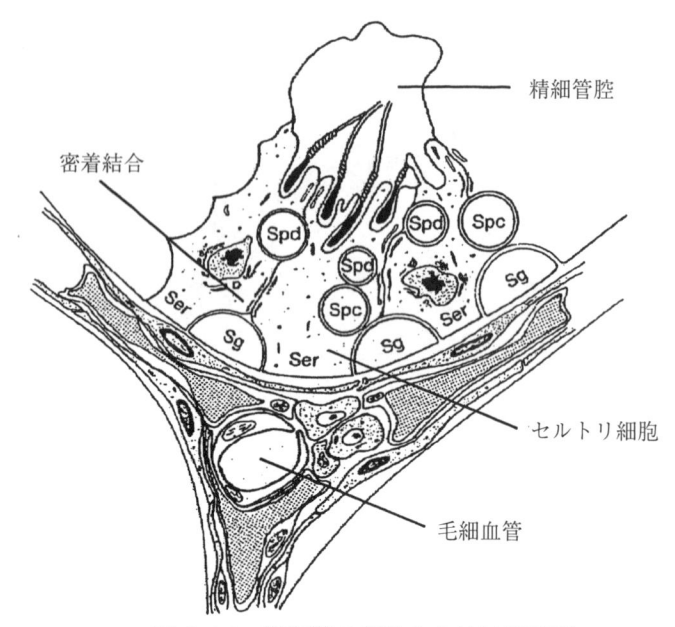

図 3.13 精細管の構造と血液精巣関門

(Burger *et al*.: Human semen and fertility regulation in men (E.S.E. Hafez ed.). Saint Louis, Mosby, 1976 より引用)

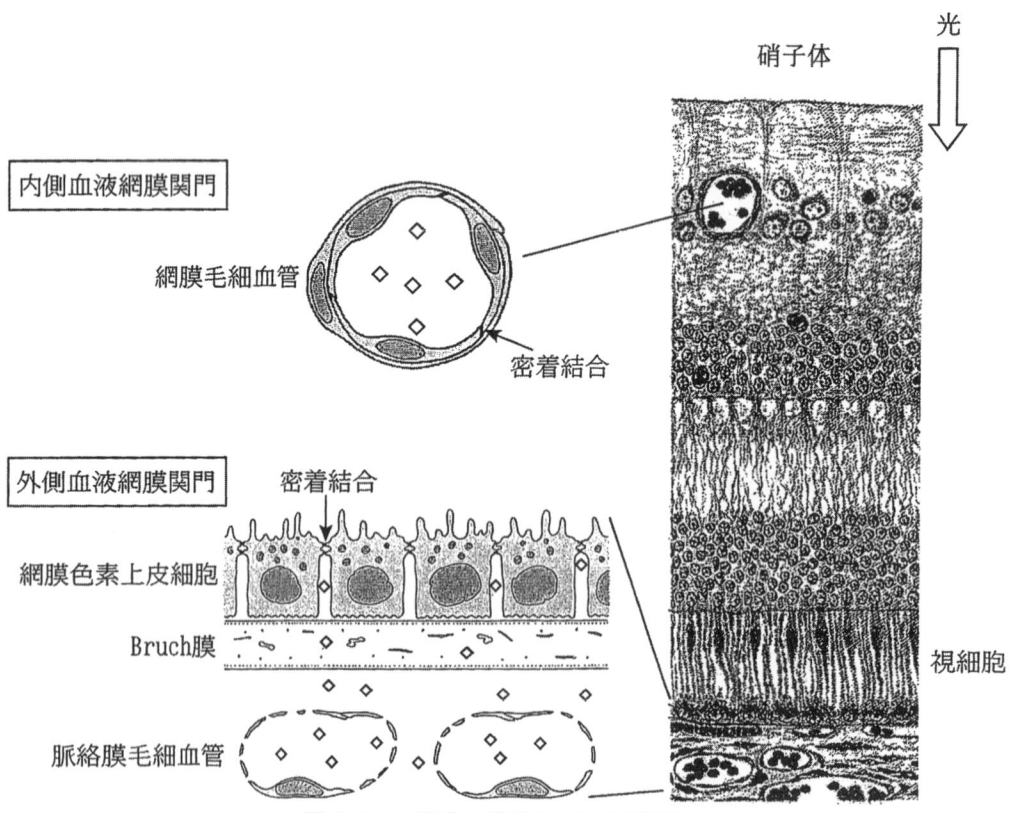

図 3.14 網膜の構造と血液網膜関門

(S.X. Zhang : An atlas of histology. Springer, New York, 1999 および河野剛也，三木徳彦，眼とバリアー（木下茂，石橋達郎編），MEDICAL REVIEW, p.125 から引用)

3.3 分布速度

薬物の組織分布は前述のように種々の支配要因によって影響される．複雑なこれらの過程を詳細に解析することは可能である．しかし，一般には「組織は十分な撹拌状態にあり，薬物は瞬間平衡が成立している」という"well-stirred"（完全撹拌）の仮定を立てることで分布過程を単純化して解析されている（第6章 生理学的モデル解析の項参照）．

組織中薬物濃度を C_T，組織流入血液中薬物濃度を C_{in}，組織流出血液中薬物濃度を C_{out}，組織体積を V_T，組織血流速度を Q_T，組織血液間分配係数を K_p（C_T/C_{out} と定義）とすると，図3.15より，非消失組織における薬物の分布速度を表す物質収支式として

$$V_T \frac{dC_T}{dt} = Q_T(C_{in} - C_{out})$$
$$= Q_T\left(C_{in} - \frac{C_T}{K_p}\right) \tag{3.2}$$

が得られる．式の取り扱いを簡略化するために，C_{in} が時間によって変化しない場合を考えると，両辺を V_T で除した

$$\frac{dC_T}{dt} = Q_T\left(\frac{C_{in}}{V_T}\right) - C_T\left(\frac{Q_T}{K_p \cdot V_T}\right) \tag{3.3}$$

を積分して，時間 t における組織中薬物濃度を記述する式

$$C_T(t) = K_p \cdot C_{in}\left(1 - \exp\left(-\left(\frac{Q_T}{K_p \cdot V_T}\right)t\right)\right)$$
$$= C_{T,ss}\left(1 - \exp\left(-\left(\frac{Q_T}{K_p \cdot V_T}\right)t\right)\right) \tag{3.4}$$

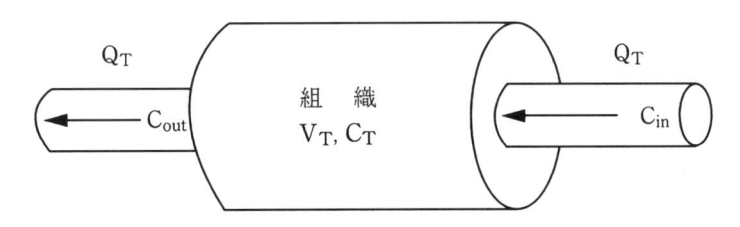

図 3.15 非消失組織における薬物の分布モデル

C_{in}，C_{out}，C_T はそれぞれ流入（動脈）血液中薬物濃度，流出（静脈）血液中薬物濃度，組織中薬物濃度を表し，V_T，Q_T はそれぞれ組織体積，組織血流速度を表す．薬物の組織への流入速度は C_{in}，Q_T の積で，組織からの流出速度は C_{out} と Q_T の積で，組織中薬物量は組織体積と組織中薬物濃度の積で表される．

（M. Rowland & T. N. Tozer : *Clinical Pharmacokinetics. Concepts and Applications.* 3rd ed., Williams & Wilkins, Pennsylvania, 1995 より一部改変して引用）

が得られる．$C_{T,ss}$ は $C_{in} = C_{out}$ となるときの組織中薬物濃度，すなわち定常状態の組織中薬物濃度を表す．

ここで，組織分布速度定数 k_T を組織中薬物量に対する薬物の組織流出速度の割合として定義すると

$$k_T = \frac{Q_T \cdot C_{out}}{V_T \cdot C_T} = \frac{Q_T}{K_p \cdot V_T} \tag{3.5}$$

が得られる．ここで k_T は動脈血液中薬物濃度が突然 0 になったときに，どれだけ速くその薬物が組織から消失するかを表している．したがって式 (3.4) は

$$C_T(t) = C_{T,ss}(1 - \exp(-k_T \cdot t)) \tag{3.6}$$

と表すことができる．式 (3.6) は定速静注開始後の血液中薬物濃度を記述する式と類似しており，薬物が各組織と分布平衡に達するまでの時間を評価することができる．分布平衡の 50 % に達するまでの時間 ($t_{1/2}$) は以下の式 (3.7) で表すことができる．

$$t_{1/2} = \frac{\ln 2}{k_T} = 0.693\left(\frac{K_p \cdot V_T}{Q_T}\right) \tag{3.7}$$

と表す．

表 3.2 に示したように，一般的に肝臓や腎臓などの組織重量当たりの血流量が大きい組織では分布平衡に速く到達し，筋肉，皮膚や脂肪組織などのように，組織重量当たりの血流量が小さい組織では分布平衡に遅く到達する傾向がみられる．しかし，式 (3.7) からわかるように，組織血液間分配係数 (K_p) も分布平衡までの時間を左右する重要な変動要因であり，組織重量当たりの血流量 (Q_T/V_T) が大きくて組織血液間分配係数 (K_p) が小さい組織では分布平衡に速く到

表 3.2 ヒト組織への血流量

組　織	組織重量の体重に対する割合，%	供給される血流量の心拍出量に対する割合，%	血流量 mL/100 g 組織/min
副腎	0.02	1	550
腎	0.4	24	450
甲状腺	0.04	2	400
肝	2		
肝動脈		5	20
門脈		20	75
門脈に流れ込む血管が分布する内臓	2	20	75
心臓（基礎量）	0.4	4	70
脳	2	15	55
皮膚	7	5	5
筋肉	40	15	3
結合組織	7	1	1
脂肪	15	2	1

(B. N. La Du *et al.* (eds)：*Fundamentals of Drug Metabolism and Drug Disposition*. The Williams & Willkins Co., Baltimore, 1971, p.58 より引用)

達する．一方，組織重量当たりの血流量（Q_T/V_T）が小さくて組織血液間分配係数（K_p）が大きい組織では分布平衡に遅く到達する．表3.2に示すように，組織重量当たりの血流速度は組織間で500倍も異なり，仮に薬物のK_p値がこれらの組織間で同じ値であったとしても，分布速度定数は500倍も異なることがわかる．薬物のK_p値は大きく異なっても組織で数十倍であるが，薬物間では同じ組織でも数百倍も異なることがわかる．

3.4 分布容積

　前述のように投与部位から循環血液中に到達した薬物は，血流によって種々の組織に運ばれて組織に「分布」する．この分布の程度を表す尺度が分布容積であり，「薬物がある血漿中濃度のときに，体内に残存する薬物量に等しい薬物量を含む血漿体積」を表す．例えば，ある容積の水に既知量の色素を溶かして色素の濃度を測定することで，「色素の量/色素の濃度」によって色素が溶けた水の容積が求められるのと同じ「希釈容積」の概念であり，解剖学的な体積とは必ずしも一致しない．アンチピリンやクレアチニンは血漿中や組織中でほとんど結合せず，細胞膜を透過することができる．この場合，その分布容積は図3.16で示す全体液量になる．またイヌリンは血漿中や組織中でほとんど結合せず，細胞膜を透過することもできない．この場合，イヌリンの分布容積は図3.16に示す細胞外液量になる．アンチピリンやクレアチニンやイヌリンは特殊な例であり，多くの薬物は組織でタンパク質などの生体成分に結合したり，担体輸送によって細胞内に濃縮されたりする．したがって，分布容積は図3.16に示すような，血漿量，細胞外液量，全体液量などの解剖学的な体積と必ずしも一致しない．

　図3.1に示したように，薬物によって分布容積は5,000倍も異なるが，その変動要因を明らかにするには分布容積の実態を知る必要がある．また，薬物の分布容積は，薬物，投与量，併用薬物，体重，病態，加齢などによって大きく変動することがある．

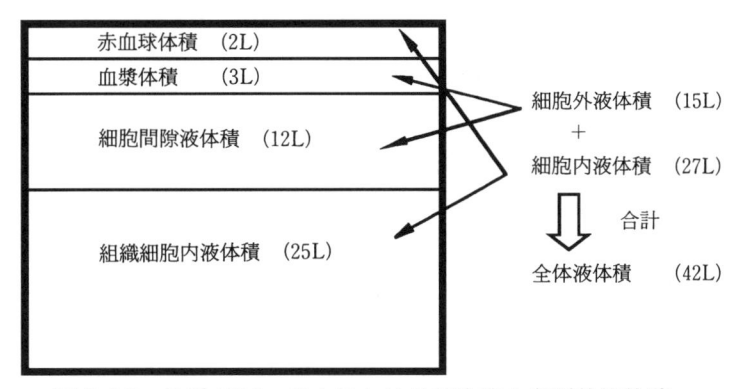

図3.16　体重70 kgの人における平均的な各種体液体積

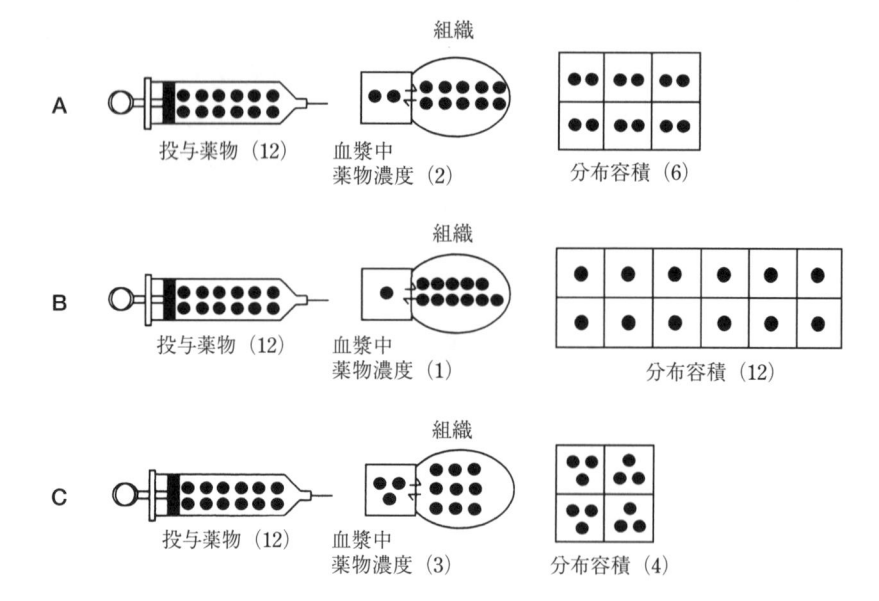

図3.17 薬物の分布容積と血漿中薬物濃度の関係
Aをコントロールとし，血漿中のタンパク非結合形分率（f_p）が増加した場合をB，血漿中のタンパク非結合形分率（f_p）が低下した場合をCとしたとき，Bでは，分布容積が大きくなって血漿中薬物濃度が低下する．逆に，Cでは分布容積は小さくなって血漿中薬物濃度は増加する．
（M. E. Winter : *Basic Clinical Pharmacokinetics.* Applied Ther. Inc. 1994 より引用）

分布容積は，体内総薬物量Aを血漿中薬物濃度C_pで除した

$$V = \frac{A}{C_p} \tag{3.8}$$

と定義される．図3.17は，異なる組織分布を示す3つの薬物をそれぞれ同じ量投与したときの，血漿中薬物濃度と分布容積の違いを比較したものである．組織に分布しやすい薬物ほど分布容積が大きくなる傾向がある．

分布容積は個々の組織分布過程の総和で表される．体内総薬物量Aは，各組織（i）中の薬物濃度（$C_{T,i}$）と組織体積（$V_{T,i}$）の積の総和で求められる．

$$V \cdot C_p = V_p \cdot C_p + \Sigma V_{T,i} \cdot C_{T,i} \tag{3.9}$$

両辺をC_pで除し，さらに，個々の組織（i）における見かけの組織濃度対血漿中薬物濃度比を$K_{p,app,i}$と定義したとき，

$$V = V_p + \Sigma (C_{T,i}/C_p) \cdot V_{T,i} \tag{3.10}$$
$$= V + \Sigma (K_{p,app,i} \cdot V_{T,i}) \tag{3.11}$$

とおくことができる．$K_{p,app}$は，さらに血漿中および組織中の非結合型と結合型の薬物濃度によって，下記のように変換することができる．

$$K_{p,app} = \frac{C_{T,f} + C_{T,b}}{C_{p,f} + C_{p,b}} \tag{3.12}$$

$$= \frac{C_{T,f}}{C_{p,f}} \cdot \frac{C_{T,f} + C_{T,b}}{C_{T,f}} \cdot \frac{C_{p,f}}{C_{p,f} + C_{p,b}} \tag{3.13}$$

$$= \frac{C_{T,f}}{C_{p,f}} \cdot \frac{f_p}{f_T} \tag{3.14}$$

ただし,添字の f, b は非結合型(遊離型),結合型薬物を表す.組織中の非結合型(遊離型)薬物濃度に対する血漿中非結合型薬物濃度比($C_{T,f}/C_{p,f} = q$)は,薬物の組織細胞膜透過機構によって値が異なる.促進輸送あるいは受動拡散で取り込まれるような場合,細胞内外に非結合型薬物間の濃度勾配はなく,$q = 1$ となる.この場合,式(3.10)と式(3.14)から,

$$V = V_p + \Sigma \left(\left(\frac{f_p}{f_{T,i}} \right) \cdot V_{T,i} \right) \tag{3.15}$$

と表される.図 3.17 では,図 3.17A を基準として,3.17B は血漿中タンパク非結合型分率(遊離型分率)(f_p)が大きい場合,3.17C は組織中非結合型分率(f_T)が大きい場合を表す.

能動輸送で細胞内に取り込まれる場合,q は 1 以上になり,脂溶性が低くて細胞膜透過速度の非常に小さい場合あるいは能動的に細胞からくみ出される場合は,q は 1 以下になり,分布容積は式(3.10)と式(3.14)から,

$$V = V_p + \Sigma \left(q_i \cdot \left(\frac{f_p}{f_{T,i}} \right) \cdot V_{T,i} \right) \tag{3.16}$$

と表される.ただし,組織(i)として全身循環血液成分の血球も含まれる.組織細胞膜を透過できない薬物の場合,V_T は細胞外液体積と血液体積の差に相当する.この式から分布容積 V は,血液成分との結合性,組織成分との結合性,細胞膜透過,および組織体積によって決まることがわかる.

ペニシリン penicillin,セファロスポリン cephalosporin など β-ラクタム抗生物質の分布容積は,体重当たりにして 0.3 L/kg と非常に小さい.これは,ペニシリンやセファロスポリンなどが組織細胞膜を透過できないので,$V_{T,i}$(この場合,細胞外液と血液体積の差)が小さいためである.一方,分布容積が 40 L/kg と大きいデスメチルイミプラミンは,組織細胞膜を透過するために $V_{T,i}$(この場合,全体液量と血液体積の差)は大きく,さらに組織中で強く結合するので,$f_{T,i}$ が非常に小さくなるためである.このように分布容積は薬物の性質によって大きく異なる.また,薬物の投与量を増やすことや併用薬物のタンパク結合追い出し効果によって f_p が増加する場合,分布容積は増加する.薬物によって組織細胞膜で担体輸送されるものがあるが,投与量の増加や併用薬物などによって輸送担体が飽和されたり阻害された場合,分布容積が減少する.さらに,加齢や病態など生体側の要因によって血漿中結合タンパク質が増加して f_p が小さくなった場合,分布容積は減少するが,逆に遊離脂肪酸やビリルビンなどのように,薬物のアルブミン結合を追い出す物質が増加して f_p が大きくなった場合,分布容積は増加する.

3.5 薬物のタンパク結合

生体内タンパク質は，大きく血漿タンパク質と組織タンパク質に分けられる．薬物のタンパク結合 protein binding は，分布を含めた薬物の体内動態および薬理作用に重要な影響を及ぼす．

3.5.1 血漿タンパク質

血液は，赤血球，白血球や血小板などの血球成分と血漿からなる．血漿中には血漿タンパク質が存在し，血漿タンパク質は血清タンパク質とフィブリノーゲン等の凝固タンパク質からなり，その大部分は血清タンパク質である．アルブミン albumin は，分子量69,000程度の血漿中で最も多く存在するタンパク質である．血漿タンパク質の50～60％を占め，その濃度は約4.5％である．浸透圧維持と栄養物の輸送を仲介することが，血清アルブミンの生体内での主な役割であると考えられている．薬物の多くはアルブミンと結合するが，特に酸性薬物がよく結合する．ヒト血清アルブミンには，表3.3に示すように，現在のところ，代表的薬物名を冠したワルファリンサイト（Site I），ジアゼパムサイト（Site II），ジギトキシンサイト（Site III）の3つに分類される結合部位が知られている．薬物が結合する場合には，このいずれかの結合部位と親和性を示すと考えられている．ただし，ジギトキシンサイト（Site III）には不明確な要素がある．同じ結合部位に結合する薬物間では結合阻害が起きやすい．

α_1-酸性糖タンパク質 α_1-acid glycoprotein（α_1-AGP）は，分子量約40,000のうち約45％を糖

表3.3 ヒト血漿アルブミン分子上の薬物結合サイト

Site I（ワルファリンサイト）	Site II（ジアゼパムサイト）	Site III（ジギトキシンサイト）
ワルファリン アザプロパゾン フロセミド アセノクマリン フェニルブタゾン オキシフェンブタゾン スルフィンピラゾン インドメタシン ジクマロール スルファジメトキシン スルファメチゾール クロルプロパミド トルブタミド	ベンゾジアゼピン類 エタクリン酸 フルルビプロフェン イブプロフェン フルフェナム酸 クロロフェノキシイソ酪酸 クロキサシリン ジクロキサシリン	ジギトキシン ジゴキシン アセチルジギトキシン

（粟津荘司，小泉保編，小田切優樹：最新生物薬剤学，第5章，南江堂，1991より引用）

部分が占めるタンパク質である．血漿中には 0.2〜0.4％しか存在しないが，急性炎症時には血漿中濃度は 5〜50 倍に増大する．生理的機能は十分には解明されていないが，免疫抑制作用を示すことが知られている．α_1-酸性糖タンパク質には，リドカイン，プロプラノロール，イミプラミン等の塩基性薬物が強く結合する．グロブリンは血漿中に約 3.5％存在し，コレステロール，脂溶性ビタミン，副腎皮質ホルモン等が結合する．

薬物のこれらのタンパク質との結合には，水素結合，疎水性相互作用，静電的相互作用のほかファン・デル・ワールス力が関与する．結合は一般に可逆的であり，結合平衡は瞬時に達する．また，表 3.4 に示すように，薬物によって血漿タンパク質との結合率は 100 倍以上も異なる．

表 3.4 薬物間の血漿タンパク非結合形分率の比較

リチウム	1.0	ジギトキシン	＜0.10
エトスクシミド	＞0.90	ジアゾキシド	0.09
ゲンタマイシン	＞0.90	プロプラノロール	0.07
ジゴキシン	0.73	トルブタミド	0.05 [a]
モルヒネ	0.65	アミトリプチリン	0.05
テオフィリン	0.50	ニフェジピン	0.03
フェノバルビタール	0.50	フロセミド	0.03
リドカイン	0.40	シクロスポリン	0.02
カルバマゼピン	0.25	クロルプロマジン	0.02
サリチル酸	0.15 [a]	ジアゼパム	0.02
キニジン	0.10	ワルファリン	0.01
バルプロ酸	0.10 [a]	フェニルブタゾン	0.01
クロルプロパミド	0.10	ナプロキセン	0.01
ベラパミル	0.10	フルルビプロフェン	＜0.01
フェニトイン	0.10		

a）非線形性を示す薬物
（N. Holford : Clinical Pharmacokinetics Drug Data Handbook. 3rd Ed., Adis International, 1998 より一部改変して引用）

3.5.2 ▶▶ 組織タンパク質

薬物とタンパク質の結合は，血液中のみではなく，組織中においても薬物はタンパク質，DNA，酸性リン脂質などと結合する．したがって，分布容積の節において述べたように，組織内での結合も薬物の分布に影響を及ぼす重要な要因である．

3.5.3 ▶▶ タンパク結合理論

薬物のタンパク結合は質量作用の法則に従う可逆反応である．タンパク 1 分子中に，n 個の薬物結合部位があるとき，タンパク質と薬物の結合は次式で表すことができる．ただし，タンパク質に存在する薬物の結合部位は 1 種類とする．

$$P_f + C_f \rightleftharpoons C_b \tag{3.17}$$

$$K = \frac{C_b}{P_f \cdot C_f} \tag{3.18}$$

P_f：タンパク分子上の薬物に占められていない結合部位の濃度

C_f：非結合形（遊離形）薬物の濃度

C_b：結合形薬物の濃度

K：結合定数

総タンパク濃度を P_t とすれば，P_f は次式で表される．

$$P_f = nP_t - C_b \tag{3.19}$$

タンパク質1分子当たりに結合している薬物分子数を r とすると

$$r = \frac{C_b}{P_t} \tag{3.20}$$

式（3.18），（3.19），（3.20）より，薬物のタンパク結合に関する基本式である Langmuir の式と呼ばれる式（3.21）が得られる．

$$r = \frac{nKC_f}{1 + KC_f} \tag{3.21}$$

薬物のタンパク結合のパラメータ，n と K を求めるには，種々の濃度 C_f においてタンパク質1分子当たりの薬物の結合数 r を求め，横軸に C_f，縦軸に r をとって図3.18のようにプロットする．これは，Langmuir プロットまたは直接プロットと呼ばれる．図3.18は，薬物のタンパク結合には飽和現象が存在することを示している．

薬物濃度が低いとき（$1 \gg KC_f$ のとき）には，式（3.21）は，

$$r \fallingdotseq nKC_f \tag{3.22}$$

となり，タンパク質1分子当たりの薬物の結合数 r は C_f に比例して増大する．一方，薬物濃度が高いとき（$1 \ll KC_f$ のとき）には，式（3.21）は，

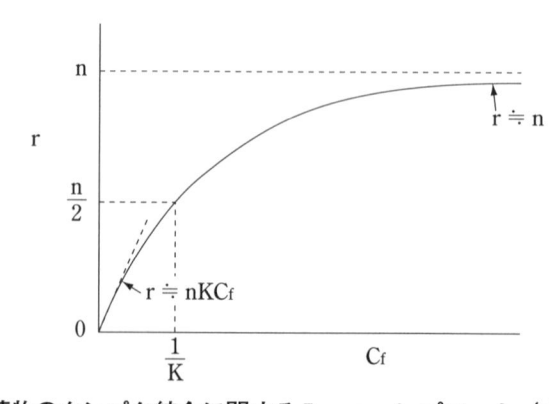

$$r \fallingdotseq n \tag{3.23}$$

図 3.18 薬物のタンパク結合に関する Langmuir プロット（直接プロット）

となり，rはタンパク1分子上に存在する薬物結合部位数 n に近づき，飽和する．また，薬物がタンパク質上の薬物結合部位の 1/2 に結合するときの C_f は 1/K に等しい．

しかしながら，Langmuir プロットによって n, K を求めることは容易ではない．一般には，Langmuir の式式（3.21）を直線式に変換し，それに基づいた下記の2つのプロット法によって n, K を求める．すなわち，第1の方法は，式（3.21）を Scatchard の式と呼ばれる式（3.24）に変形し，

$$\frac{r}{C_f} = nK - Kr \tag{3.24}$$

r/C_f を r に対して図 3.19 のようにプロットする．これは Scatchard プロットと呼ばれ，傾きと x 軸切片から K と n をそれぞれ求めることができる．

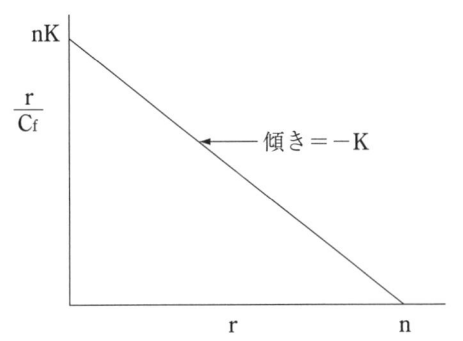

図 3.19　薬物のタンパク結合に関する Scatchard プロット

第2の方法は，式（3.21）を式（3.25）のように逆数式（Klotz の式）に変換し，

$$\frac{1}{r} = \frac{1}{nK} \cdot \frac{1}{C_f} + \frac{1}{n} \tag{3.25}$$

$1/r$ を $1/C_f$ に対して図 3.20 のようにプロットする．これは逆数プロット（Klotz プロット）と呼ばれ，x 軸切片，y 軸切片から K と n をそれぞれ求めることができる．

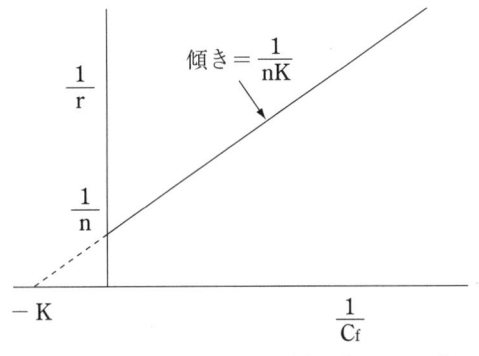

図 3.20　薬物のタンパク結合に関する逆数プロット（Klotz プロット）

また，タンパク上の薬物結合部位が1種ではなく，2種以上存在する場合も多く存在する．高親和性と低親和性の2種類の結合部位が存在する場合には，Scatchardプロットは曲線となり，

$$\frac{r_1}{C_f} = n_1K_1 - K_1r_1 \tag{3.26}$$

$$\frac{r_2}{C_f} = n_2K_2 - K_2r_2 \tag{3.27}$$

の結合定数および結合部位数が，それぞれ n_1, K_1 と n_2, K_2 の2種類の結合部位を想定して解析する．この場合，式（3.21）は

$$r = r_1 + r_2 = \frac{n_1K_1C_f}{1+K_1C_f} + \frac{n_2K_2C_f}{1+K_2C_f} \tag{3.28}$$

となる．

このようなタンパク結合の測定は，透析膜を用いた平衡透析法，限外ろ過法，ゲルろ過法，超遠心法によって行われる．図3.21に示す最も基本的な平衡透析法では，タンパク質を透過しない半透膜でできた袋の内にタンパク質溶液をいれる．最も基本的な平衡透析法では，タンパク質を透過しない半透膜でできた袋の内液中薬物濃度と外液中薬物濃度を測定する．前者は結合形濃度 C_b と非結合形濃度 C_f の総和 C_{tot} を，後者は非結合形濃度 C_f を表し，結合形濃度は内液中薬物濃度と外液中薬物濃度の差 $C_{tot} - C_f$ から求められる．

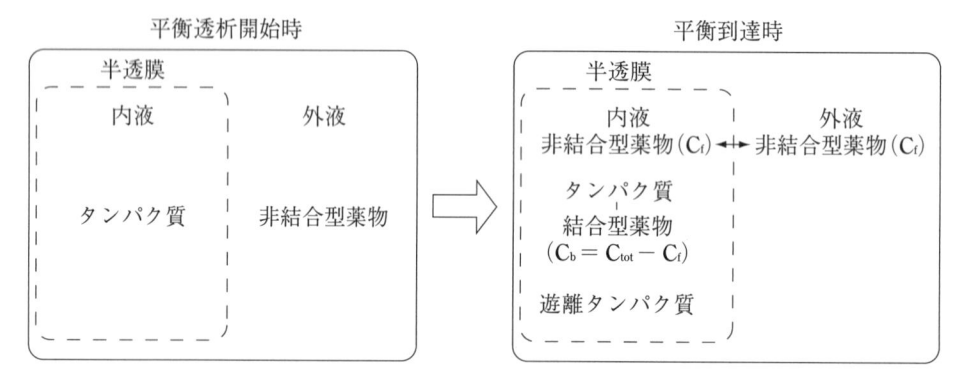

図3.21 平衡透析法の概要

3.5.4 ▶▶ タンパク結合の置換

表3.3に示すように，薬物はアルブミン分子上の限られた部位に結合する．そのため，アルブミンの同じ部位に異なる薬物が結合する場合が多く，競合的置換が起こることがある．図3.22にワルファリンのヒト血漿アルブミンへの結合に対するフェニルブタゾンの競合的阻害の例を示す．この場合の逆数プロットは，フェニルブタゾンの共存下では，x切片の絶対値が減少することから結合定数 K が小さくなること，y切片には変化がないことから結合部位数には変化がない

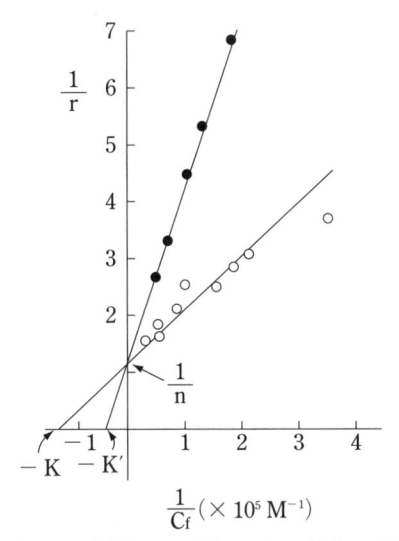

図 3.22 ワルファリンとヒト血漿アルブミンとの結合に及ぼすフェニルブタゾンの影響（競合的阻害の例）

C_f はワルファリンの非結合形濃度，r はアルブミン 1 分子当りに結合しているワルファリンの分子数を示す．○：コントロール；●：フェニルブタゾン（3.3×10^{-5} M）存在下
(H. M. Solomon and J. J. Schrogie : *Biochem. Pharmacol.* **16**, 1291, 1967 より引用)

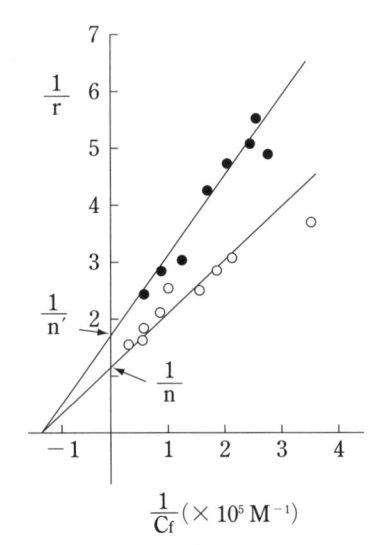

図 3.23 ワルファリンとヒト血漿アルブミンとの結合に及ぼすクロロフェノキシイソ酪酸の影響（非競合的阻害の例）

C_f はワルファリンの非結合形濃度，r はアルブミン 1 分子当りに結合しているワルファリンの分子数を示す．○：コントロール；●：クロロフェノキシイソ酪酸（1.3×10^{-4} M）存在下
(H. M. Solomon and J. J. Schrogie : *Biochem. Pharmacol.* **16**, 1291, 1967 より引用)

ことがわかる．

　一方，共存薬物による非競合的置換が起こることがある．図3.23にワルファリンの結合に対するクロロフェノキシイソ酪酸（高脂血症治療薬クロフィブラートの活性代謝物）の阻害の例を示すように，この場合の逆数プロットは，クロロフェノキシイソ酪酸の共存下では，x切片は変化しないので結合定数Kには変化がなく，y切片は増加することから結合部位数が減少することがわかる．

　タンパク結合の置換が起こると，血液中あるいは組織中での薬物の非結合形分率を増加させることとなり，薬物の組織分布に影響を与え，薬理作用にも影響を及ぼす場合がある．

（大槻純男・寺崎哲也）

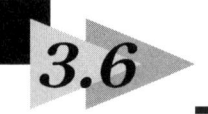

3.6 演習問題

問 3.1 薬物の分布に関する記述の正誤について，正しい組合せはどれか．

a 血液脳関門を介した薬物の脳移行性については，水溶性が高い薬物ほど，脳へ移行しやすい．
b 分子量5,000以上の薬物は皮下注射すると，分子量が大きいため血管内皮細胞の間隙を通過しにくく，一部はリンパ系へ移行する．
c 経口投与では，一般に薬物は血管系へ移行するが，脂溶性ビタミンのビタミンAなどはリンパ系に移行する．
d 薬物の組織結合が大きいほど分布容積は小さくなる．

	a	b	c	d
1	正	正	誤	誤
2	正	誤	正	誤
3	誤	正	誤	正
4	正	誤	誤	正
5	誤	正	正	誤

（90回国試）

問 3.2 薬物の組織移行に関する記述の正誤について，正しい組合せはどれか．

a 妊婦の母体と胎児の間には血液胎盤関門があるため，母胎に脂溶性の高い薬物を投与しても胎児に移行することはない．
b 血漿中のビンブラスチンは，血液脳関門にあるP-糖タンパクの働きで脳実質組織内へ能動輸送される．
c 分子量が5,000以上の薬物は，静脈内投与後，リンパ系へ選択的に移行する．
d プロプラノロールは，血漿タンパク非結合率が増加すると分布容積も増加する．

	a	b	c	d
1	正	誤	正	誤
2	誤	正	正	正
3	正	誤	誤	正
4	誤	誤	正	正
5	誤	誤	誤	正
6	正	正	誤	誤

（87回国試）

問 3.3

薬物の組織移行に関する記述のうち，正しいものの組合せはどれか．

a 循環血液中のレボドパ（L-DOPA）は，血液脳関門にあるアミノ酸輸送担体の働きで脳実質組織へ移行する．

b 母体中の循環血液中のワルファリンやデキサメサゾンは，母体と胎児の間に血液胎盤関門が存在するために，胎児の循環血液中へ移行しない．

c 循環血液中のジアゼパムは，血漿タンパク結合率が高いので乳汁中への移行性は低い．

d 脈絡叢の毛細血管内皮細胞は，密着結合で連結していることから，循環血液中のセフェム系抗生物質は脳脊髄液へ移行しない．

(86 回国試)

1　(a, b)　　2　(a, c)　　3　(a, d)
4　(b, c)　　5　(b, d)　　6　(c, d)

問 3.4

薬物のタンパク結合が Langmuir 型で表されるとき，次の記述の正誤について，正しい組合せはどれか．

a タンパク質が薬物分子に対して同じ親和性をもつとき，横軸に薬物の非結合形濃度の逆数，縦軸にタンパク質1分子当たりの結合形薬物分子数の逆数をとると右上がりの直線が得られ，縦軸との切片の逆数はタンパク質1分子当たりの薬物の結合部位数となる．

	a	b	c	d
1	正	正	正	誤
2	誤	正	誤	正
3	正	誤	誤	正
4	正	誤	誤	誤
5	誤	誤	正	正

b 結合定数が大きい薬物では，薬物濃度がある限度以上になると，血漿中の非結合形分率が急激に増大し，過度の薬効を発現する場合がある．

c タンパク結合における競合的阻害現象がある場合，阻害物質の存在で，当該薬物の見かけの結合定数が減少するが，タンパク質の結合部位の数には変化はない．

d フェニルブタゾンは，ワルファリンの血漿タンパク結合を非競合的に阻害する．

(91 回国試)

問 3.5

ある薬物のアルブミンに対する結合定数を，半透膜の袋を用いた平衡透析法により測定した．袋の内液中のアルブミン濃度を 2.4 mmol/L，外液中の薬物初濃度を 1.0 mmol/L とし，平衡状態に達した時の外液中の薬物濃度を測定したところ，0.3 mmol/L であった．薬物の結合定数 K（L/mmol）として最も近い値は次のどれか．ただし，アルブミン1分子当たりの薬物の結合部位数を1とする．また，内液及び外液の容積は同じで，薬物もアルブミンも容器や膜には吸着しないものとする．

| **1** | 0.05 | **2** | 0.1 | **3** | 0.3 |
| **4** | 0.5 | **5** | 0.7 | | |

(90回国試)

問 3.6 次の図は薬物のタンパク結合実験の結果をプロットしたものである．次の記述の正誤について，正しい組合せはどれか．ただし，図中の r は結合形薬物濃度/タンパク濃度の比を，C_f は非結合形薬物濃度を表す．

a　図1は，Scatchard プロットと呼ばれる．
b　図1から，この薬物のタンパクに対する結合部位数は1.0である．
c　図1から，この薬物のタンパクに対する結合定数は $10\ \mu M^{-1}$ である．
d　他の薬物により，タンパク結合の競合的な阻害があった時のプロットは図2の破線のようになる．

	a	b	c	d
1	正	誤	誤	誤
2	正	誤	正	誤
3	誤	正	誤	正
4	誤	誤	正	誤
5	正	正	誤	誤

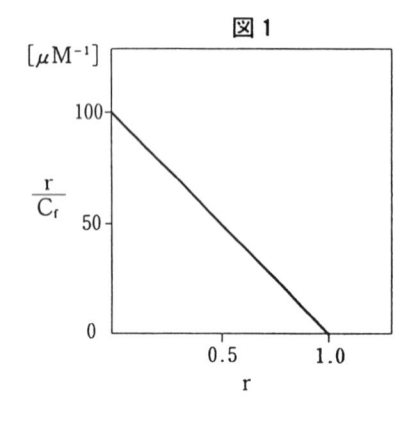

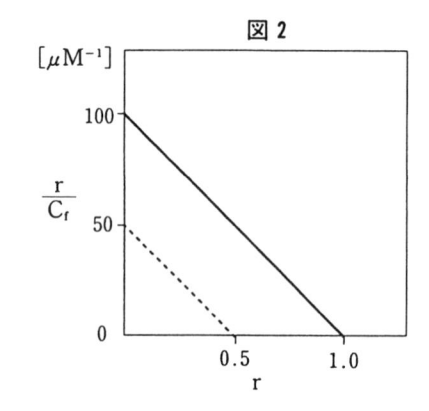

(84回国試)

even
4 薬物代謝

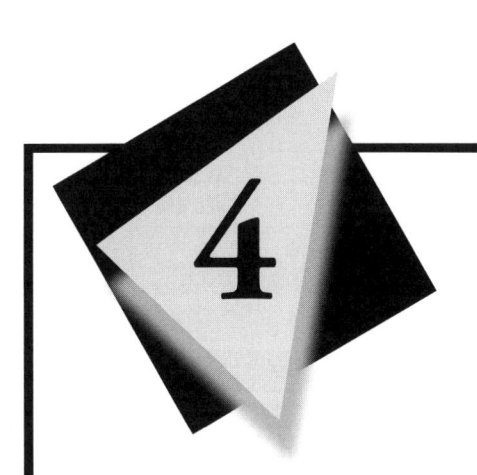

本章の到達目標

1. 薬物代謝様式とそれに関わる代表的な酵素を列挙できる.
2. シトクロム P450 の構造，性質，反応様式について説明できる.
3. 薬物の酸化反応について具体的な例を挙げて説明できる.
4. 薬物の還元，加水分解，抱合について具体的な例を挙げて説明できる.
5. 薬物代謝酵素の変動要因（阻害，誘導，加齢，SNPs など）について具体的な例を挙げて説明できる.
6. 薬物分子の体内での化学的変化とそれが起こる部位を列挙して説明できる.
7. 薬物代謝が薬効に及ぼす影響につい説明できる.

　薬物が生体内において酵素等によって化学変化を受けることを薬物代謝 drug metabolism という．薬物代謝に関与する酵素群が主として肝臓に局在することは古くから知られてきたが，近年になって消化管，腎，肺，あるいは皮膚にもこれら酵素が存在すること，特に経口投与後の薬物代謝において消化管の寄与は無視できないことも明らかになってきた．薬物代謝酵素は，細胞内のミクロソーム分画，可溶性分画およびミトコンドリア分画に存在し，脂溶性の高い（極性の低い）化合物を極性化する．薬物代謝の結果生成される化合物を代謝物 metabolite というが，これは原則として，元の化合物（未変化体，親化合物）に比べ，① 極性が増加し，② 薬理活性が減少し，③ 分子量が増加し，場合によっては ④ pKa が酸性に移行する．この結果，腎排泄（尿細管再吸収の低下）および肝排泄（極性と分子量）が増加し，体外への排泄が速まることになる．薬物代謝の様式は，酸化，還元，加水分解を行う第Ⅰ相反応，抱合を行う第Ⅱ相反応に大別され

表 4.1 薬物の代謝様式

	反　応	酵　素	細胞内局在性
第Ⅰ相反応	1. 酸化反応 　1) 側鎖アルキル基の酸化 　2) 芳香環の水酸化 　3) N-, S-酸化 　4) N-, O-, S-脱アルキル化 　5) 脱アミノ化 　6) 脱イオウ 　7) アルコールの酸化 　8) アルデヒドの酸化 2. 還元反応 　1) ニトロ基の還元 　2) アゾ基の還元 3. 加水分解 　1) エステル，アミド加水分解 　2) エポキシド加水分解	 P450 P450 P450, FMO P450 MAO P450 ADH ALDH NADPH-P450還元酵素 NADPH-P450還元酵素 エステラーゼ エポキシドヒドラーゼ	 ミクロソーム ミクロソーム ミクロソーム ミクロソーム ミトコンドリア ミクロソーム 細胞質 細胞質，ミクロソーム ミクロソーム ミクロソーム 細胞質，ミクロソーム 細胞質，ミクロソーム
第Ⅱ相反応	抱合反応 　1) グルクロン酸抱合 　2) 硫酸抱合 　3) アミノ酸抱合 　4) アセチル抱合 　5) メチル抱合 　6) グルタチオン抱合	 UDPグルクロン酸転移酵素 硫酸転移酵素 アシル転移酵素 N-アセチル転移酵素 メチル転移酵素 グルタチオン転移酵素	 ミクロソーム 細胞質 細胞質，ミトコンドリア 細胞質 細胞質 細胞質

るが，未変化体および代謝物のトランスポーターを介した排出機構を薬物代謝に含めて，第Ⅲ相反応という場合もある．これら代謝様式を表4.1に示した．第Ⅰ相反応は，具体的には元の化合物に水酸基（−OH），アミノ基（−NH$_2$），カルボキシル基（−COOH），スルフヒドリル基（−SH）などの官能基を導入したり，導出させたりする反応である．第Ⅱ相反応は，第Ⅰ相反応の結果生じたこれら特定の官能基に対する合成（抱合）反応であり，ヒトにおいては，グルクロン酸抱合，硫酸抱合，グリシン抱合，アセチル抱合，メチル抱合，グルタチオン抱合などが知られている．ただし，元の化合物に抱合反応の標的となる官能基がすでに存在すれば，第Ⅰ相反応を経ずに第Ⅱ相反応が起こることもある．第Ⅱ相反応の結果生じた代謝物は元の化合物に比べ極性が著しく増加することが多いので，薬物代謝の主反応ということができる．第Ⅲ相反応とは，薬物未変化体および第Ⅰ相，第Ⅱ相反応の結果生じた代謝物の排出輸送系全般を指す．これら第Ⅰ相，第Ⅱ相，第Ⅲ相反応のうち，一般に第Ⅰ相反応の速度が最も遅いため，これが薬物代謝全体の律速過程となることが多い．

4.1 代謝反応の様式

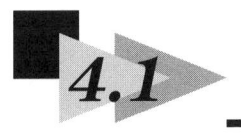

4.1.1 ▶▶▶ 第Ⅰ相反応 Phase I Reaction

1）酸化反応

　生体内において，脂溶性の高い化合物を酵素的に酸化，還元，加水分解する反応を第Ⅰ相反応という．このうち酸化反応を司る酵素としては，ミクロソーム分画に局在するシトクロム P450 cytochrome P450（P450，CYP）とフラビン含有モノオキシゲナーゼ（FMO），細胞質に局在するアルコール脱水素酵素（ADH）とアルデヒド脱水素酵素（ALDH），ミトコンドリア分画に局在するモノアミン酸化酵素（MAO）などが知られている．これらのうち，ミクロソーム分画中の酸化反応を触媒する酵素シトクロム P450 は，きわめて多くの医薬品の代謝に関与するため，とりわけ重要である．シトクロム P450 は主にミクロソーム内で分子状酸素を活性化し，酸素原子を基質である薬物に導入する酸化反応を触媒する．

2）シトクロム P450

　Klingenberg と Garfinkel は 1958 年，それぞれ別々に肝ミクロソーム画分を NADH や $Na_2S_2O_4$ などで還元し，CO を通気すると，450 nm に吸収極大をもつ色素 pigment が得られることを発見した．この後，佐藤と大村は 1962 年，この物質がシトクロム型のヘムタンパクであることを明らかにし，シトクロム P450 と命名した．大村はさらに 1965 年，シトクロム P450 が薬物代謝の中心的役割を演じている酵素であること明らかにした．以来シトクロム P450 に関する研究が続けられた結果，これはミクロソーム画分に局在する，約 500 個のアミノ酸からなる分子量約 50000 の膜結合性ヘムタンパクであることが明らかになっている．シトクロム P450 は，現在では単に P450 あるいはその頭文字をとって CYP と呼ばれているが，これは電子伝達系の末端酵素であり，基本的には NADPH と分子状酸素から，一原子酸素添加反応を触媒する薬物代謝酵素である．P450 の活性中心はプロトヘム（図 4.1）であり，鉄がもつ 6 つの配位座のうち，1～4 の配位座にはテトラピロール環の窒素が，第 5 配位座にはアポタンパク由来のチオレート（S）基が，第 6 配位座にはアポタンパク由来の酸素が配位している．

　哺乳動物の薬物代謝型 P450 酵素は，約 100 個の分子種が知られており，これらは図 4.2 に示したとおり，共通の祖先の，遺伝子の進化によって超遺伝子群（スーパーファミリー）を形成している．P450 のアミノ酸配列の相同性が 40 % を超える場合を群（ファミリー）といい，動物細胞では 1 群から 4 群（すなわち CYP1～CYP4）まで存在する．アミノ酸配列の相同性が 55 % を超えるものを亜群（サブファミリー）と呼び，これらはアルファベットで区別されている（例

図 4.1 プロトヘムの構造

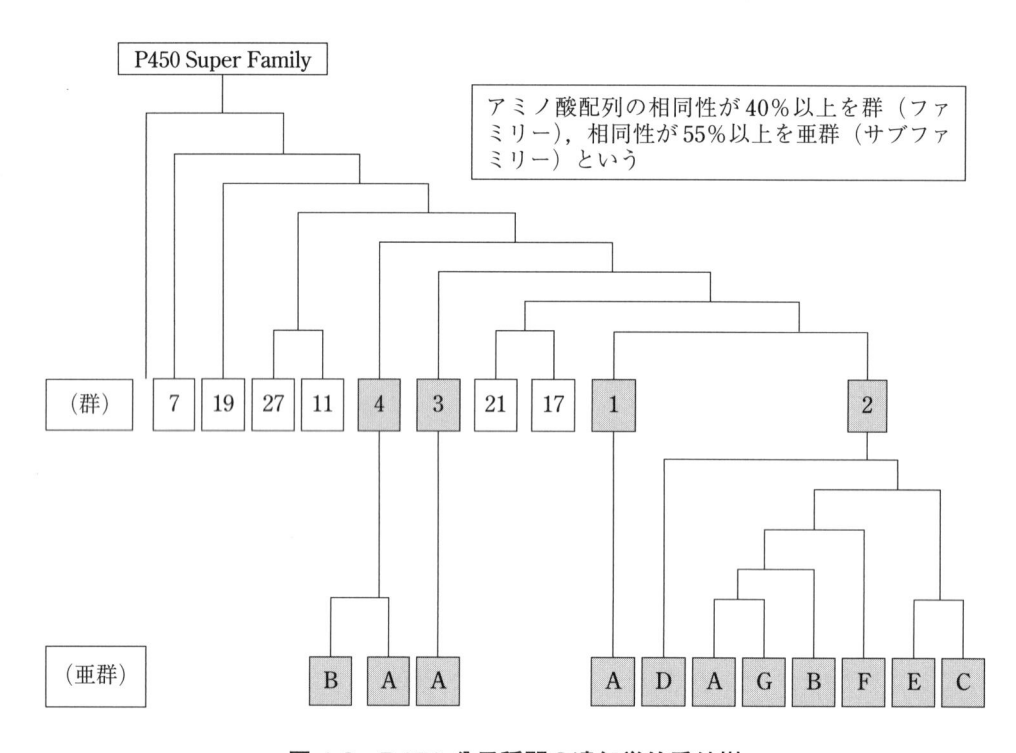

図 4.2 P450 分子種間の遺伝学的系統樹

えば CYP2A〜CYP2G). これらサブファミリーにはさらに特定の分子種（アイソフォーム）を区別するために数字をつけることになっている（例えば CYP2C9, CYP2C19 など). P450 酵素群は一般的には，基質特異性がきわめて低いという特徴を有するため，1 つの P450 分子種で，構造の異なる多くの薬物を基質とすることができる．このため，ヒトにおいては表 4.2 の分子種のうち, CYP1A2, CYP2C9, CYP2C19, CYP2D6, CYP3A4 の 5 つで, P450 による医薬品の代謝の 95% 以上が説明可能であるといわれている．P450 は種々の化学物質等によって容易にその活性が阻害されたり，誘導されたりするため，薬物治療にあたっては併用薬物や環境因子などに十分注意を払う必要がある．また，遺伝的に多型を示す P450 も数多く知られており，その結果

生じた酵素活性の低下した個体や欠失した個体（poor metabolizer：PM という）の存在が明らかにされつつある．すなわち PM を示す患者に安全域の狭い薬物を投与する場合，患者個々の酵素活性に適した投与計画の設定，いわゆる「テーラーメード医療」の必要性が指摘されている．

P450 による酸化反応は，図 4.3 に示したとおり，7 段階の反応によるサイクルを形成している．すなわち，① 基質となる薬物が酸化型 P450 と結合して，P450 複合体を形成する，② この複合体が NADPH 由来の電子伝達系から 1 個目の電子を受け取り，P450 ヘム鉄が還元される，③ 分子状酸素が還元型ヘム鉄の第 6 配位座に結合する，④ 2 個目の電子を NADH あるいは NADPH 電子伝達系から受け取る，⑤ その結果酸素分子が活性化され，⑥ 1 個の酸素原子は薬物に，1 個の酸素原子は水素と結合して水が生成され，⑦ 酸素添加された薬物を遊離して，元の酸化型 P450 に戻る．表 4.3 には，P450 が関与する薬物酸化反応の例を示したが，このように P450 はさまざまな化合物を基質として認識していることがわかる．表 4.2 には，ヒトにおける主な P450 分子種と，その基質となる医薬品の例を示した．同じ医薬品が同時に異なる P450 の基質と

表 4.2　ヒトにおける主な P450 とその基質となる医薬品

P450 分子種	医薬品
CYP1A1	ベンゾ [a] ピレン，7-エトキシクマリン
CYP1A2	テオフィリン，カフェイン，フェナセチン，プロプラノロール*，メキシレチン，タモキシフェン，オランザピン
CYP2A6	クマリン，ニコチン，メトキシフルラン，テガフール，パクリタキセル，バルプロ酸
CYP2B6	シクロホスファミド
CYP2C8	タキソール
CYP2C9	トルブタミド，フェニトイン，ワルファリン，ピロキシカム，テノキシカム，ジクロフェナク，ナプロキセン，イブプロフェン，メフェナム酸，スルファフェナゾール，トラセミド，ロサルタン
CYP2C19	オメプラゾール，ジアゼパム*，イミプラミン*，プログアニル，ヘキソバルビタール，メフェニトイン，メホバルビタール，アミトリプチリン*
CYP2D6	アミトリプチリン**，クロミプラミン，コデイン，デシプラミン，デキストロメトルファン，デブリソキン，エンカイニド，フレカイニド，フルフェナジン，イミプラミン**，メトプロロール，ノルトリプチリン，ペルフェナジン，プロパフェノン，プロプラノロール**，スパルテイン，チオリダジン，チモロール，ハロペリドール，クロザピン
CYP2E1	エチルアルコール，クロルゾキサゾン，イソフルラン
CYP3A4/5	ニフェジピン，コルチゾール，シクロスポリン，タクロリムス，エリスロマイシン，リドカイン，キニジン，ジルチアゼム**，ベラパミル，ゾニサミド，ジアゼパム，デスメチルジアゼパム**，タモキシフェン，アミオダロン，エトポシド，ミダゾラム，トリアゾラム，コカイン，ダプソン，テルフェナジン，カルバマゼピン，トリメタジオン，クラリスロマイシン，アミトリプチリン*，イミプラミン*，ロバスタチン，インジナビル，グラニセトロン

*脱アルキル化，**水酸化

なることも少なくない．図4.4に示したとおり，市販される医薬品がP450によって代謝される割合は，CYP3A4が最も大きく，次いでCYP2D6とCYP2C，CYP1A2の順である．しかし，ヒトの体内におけるP450分子種の存在割合は，図4.5に示したとおり，代謝への寄与とは必ずしも一致しない．

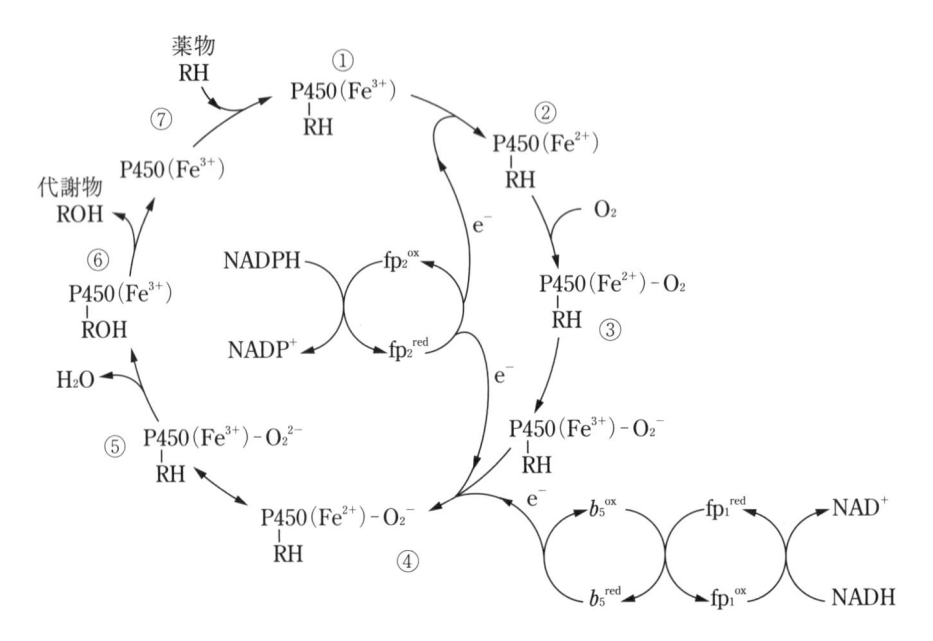

図4.3　P450による薬物の酸化機構
（林正弘，谷川原祐介編：生物薬剤学，p.97，南江堂（2001）より引用）

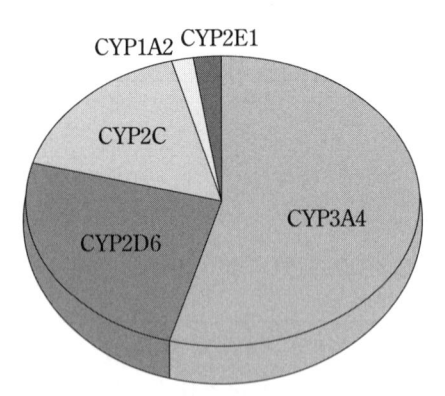

図4.4　P450分子種の薬物代謝への寄与の割合
（Bennet *et al.*, 1997より引用）

第4章 薬物代謝

表 4.3 P450 による酸化反応の例

1. 側鎖の水酸化	2. 芳香環の水酸化
pentobarbital → "pentobarbital alcohol"	acetanilid → p-hydroxyacetanilid
3. N-酸化	4. S-酸化
$(CH_3)_3N \xrightarrow{[O]} (CH_3)_3N=O$ trimethylamine → trimethylamine oxide	chlorpromazine → chlorpromazine sulfoxide
5. N-脱アルキル化	6. O-脱アルキル化
aminopyrine → 4-methylaminoantipyrine + HCHO	acetophenetidin → p-hydroxyacetanilid + CH_3CHO
7. S-脱アルキル化	8. 脱アミノ化
6-methyl thiopurine → 6-mercaptopurine + HCHO	amphetamine → phenylacetone + NH_3
9. 脱硫化	
parathion → paraoxon	

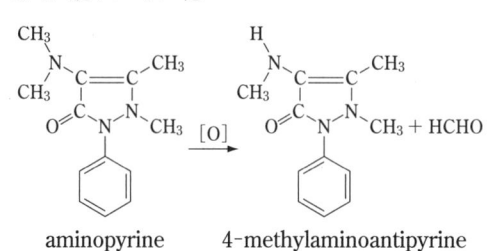

(LaDu *et al.*, 1971 より引用)

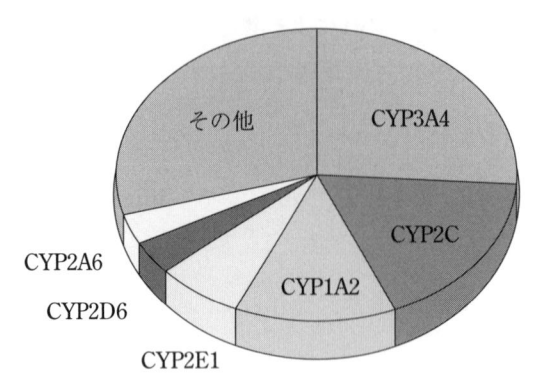

図4.5 ヒトにおける P450 分子種の存在割合
(Rendic *et al.*, 1997 より引用)

3) P450 以外による酸化反応

a) フラビン含有モノオキシゲナーゼ（FMO）による酸化

FMO は，ミクロソーム分画に局在するもう1つの酸化酵素である．NADPH を補酵素とする FAD 含有のフラビンタンパクである．肺，腎臓でも活性は認められるが，肝の活性が最も高い．求核性の窒素原子，硫黄原子の酸化に関与する．

$$RSR' \longrightarrow RSOR' \longrightarrow RSO_2R'$$

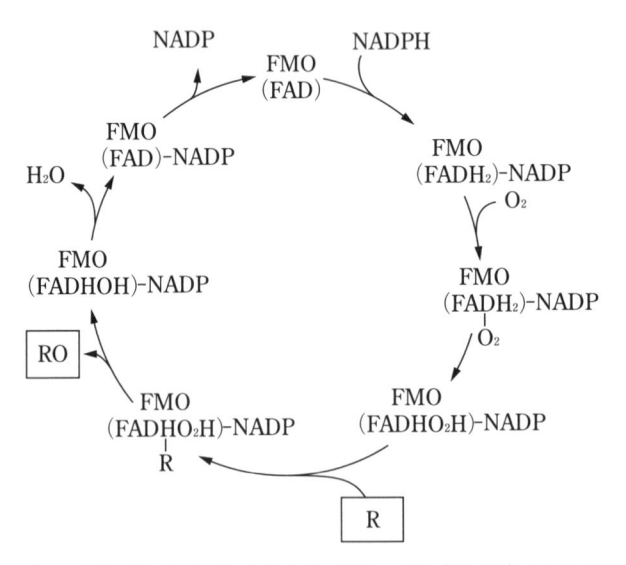

図4.6 フラビン含有モノオキシゲナーゼ（FMO）による酸化
（林正弘，谷川原祐介編：生物薬剤学, p.98, 南江堂（2001）より引用）

b) アルコール脱水素酵素 (ADH)

$$\text{p-nitrobenzyl alcohol} + \text{NAD}^+ \xrightarrow{[O]} \text{p-nitrobenzaldehyde} + \text{NADH} + \text{H}^+$$

c) アルデヒド脱水素酵素 (ALDH)

$$\text{RCHO} + \text{NAD(P)}^+ + \text{H}_2\text{O} \longrightarrow \text{RCOOH} + \text{NAD(P)H} + \text{H}^+$$

d) モノアミンオキシダーゼ (MAO)

$$\text{RCH}_2\text{NH}_2 + \text{H}_2\text{O} + \text{O}_2 \longrightarrow \text{RCHO} + \text{NH}_3 + \text{H}_2\text{O}_2$$

4) 還元反応

　生体内における医薬品の還元では，ニトロ基とアゾ基の還元反応が重要である．多くの還元反応はミクロソーム画分で行われ，一般に NADPH を必要とするが，P450 自体が関与する還元反応もある．このうち NADPH-P450 還元酵素は分子量約 75000，酸素による阻害を受けないが，P450 による還元反応は酸素による阻害を受けるという違いがある．ここに示したプロントジルは，第二次世界大戦以前から抗菌薬として用いられてきたが，この抗菌活性はアゾ基の還元によって生じたスルファニルアミドに由来することが後に明らかにされ，サルファ剤（スルホンアミド剤）開発の契機となった歴史的な意味がある．

a) NADPH-P450 還元酵素の関与する還元反応

chloramphenicol → "arylamine"

prontosil → sulfanilamide

b）その他の還元反応（alcohol dehydrogenase）

$$Cl_3C-\underset{OH}{\underset{|}{\overset{H}{\overset{|}{C}}}}-OH + NADH + H^+ \longrightarrow Cl_3C-\underset{H}{\underset{|}{\overset{H}{\overset{|}{C}}}}-OH + NAD^+ + H_2O$$

chloral hydrate　　　　　　　　　　　trichloroethanol

5）加水分解反応

　エステル，アミドの加水分解には，エステラーゼが関与する．エステラーゼは肝，消化管，肺などの臓器に限らず，血液中，皮膚，筋肉中などに普遍的に存在する酵素であり，その加水分解速度はエステルに関しては，かなり速い．このため，現在プロドラッグとして用いられている医薬品のほとんどが，このエステル加水分解反応を利用している．ここに示したプロカインは，それ自身抗不整脈作用を有するが，加水分解速度が速いため不整脈薬としては使用されない．これに対し，アミドの加水分解はエステルの加水分解に比べ遅いため，プロカインアミドが不整脈薬として用いられている．

procaine　$\xrightarrow{[+H_2O]}$　p-amino-benzoic acid ＋ diethylaminoethanol

4.1.2　▶▶▶　第Ⅱ相反応　Phase Ⅱ Reaction

　第Ⅱ相反応は，抱合反応 conjugation reaction ともいわれており，ヒトにおいては，グルクロン酸抱合，硫酸抱合，アセチル抱合，グリシン抱合（アミノ酸抱合），グルタチオン抱合，メチル抱合などがある．それぞれの反応には表4.4のとおり，特定の官能基（ハンドグリップ）がある．

1）グルクロン酸抱合

　グルクロン酸抱合は，生体内のグルコースが原料である UGP-α-D-グルクロン酸（UDPGA）と UDP-グルクロン酸転移酵素（UGT）によって，－OH，－COOH，－NH，－SH をもつ化合物に，グルクロン酸を結合させる反応である．－OH に対してのグルクロン酸抱合体をエーテル型グルクロナイド，－COOH に対してのグルクロン酸抱合体をエステル型グルクロナイド，－NH₂ に対してのグルクロン酸抱合体を N-グルクロナイド，－SH に対してのグルクロン酸抱合体を S-グルクロナイドという．グルクロン酸抱合体は，ネコを除くすべての哺乳類では最も普遍的な代謝物で，量的にも最も多い．グルクロン酸抱合の結果，極性が増加し（油水分配

第4章 薬物代謝

表4.4 第Ⅱ相反応

反応様式	ハンドグリップ官能基	基質となる薬物の例
グルクロン酸抱合	−OH, −COOH, −NH₂, −SH	ビリルビン, モルヒネ, フェニルブタゾン, アセトアミノフェン, メフェナム酸など
硫酸抱合	−OH, −NH₂	メチルドパ, ステロイド, アセトアミノフェンなど
アセチル抱合	−NH₂	イソニアジド, スルホンアミド類, ダプソン, クロナゼパムなど
グリシン抱合	−COOH	安息香酸, サリチル酸, コール酸, フェニル酢酸など
グルタチオン抱合	ニトロ, ハロゲン, 不飽和カルボニル化合物, エポキシドなど	ニトロブタン, ベンゼン, ウレタン, ブロモプロパン, 塩化ベンゼンなど
メチル抱合	−OH, −NH₂, −SH	イソプロテレノール, セロトニン, アンフェタミン, 6-メルカプトプリン, アザチオプリン, ヒスタミンなど

係数の低下），分子量が約200増加し，pKaが酸性に寄り（尿細管再吸収の低下），これらによって排泄が速まり，原則として薬理活性がなくなる．UGTには，UGT1, UGT2など複数の分子種が存在することが知られており，前者はフェノール性水酸基やビリルビンの，後者はステロイド化合物の抱合に関与している．肝細胞内で生成されたグルクロン酸抱合体は，毛細胆管膜に存在するトランスポーターMRP2によって，能動的に胆汁中に排出される．このようにして胆汁中から腸内に排泄されたグルクロン酸抱合体は，腸内細菌叢が産出するβグルクロニダーゼによってグルクロン酸が外れ，再び消化管から吸収されることがある（腸肝循環）．

2）硫酸抱合

硫酸抱合は，生体内の硫酸塩が活性化された3′-ホスホアデノシン-5′-ホスホ硫酸（活性硫酸：PAPS）と硫酸転移酵素によって，フェノール性水酸基やアルコール性水酸基をもつ化合物

に，硫酸を結合させる反応である．生体内の硫酸塩プールは量的に限られているため，反応が飽和しやすい．ヒトを含むほとんどの高等動物で抱合可能である（ブタ，魚類を除く）．フェノールやアルコールとの抱合を，エーテル硫酸抱合という．硫酸抱合体は未変化体に比べ，極性が増加し（油水分配係数の低下），pKaが酸性に寄り（尿細管再吸収の低下），これらによって排泄が速まる．

$$3'\text{-ホスホアデノシン-}5'\text{-ホスホ硫酸}$$
$$3', 5'\text{-ADP}$$

R-OH
R-NH$_2$

←硫酸転移酵素

R-OSO$_3$H
R-NHSO$_3$H

3）アセチル抱合

　アセチル抱合は，芳香族アミン類，ヒドラジン類，スルホンアミド類の代表的代謝物反応である．アセチルCoAを補酵素とし N-アセチル転移酵素（NAT）によって触媒される．これはミトコンドリア分画で行われ，NAT1とNAT2の2つの分子種が知られている．例えば p-アミノ安息香酸はNAT1，イソニアジド，プロカインアミド，ヒドララジンなどはNAT2によって代謝される．このうちNAT2には，後に述べるように遺伝的多型 genetic polymorphism があり，白人種では50％以上が欠損（slow acetylator）であるのに対し，日本人のslow acetylatorは10％程度である．

$$CH_3\text{-CO-S-CoA} + R\text{-NH}_2 \longrightarrow R\text{-NH-CO-CH}_3 + CoA\text{-SH}$$

4）アミノ酸抱合（グリシン抱合）

　アミノ酸抱合は，－COOHをもつ化合物に対し，ミトコンドリア分画に局在するアシルCoA合成酵素とアシル転移酵素によって，グリシンやグルタミンなどのアミノ酸を結合させる反応である．この反応は，薬物である基質自体がまず活性化されるのが特徴である．ヒトにおいてはアミノ酸としてグリシンが用いられるので，グリシン抱合とも呼ばれているが，先の硫酸抱合同様，飽和されやすい．

$$\text{R-COOH} + \text{ATP} \longrightarrow \text{R-CO-AMP} + \text{PP}$$
$$\text{R-CO-AMP} + \text{CoA-SH} \longrightarrow \text{R-CO-S-CoA} + \text{AMP}$$
$$\text{R-CO-S-CoA} + \text{R'-NH}_2 \longrightarrow \text{R-CONHR'} + \text{CoA-SH}$$

benzoic acid → hippuric acid

5) グルタチオン抱合

　細胞質に局在するグルタチオン S-転移酵素（GST）によって，求電子性の芳香族化合物，ハロゲン化合物，不飽和カルボニル化合物が基質となる．最終代謝物の名前から，メルカプツール酸合成ともいう．肝細胞内で生成されたグルタチオン抱合体は，毛細胆管膜に存在するトランスポーター MRP2 によって，能動的に胆汁中に排出されることが知られている．

グルタチオン（HSCH₂CHCNHCH₂COOH / NHCCH₂CH₂CHCOOH）

R-X → R-S-Cys-Gly → R-S-Cys-Gly (−Glu) → R-S-Cys (−Gly) → R-S-CH₂CHCOOH（NHCCH₃）メルカプツール酸抱合体

6) メチル抱合

　メチル化は，薬物代謝経路としては minor route であるが，多くの内因性物質のメチル化に関与している．メチル抱合の結果生ずる代謝物は，他の代謝とは異なり，極性が下がるので，未変化体よりも薬効が増加することがある（例：6-methylmercaptopurine, epinephrine）．メチル化は，S-adenosyl-L-methionine（活性メチオニン）を介して，メチル転移酵素によって行われる．メチル転移酵素には，カテコラミン-O-メチル転移酵素と，チオプリンメチル転移酵素（TPMT）があるがこれらにも，遺伝的多型が存在する．

生体内 O, N および S-メチル化反応

4.1.3 ▶▶ 第Ⅲ相反応　Phase Ⅲ Reaction

　肝実質細胞に移行した薬物未変化体および，肝実質細胞内で生成された代謝物は，胆汁中あるいは血液中に移行する．この過程を薬物代謝の第Ⅲ相反応と呼ぶことがある．このとき膜透過に関与するのが，表 4.5 に示した薬物排出トランスポーター群である．この薬物排出トランスポーターは，肝細胞胆管側膜あるいは胆管側膜上に発現しており，ABC トランスポーター（細胞内に ATP 結合領域をもつトランスポーター：ATP-binding cassette transporter family）と，SLC トランスポーター（solute-linked carrier transporter family）の 2 種類存在する．例えば MRP2（ABCC2）は ABC トランスポーターであり，グルクロン酸抱合体やグルタチオン抱合体を胆汁中に排出するのに重要な役割を演じている．これは本来ビリルビンのグルクロン酸抱合体排出のためのトランスポーターといわれており，MRP2 遺伝子欠損は高ビリルビン血症を引き起こし，Dubin-Johnson 症候群の病因となる．

表 4.5 ヒト肝臓に存在する主な薬物排出トランスポーター群

	主な発現臓器	代表的な基質
ABC トランスポーター		
P-gp, MDR1, ABCB1	小腸, 肝臓, 腎臓, 脳, 胎盤, 副腎, 精巣	ジゴキシン, フェキソフェナジン, インジナビル, ビンクリスチン, コルヒチン, トポテカン, パクリタキセル
MDR3, ABCB4	肝臓	ジゴキシン, パクリタキセル, ビンブラスチン
BSEP, ABCB11	肝臓	ビンブラスチン
MRP1, ABCC1	小腸, 肝臓, 腎臓, 脳	インジナビル, アデホビル
MRP2, CMOAT, ABCC2	小腸, 肝臓, 腎臓, 脳	インジナビル, シスプラチン
MRP3, CMOAT2, ABCC3	小腸, 肝臓, 腎臓, 胎盤, 副腎	エトポシド, メトトレキサート, テノポシド
MRP6, ABCC6	肝臓, 腎臓	シスプラチン, ダウノルビシン
BCRP, ABCG2	小腸, 肝臓, 胎盤, 乳腺	ダウノルビシン, ドキソルビシン, トポテカン, ロスバスタチン, スルファサラジン
SLC トランスポーター		
OATP1B1, OATP-C, OATP2, LST1	肝臓	リファンピシン, ロスバスタチン, メトトレキサート, プラバスタチン, チロキシン
OATP1B3, OATP8	肝臓	ジゴキシン, メトトレキサート, リファンピシン
OATP-B, OATP2B1	小腸, 肝臓, 腎臓, 脳	プラバスタチン
NTCP, SLC10A1	肝臓, 膵臓	ロスバスタチン
OCT1, SLC22A1	肝臓	アシクロビル, アマンタジン, デシプラミン, ガンシクロビル, メトホルミン
OCT3, SLC22A3	骨格筋, 肝臓, 胎盤, 腎臓, 心臓	シメチジン
OCTN2, SLC22A5	腎臓, 骨格筋, 精巣, 肺臓, 膵臓, 心臓, 小腸, 肝臓	ベラパミル, キニジエン
OAT2, SLC22A7	肝臓, 腎臓	ジドブジン

ABC : ATP-binding cassette transporter family, SLC : solute-linked carrier transporter family, MDR : multi-drug resistance, MRP : multi-drug resistance related protein, BSEP : bile salt export pump, BCRP : breast cancer resistance protein, OAT : organic anion transporter, OCT : organic cation transporter, NTCP : sodium taurocholate co-transporting polypeptide, CMOAT : canalicular multispecific organic anion transporter, LST : liver-specific organic anion transporter

(米国食品医薬品局 (FDA) : Drug Development and Drug Interactions : Table of Substrates, Inhibitors and Inducers (2006) より抜粋)

4.2 薬物代謝と相互作用

千葉は,「医薬品相互作用ハンドブック」に記載の256例の薬物相互作用を機構別に分類したが,その結果,最も多かったのが代謝部位で起こる相互作用（37％）であり,次いで薬力学（薬理学）的相互作用（35％）,以下吸収部位（7％）,排泄部位（7％）,分布部位（2％）の順であることを明らかにした（図4.7）.さらに,代謝部位での相互作用のうち96％はP450に関連した相互作用であること,またこれらP450に関した相互作用の内訳は,阻害が70％,誘導が23％であることを示した.このことは,P450を介した薬物相互作用が,臨床的にも頻繁に起こっていること,その結果,重篤な副作用・毒性作用が惹起される可能性があること,これらの相互作用は予測可能であることを示している.1993年に起こった「ソリブジン薬害事件」は,ソリブジン（ユースビル）とフルオロウラシル系薬物との相互作用（図4.8）によって短期間のうちに15名もの死亡事故を起こした,きわめて不幸な事件である.しかしながら後になって,この薬物相互作用は予測可能であり,死亡事故は回避可能であったことが明らかされた.このように,薬害事故に直結するような副作用・毒性作用のなかで,薬物代謝を介する相互作用の多くは今日では予測可能であるといってよい.したがって,医師,薬剤師をはじめとする医療従事者

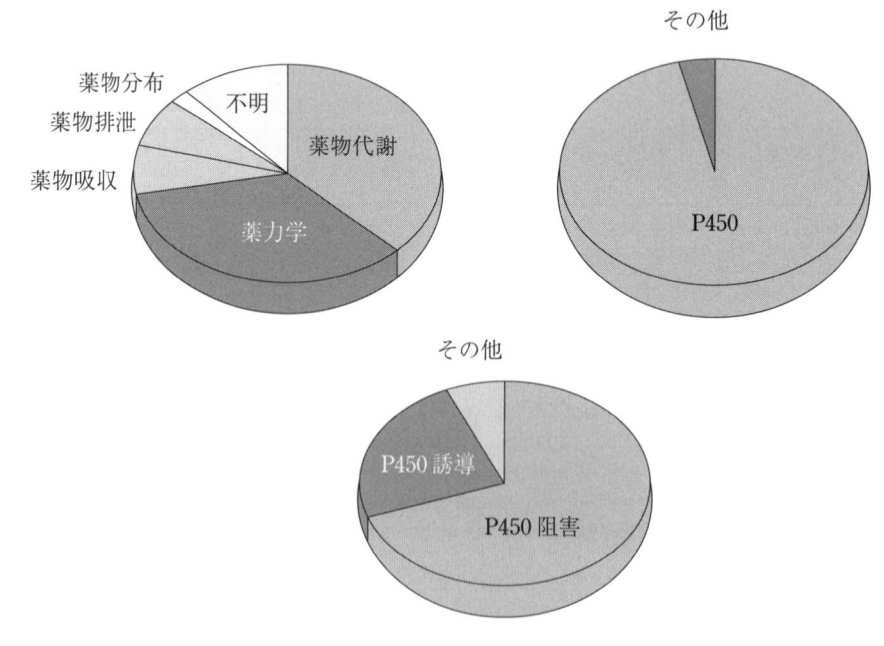

図4.7 薬物相互作用の分類
（千葉：ファルマシア **31**, 992-996（1995）より引用）

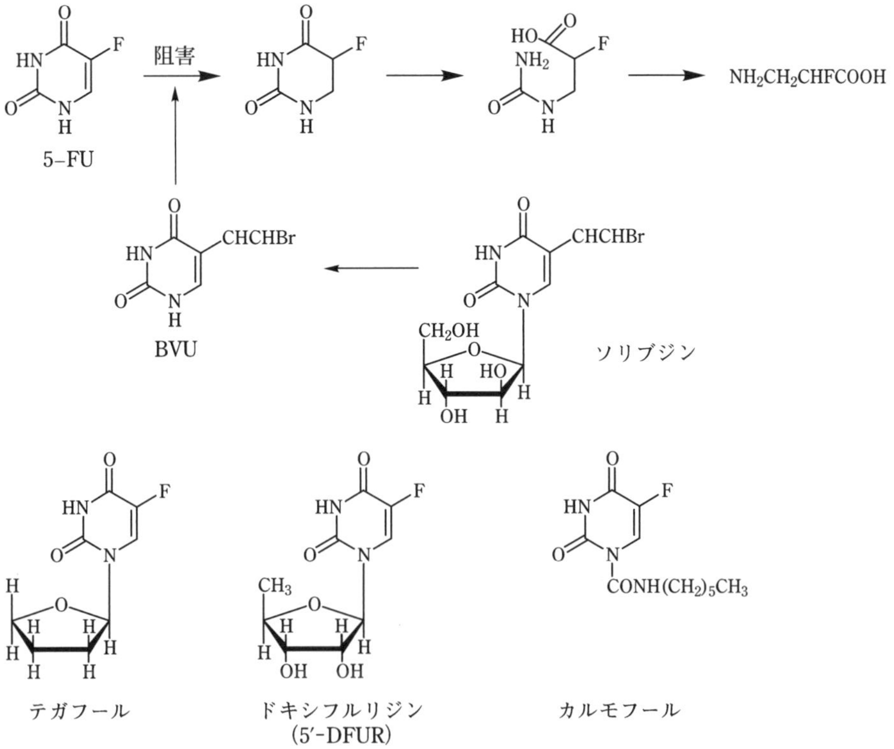

図 4.8　フルオロウラシルとソリブジンの相互作用

は，薬物代謝に関する相互作用を十分理解した上で，有害な相互作用をあらかじめ回避するための最善の努力をすることが求められている．

4.2.1　P450 の阻害による相互作用機構

P450 は，種々の医薬品との併用によって，阻害を受けることがある．例えば，表 4.2 において，同じ P450 分子種で代謝を受ける医薬品同士を併用すると，P450 への親和性が低いほうの薬物の代謝クリアランスが低下し，薬効が強く現れることがある．これらを含めて，表 4.6 には P450 分子種を阻害する医薬品の一覧を示した．これら阻害反応には，以下のような 5 つの機構が考えられている．

1）可逆的阻害（競合阻害）：同じ P450 分子種で代謝される薬物同士の併用による相互阻害

臨床的には，メトプロロールとプロパフェノン（CYP2D6），プロプラノロールとプロパフェノン（CYP2D6），チオリダジンとプロプラノロール（CYP2D6），オメプラゾールとジアゼパム（CYP2C19），トルブタミドとスルファフェナゾール（CYP2C9），シクロスポリンとジルチアゼ

表 4.6　P450 を阻害する医薬品などの一覧

P450 分子種	阻害薬
CYP1A2	ニューキノロン系抗生物質（エノキサシン，シプロフロキサシン，ノルフロキサシン），フラフィリン，フルボキサミン
CYP2A6	トラニールシプロミン，ピロカルピン，トリプタミン
CYP2C8	モンテルカスト，ケルセチン，トリメトプリム，ゲンフィブゾール，ロジグリタゾン，ピオグリタゾン
CYP2C9	スルファフェナゾール，フルコナゾール，フルボキサミン，アミオダロン
CYP2C19	チクロピジン，オメプラゾール，フルボキサミン
CYP2D6	キニジン，プロパフェノン，ハロペリドール，シメチジン，パロキセチン
CYP3A4/5	マクロライド系抗生物質（トロレアンドマイシン，エリスロマイシン，クラリスロマイシン，ジョサマイシン，ミデカマイシン），アゾール系抗真菌薬（ケトコナゾール，イトラコナゾール，ミコナゾール，フルコナゾール），ベラパミル，グレープフルーツジュース，シメチジン，エチニルエストラジオール，クロトリマゾール

ム（CYP3A4）などの組合せが重要である．これらの組合せでは，前者の薬物の代謝が後者の薬物によって阻害されることになる．この機構は，P450 のアポタンパク部分にある薬物結合部位を，併用薬物が競合的に阻害するためである．したがって，原因物質が体内から消失すると阻害も速やかに消失する．

2）不可逆的阻害：薬物の代謝物が P450 と複合体をつくることによる阻害

マクロライド系抗生物質（エリスロマイシン，トロレアンドマイシン，エリスロマイシン，クラリスロマイシン，ジョサマイシン，ミデカマイシンなど）は CYP3A4 で代謝されるが，この代謝物が，CYP の活性中心である鉄と複合体（ニトロソアルカン）をつくり，CYP を不可逆的

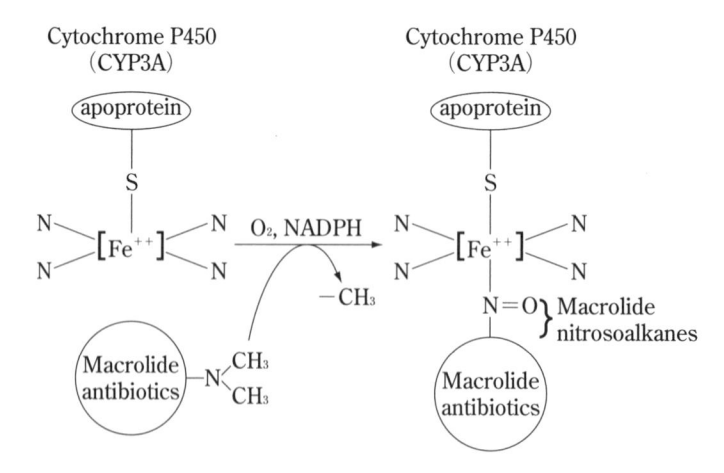

図 4.9　薬物の代謝物が P450 と複合体をつくることによる阻害
マクロライド系抗生物質による P450（CYP3A）の不活化の機構．
（千葉：ファルマシア **31**, 992-996（1995）より引用）

に失活させる（図4.9）．したがって，原因物質が体内から消失しても阻害は持続し，代謝機能の回復にはP450の新たな合成が必要となる．この阻害反応はCYP3A4に選択的で，マクロライド自身のほか，表4.2に示したCYP3A4で代謝される多くの医薬品の代謝を阻害するので注意が必要である．

3）半不可逆的阻害：薬物自体がP450のヘム部分へ配位することによる阻害

イミダゾール骨格をもつシメチジン，ケトコナゾール，ビホナゾール，トリアゾール骨格をもつイトラコナゾール，イソキノリン骨格をもつエリプチシン，ピリジン骨格をもつメチラポンなどは，P450のヘム鉄に可逆的に結合し，阻害作用を示す（図4.10）．したがって，原因物質が体内から消失すると，阻害も比較的速やかに消失する．この機構から考えると，すべてのP450に対して同等の阻害活性を示すはずであるが，シメチジンの場合ではCYP2D6とCYP3A4に選択的である．

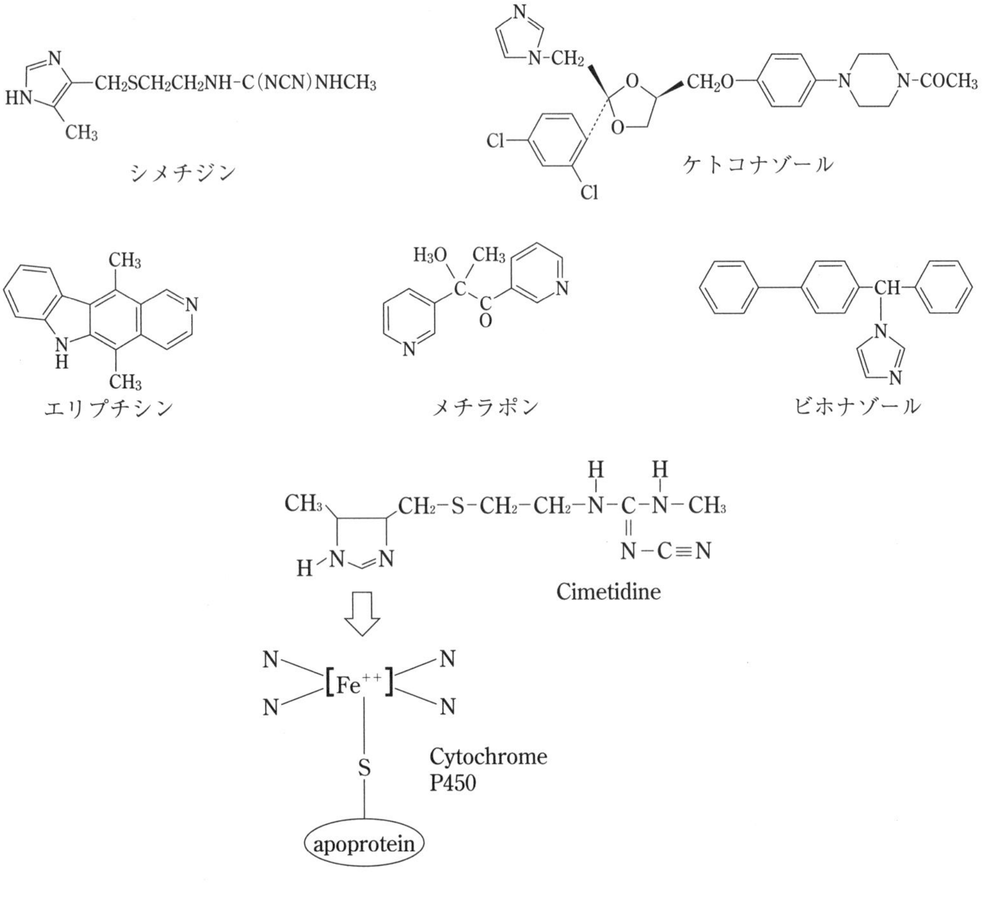

図4.10　薬物自体がP450のヘム部分へ配位することによる阻害
シメチジンによるP450阻害の機構．
（千葉：ファルマシア **31**, 992-996（1995）より引用）

4) ヘムのアルキル化による不可逆的阻害

2重結合や3重結合をもつ医薬品は，P450によってラジカル中間体に代謝され，ヘムをアルキル化することによって酵素を不活性化する．経口避妊薬エチニルエストラジオールによるP450の阻害がこれにあたる．

エチニルエストラジオール

5) 450のタンパク部分の修飾による不可逆的阻害

クロラムフェニコールは，P450の活性中心であるリジンをアシル化することによりP450を阻害する．2-エチニルナフタレンはCYP2B1で代謝されるが，これがP450のタンパク部分に共有結合することにより阻害する．またスピロノラクトンは直接P450のタンパク部分に共有結合することによって，CYP2CおよびCYP3Aを自殺的に不活性化する．したがって，原因物質が体内から消失しても阻害は持続し，この回復にはP450の新たな合成が必要となる．

表4.7は，各種医薬品のヒトCYPに対する阻害強度を分類したものである．ここで「強度の阻害薬」とは，基質となる薬物を投与後の血漿中濃度下面積（AUC）を5倍以上増加させるもので，「中度の阻害薬」とは，基質薬物投与後のAUCを2～5倍程度増加させるもの，「低度の

表4.7 各種医薬品のヒトCYPに対する阻害強度による分類

	強度の阻害薬	中度の阻害薬	低度の阻害薬
CYP3A	クラリスロマイシン，インジナビル，イトラコナゾール，ケトコナゾール，リトナビル，サキナビル	ジルチアゼム，エリスロマイシン，フルコナゾール，ベラパミル，グレープフルーツジュース	シメチジン
CYP1A2	フルボキサミン	シプロフロキサシン，メキシレチン，プロパフェノン	アシクロビル，シメチジン，ファモチジン，ノルフロキサシン，ベラパミル
CYP2C8			トリメトプリム
CYP2C9		アミオダロン，フルコナゾール	スルフィンピラゾン
CYP2C19	オメプラゾール		
CYP2D6	パロキセチン，キニジン	テルビナフィン	アミオダロン

（米国食品医薬品局（FDA）：Drug Development and Drug Interactions: Table of Substrates, Inhibitors and Inducers（2006）より抜粋）

阻害薬」とは，基質薬物投与後の AUC を 1.2〜2 倍程度増加させるものである．

4.2.2 ▶▶ P450 の誘導による相互作用機構

薬物投与，嗜好品の摂取，環境物質への曝露などによって薬物代謝酵素活性が増大し，薬物代謝が促進することがある．この現象を酵素誘導 enzyme induction という．誘導が起こる酵素は主として P450 であるが，エポキシヒドラーゼ，グルクロン酸転移酵素，グルタチオン S-転移酵素なども誘導されることが知られている．図 4.11 には，3-メチルコラントレンやベンゾ[a]ピレ

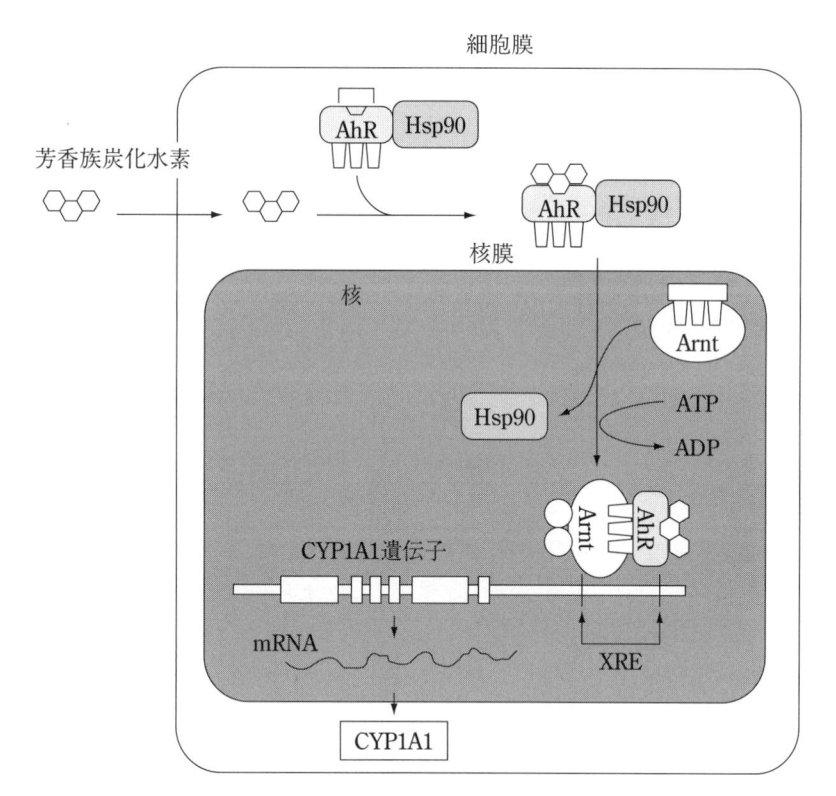

図 4.11　多環芳香族炭化水素の CYP1A1/CYP1A2 誘導メカニズム

3-メチルコラントレンやベンゾ[a]ピレンのような多環芳香族炭化水素が体内に入ると，それ自身脂溶性が高いために，容易に細胞内にも移行することができる．細胞内には，Ah レセプター（AhR）という核内レセプターが Hsp90 と複合体を形成して存在しているが，このままでは核内に移行することはできない．多環芳香族炭化水素は，細胞内でこの AhR-Hsp90 複合体と結合し，その結果 AhR-Hsp90 複合体は，ここで初めて核膜を通過し核内に入ることができる．核内には Arnt（Ah receptor nuclear translocator）が存在し，AhR と新たなヘテロダイマーを形成することで Hsp90 を分離する．この AhR-Arnt からなるヘテロダイマーは，核内で ATP によるエネルギー供給を受けて活性化され，CYP1A1/CYP1A2 遺伝子の 5′ 上流域にある XRE（xenobiotics responsive element）に結合する．その結果，転写抑制因子（クロマチンなど）を解除して転写を促進し，CYP1A1/CYP1A2 のタンパク合成が開始される．

ンのような多環芳香族炭化水素が，CYP1A1/CYP1A2 を誘導するメカニズムを示した．このように，P450 の誘導には，図 4.11 に示した AhR のほか，PXR（pregnane X receptor）や CAR（constitutive androstane receptor）と呼ばれる核内レセプターが関与し，結果的に特定の P450 タンパク合成が促進される．このような代謝誘導は，CYP3A4，CYP2B6，CYP2C9，CYP2C19，CYP2E1 でも起こる．これに対し，CYP2D6 は基本的に代謝誘導を受けにくい分子種である．表 4.8 には P450 を誘導する薬物を示したが，これ以外にも西洋オトギリソウ（St. John's wort）のような民間薬，喫煙，飲酒のような嗜好品の摂取，ダイオキシン，コプラナー PCB などの環境汚染物質への曝露によっても，P450 が著しく誘導され，薬効の低下する症例が報告されている．また表 4.9 には，各種 P450 の誘導に関与する核内レセプターとそのメカニズム一覧を示した．

表 4.8　P450 を誘導する医薬品一覧

P450 分子種	誘導薬	誘導を受けやすい薬物
CYP1A1/CYP1A2	テオフィリン，タモキシフェン，オメプラゾール，ランソプラゾール，喫煙，3-メチルコラントレン	フェナセチン，カフェイン，プロプラノロール
CYP1A6	フェノバルビタール	
CYP2A6	デキサメタゾン	
CYP2B6	フェノバルビタール	ヘキソバルビタール，ペントバルビタール
CYP2C8	リファンピシン，フェノバルビタール	
CYP2C9	リファンピシン，フェノバルビタール	ワルファリン，トルブタミド
CYP2C19	リファンピシン，フェノバルビタール	
CYP2D6	（現在のところ存在しない）	
CYP2E1	エタノール，イソニアジド	アセトアミノフェン
CYP3A4	フェノバルビタール，リファンピシン，デキサメタゾン，カルバマゼピン，フェニトイン，グルココルチコイド	カルシウム拮抗薬，ステロイド，シクロスポリン，ジソピラミド，ジアゼパム

表 4.9　CYP 誘導に関与する核内レセプター

誘導剤と CYP	核内レセプター	ヘテロダイマーの相手	転写促進部位
多環芳香族炭化水素による CYP1A1/CYP1A2 の誘導	Ah receptor (AhR)	Ah receptor nuclear translocator (Arnt)	CYP1A1 の 5'上流領域にある XRE (xenobiotics responsive element) に結合
リファンピシンによる CYP3A4 の誘導	pregnane X receptor (PXR)	retinoid X receptor (RXR)	CYP3A4 の 5'上流領域にある ER6 (everted repeat 6) に結合
フェノバルビタールによる CYP2B/CYP2C の誘導	constitutive androstane receptor (CAR)	retinoid X receptor (RXR)	CYP 遺伝子の 5'上流領域にある phenobarbital-responsive enhancer module (PBREM) に結合

4.3 薬物代謝に影響を及ぼす因子

4.3.1 種差

　薬物代謝にはきわめて大きな種差が存在するが，この原因は基質特異性の異なる酵素の発現程度が動物とヒトでは異なるからである．例えば，フェノールをネコに投与すると，尿中に排泄される抱合代謝物は，ほとんどが硫酸抱合体であるのに対し，同じフェノールをブタに投与すると，尿中に排泄される抱合代謝物は，ほとんどがグルクロン酸抱合体である．一方，ヒトにおいては両方の抱合体が排泄される．したがって，ヒトでの代謝の様式を，動物実験から簡単に予測することはできない．特にP450のような数多くの分子種がある酵素ではこの傾向が著しい．加藤らは1986年から1995年までに臨床治験に入った213種の経口投与薬（抗生物質および抗がん薬を除く）について，表4.10のような結果を得ている．

　これによると，ラットでの代謝はヒトに比べてかなり速く，次いでイヌが速い．しかし代謝の種差は，これら速度よりも代謝経路の違いのほうが著しい．したがって，医薬品開発に際しては，早い時期からヒト組織あるいはヒト酵素を用いた代謝研究を行うことが，その効率化と安全性確保のために必要とされている．今日ではP450ヒト型の単独発現系酵素（CYP3A，CYP2B，CYP2C，CYP1A）が市販されているので，これらを例えばヒト肝組織中のP450組成に従って混合して用いれば，ヒト組織を用いた場合と同等の結果が得られると考えられる．このようにすれば今後，薬物代謝に関しては，動物実験の多くが削減できるのではないかといわれている．

表4.10　ヒト，ラット，イヌにおける213種の薬物の中央値の比較

薬物	半減期 (hr)	最高血漿中濃度 ng/mL	血漿中濃度下面積 (ng/mL) hr
ヒト	3.30	212	815
ラット	1.76	53	80
イヌ	2.10	108	193

最高血漿中濃度，血漿中濃度下面積は，体重1kg当たり1mgに換算．
（加藤ら，1996より引用）

4.3.2　遺伝的要因

　先にNAT2（*N*-アセチル転移酵素）に関して，アセチル化能の低い個体（slow acetylator）が

存在することを述べたが，このほかに poor metabolizer（PM：代謝能の低い個体），extensive metabolizer（EM：代謝能に異常のない個体）の存在は，CYP2D6 および CYP2C19 に関するものがよく知られている．このうち CYP2D6 に関する PM は，日本人では 0.5 ％以下と低い頻度であるが，白人種では 7 ～ 10 ％の頻度で出現する．一方，CYP2C19 に関する PM は，日本人では約 20 ％の頻度で出現するのに対し，白人種では 5 ％以下と低い出現頻度である．チオプリンメチル転移酵素（TPMT）は，6-メルカプトプリンやアザチオプリンの代謝に関与する代謝酵素であるが，白人種の 0.3 ％が極端に活性が低く，11.1 ％がその中間，88.6 ％が活性が高いことが報告されている．このように，酵素欠損や活性の低い異常タンパク質をもつ個体が人口の 1 ％以上を占めるとき，遺伝的多型 genetic polymorphism があるという．また，薬物に対する反応性に個体差を生じる原因を遺伝の面から研究する分野を，薬理遺伝学 pharmacogenetics という．近年この薬理遺伝学の分野が急速に発展してきたが，その背景には，医薬品開発に多額の資金と年月を要することがあげられる．すなわち，医薬品は 1 つの国で販売するよりは，全世界で販売できるほうが開発資金の回収には有利である．このためには世界中のすべての人種にとって，安全で有効な医薬品を開発，提供しなければならない．このとき，薬物代謝に関わる人種差には，その遺伝的多型に大きく依存しており，薬理遺伝学が，医薬品開発にとって欠くことのできない分野となってきたためである．

1) CYP2D6

デブリソキン，メトプロロール，スパルテインなどの PM の原因となる CYP2D6 遺伝子の変異は，現在までに 20 種類近く明らかにされている．主要なものはエキソン 4 の一塩基多型 single nucleotide polymorphism（SNP）に伴うスプライシング異常（*CYP2D6*4*）[1]，エキソン 5 の一塩基欠損に伴うフレームシフト（*CYP2D6*3*），CYP2D6 遺伝子全体の欠損（*CYP2D6*5*）があり，これらによって白人種の PM の 90 ％以上が説明可能とされている．また一方，デブリソキンや三環性抗うつ薬の代謝には，CYP2D6 の安定性を低下させる変異遺伝子（*CYP2D6*10*）が知られており，中国人では 51 ％にも及ぶことが明らかにされている．

2) CYP2C19

抗てんかん薬メフェニトインは（S）体と（R）体のラセミ体で市販されているが，このうち，（S）体の 4 位の水酸化に遺伝的多型が存在する．CYP2C19 の PM に関係する遺伝子変異は，エキソン 4 および 5 の突然変異に由来し（*CYP2C19*2*, *CYP2C19*3*），これらによって日本人の PM はほとんどが説明可能といわれている．

---

[1] DNA 上の 1 つの塩基配列の違いによって引き起こされる表現型 phenotype の変異を一塩基多型 single nucleotide polymorphism（SNP）という．ここで *CYP2D6*4* とは，CYP2D6 の酵素活性低下に関係する遺伝子のうち，4 番目に発見された変異遺伝子を表す．このとき CYP2D6 の表現型 phenotype と遺伝子型 genotype を区別するため，遺伝子型は *CYP2D6* のようにイタリック体で表し，また変異遺伝子の発見順に *1，*2，…のように星印の後に数字を付けることになっている．

3）CYP2C9

抗てんかん薬フェニトインはCYP2C9によって代謝されるが，Ile^{359}がLeuに変換されたCYP2C9の変異タンパク（*CYP2C9*3*）では，その水酸化能が著しく低いことが明らかにされている．トルブタミドの代謝クリアランスが1/5以下の患者の遺伝子型が，Leu型のホモ接合体であることが明らかにされ，またLeu型のヘテロ接合体でもフェニトインの代謝最大速度が33％低下していることが報告されている．白人種におけるLeuホモ接合体出現頻度は，150〜300人に1人なのに対し，日本人では2500人に1人と，きわめて出現頻度は低い．しかしヘテロ接合体の出現頻度は，日本人でも25人に1人と高いので，今後フェニトインなどの安全域の狭い医薬品の投与に際し，これら遺伝的多型が問題となる可能性が指摘されている．なぜなら，フェニトインのC4水酸化は消失過程の律速過程で，クリアランスの80％を占めるからである．このほか，Arg^{144}がCysに変異した*CYP2C9*2*の存在も知られている．

4.3.3 ▶▶ 年　齢

ヒトにおける薬物代謝能は，成長，加齢で大きく変化する．例えば，グルクロン酸抱合能が新生児では成人の1％程度と，きわめて低いことが新生児黄疸の原因であることは古くから知られてきた．また新生児ではグルクロン酸抱合と同様，グリシン抱合力も著しく低い一方，硫酸抱合能は成人とほとんど変わらないことが報告されている．千葉によると，喘息治療薬テオフィリンの経口投与後のクリアランスは，図4.12のとおり，年齢の影響を大きく受ける．すなわち，出産直後のクリアランスは成人の1/2であるが，1歳児では成人の約2倍まで上昇し，その後徐々に低下していく．この成人値は高齢になるに従って低下し，70歳を超えると成人値の1/3にま

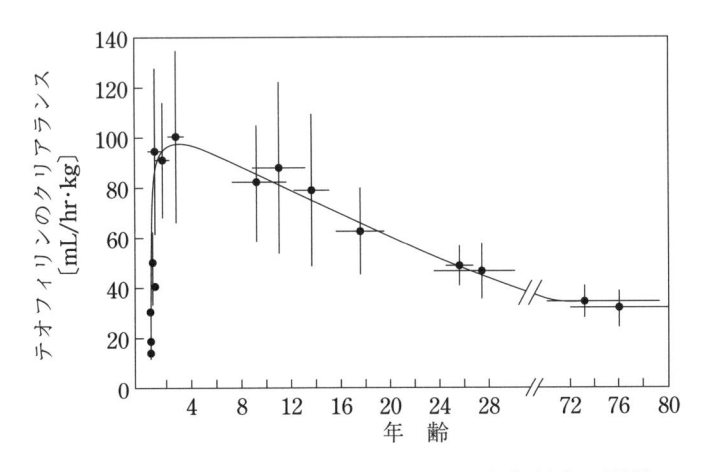

図4.12　テオフィリンのクリアランスと年齢との関係
（千葉，1991より引用）

表 4.11 加齢によってクリアランスが低下する医薬品の例
経口時のクリアランスが青年時の1/2以下になるもの

アモバルビタール，アルプラゾラム，エンプロフィリン，クロバザム，クロルサリドン，クロルジアゼポキシド，デスメチルジアゼパム，トリアゾラム，L-ヘキソバルビタール，メトロニダゾール，(R)-メホバルビタール，メペリジン，リドカイン

(加藤隆一，鎌滝哲也編：薬物代謝学，東京化学同人 (1995) より引用)

で低下する．

このように，新生児期とは異なり，幼児期には成人よりも代謝能の亢進する例は，テオフィリンのほか，フェニトイン，クロルプロマジン，ジソピラミド，フェノバルビタールでも知られており，単位体重当たり同じ量を投与しても，幼児のほうが成人よりも血漿中濃度が低くなる，すなわち薬効が弱くなることを示している．一方，高齢になるに従って，クリアランスが低下する例も知られている．表 4.11 は，加齢によってクリアランスが低下する医薬品の例を示した．

これら代謝反応の多くは CYP2C19 に関与することから，CYP2C19 は高齢者で低下する傾向にあると推測されている．

4.3.4 ▶▶ 病 態

薬物代謝に対する直接的な変動要因に肝疾患がある．肝疾患には，肝硬変，肝がん，ウイルス性肝炎などがある．このうち，肝硬変では肝の繊維化に伴い肝実質細胞が減少し，その結果 P450 含量の低下，肝血流量の低下，アルブミン合成能の低下によるタンパク結合率の低下が認められる．一般に，肝抽出率の高い医薬品（プロプラノロール，リドカイン，ベラパミル，アミトリプチリンなど）は，代謝酵素活性の低下による影響を受けにくいが，肝血流量の影響はまともに受ける．逆に肝抽出率の低い医薬品は，代謝酵素活性低下の影響とタンパク結合率低下の両方の影響を受けやすい．したがって肝硬変患者においては，薬物の肝抽出率の大きさに関係なく，肝代謝能が低下する結果となる．肝がんでは，がん細胞での P450 含量および薬物代謝能は著しく低いものの，周辺正常細胞では逆に亢進していることが認められ，薬物代謝への影響は一様ではない．一方，ウイルス性肝炎では，肝全体の代謝酵素活性が著しく低いが，肝血流量はあまり変化しないといわれている．したがって，肝抽出率の低い医薬品の肝代謝が影響を受けることになる．

腎疾患では，血漿中アルブミン濃度が低下し，一方 α_1-酸性糖タンパク濃度が上昇することがある．この場合，酸性薬物ではタンパク非結合形濃度が上昇し，もしこの薬物の肝抽出率も低ければ肝代謝が亢進する結果となる．一方，塩基性医薬品では，タンパク結合率はほとんど変化せず，代謝への影響は少ないと考えられる．いずれにせよ，病態によって臓器の生理的機能のどこに影響を受けているかを見定めて，代謝への影響を考える必要がある．

（掛見 正郎）

4.4 演習問題

問 4.1 薬物代謝の変動要因に関する次の記述の正誤について，正しい組合せはどれか．

a アセチル抱合する能力が先天的に低い slow acetylator の出現比率は，日本人で 50 %，白人種で 10 % であるので，日本においてイソニアジドの投与は慎重に行わなければならない．

b プロトンポンプ阻害薬オメプラゾールに対する poor metabolizer は，白人種に比べ日本人では出現率が高い．

c テオフィリンの代謝能は，幼児や小児のほうが成人より高いので，体重当たりの投与量は，成人よりも高用量を用いなければならない．

d CYP2D6 は，基本的に酵素誘導を受けにくい分子種である．

	a	b	c	d
1	正	誤	正	誤
2	誤	正	正	誤
3	正	誤	誤	正
4	誤	正	正	正
5	正	正	正	正

問 4.2 薬物の併用に関する次の記述の正誤について，正しい組合せはどれか．

a 喫煙はテオフィリンの効果を減弱させることがある．

b エリスロマイシンとテルフェナジンの併用で起こる *Torsades de Pointes* は，共通の代謝酵素 CYP3A4 の競合阻害が原因である．

c リファンピシンによる低用量ピル（17α-エチニルエストラジオール）の避妊効果減弱は，共通の代謝酵素 CYP3A4 の競合阻害が原因である．

d トルブタミドとスルファフェナゾールとの併用で低血糖が現れることがあるが，これは共通の代謝酵素 CYP2C9 の競合阻害が原因である．

e メトプロロールとプロパフェノンを併用投与するとメトプロロールの AUC が増加するが，これは共通の代謝酵素 CYP3A4 の競合阻害が原因である．

	a	b	c	d	e
1	正	誤	正	誤	正
2	誤	正	正	誤	正
3	正	誤	誤	正	正
4	誤	正	正	正	誤
5	正	誤	誤	正	誤

問 4.3 薬物代謝に関する記述のうち，正しいものの組合せはどれか．

a 薬物代謝は肝臓と小腸以外の臓器では行われない．

b 1つの薬物が，シトクロム P450（CYP）に対して誘導作用と阻害作用の両方を示す場合がある．

c CYP には多数の分子種が存在し，基質特異性が高い．

d　CYP のうち，ヒトにおける肝臓内存在量が最も多いのは CYP3A4 である．

| 1 | (a, b) | 2 | (a, c) | 3 | (a, d) |
| 4 | (b, c) | 5 | (b, d) | 6 | (c, d) |

(92 回国試)

問 4.4　テオフィリンに関する記述の正誤について，正しい組合せはどれか．
a　注射剤に用いるアミノフィリン水和物は，テオフィリンのプロドラッグである．
b　テオフィリンは，シトクロム P450（CYP1A2）により代謝される．
c　喫煙はテオフィリンの体内動態に影響を及ぼす．
d　てんかん及び痙れんの既往歴がある小児に対しては，テオフィリンを慎重に投与する．
e　テオフィリンは，テオブロミンよりも中枢興奮作用が弱い．

	a	b	c	d	e
1	正	誤	正	誤	正
2	誤	正	正	誤	正
3	正	誤	誤	正	正
4	誤	正	正	正	誤
5	正	正	誤	正	誤

(92 回国試)

問 4.5　薬物代謝に関する記述のうち，正しいものの組合せはどれか．
a　薬物代謝酵素は，ミクロソーム分画のみに存在している．
b　シトクロム P450（CYP）による基本的な代謝様式は，加水分解である．
c　フェニトインは，CYP によって酸化される．
d　コデインは，代謝を受けてモルヒネに変換され，鎮痛作用が増強される．

| 1 | (a, b) | 2 | (a, c) | 3 | (a, d) |
| 4 | (b, c) | 5 | (b, d) | 6 | (c, d) |

(91 回国試)

問 4.6　薬物代謝酵素に関する記述の正誤について，正しい組合せはどれか．
a　薬物代謝酵素に対して誘導作用と阻害作用の両方を示す薬物がある．
b　フェノバルビタールは，グルクロン酸転移酵素を含む複数の薬物代謝酵素を誘導する．
c　シメチジンはシトクロム P450（CYP）のヘム鉄と複合体を形成し，CYP の代謝活性を増強する．
d　リファンピシンは，肝細胞内の核内レセプターに結合して CYP の分子種 CYP3A4 を誘導する

	a	b	c	d
1	正	誤	正	誤
2	誤	正	誤	誤
3	正	誤	誤	正
4	正	正	誤	正
5	誤	誤	正	正

(91 回国試)

第4章 薬物代謝

問 4.7 薬物の体内動態の変動要因に関する記述のうち，正しいものの組合せはどれか．

a テオフィリンの体重当りの全身クリアランスは，成人に比較して，小児では高く，高齢者では低い．

b 脂肪肝症状を示す患者の薬物代謝能は，肝硬変患者の薬物代謝能よりも低い．

c イソニアジドのアセチル化代謝反応には遺伝的多型があり，日本人では白人に比べ，アセチル化能が低い人の割合が多い．

d シトクロム P450（CYP）の分子種 CYP2D6 には遺伝子多型が存在するので，poor metabolizer 群では extensive metabolizer 群に比較して，ノルトリプチリンの消失が遅い．

1 (a, b)　2 (a, d)　3 (b, c)　4 (b, d)　5 (c, d)

（91回国試）

問 4.8 薬物の体内動態とその変動要因に関する記述のうち，正しいものの組合せはどれか．

a 妊娠中は血清アルブミン量の減少により，サリチル酸のタンパク結合率が減少することがある．

b アルデヒド脱水素酵素の多型は，顔面紅潮，悪心，嘔吐などのアルコール感受性の個体差の原因となる．

c 高齢者では腎血流量が減少するので，アミノグリコシド系抗生物質の半減期は減少する傾向にある．

d N-アセチル転移酵素には多型が存在し，イソニアジドのアセチル化の遅い群の頻度は日本人では約 90 ％である．

1 (a, b)　2 (a, d)　3 (b, c)　4 (b, d)　5 (c, d)

（89回国試）

問 4.9 病態時における薬物動態に関する記述のうち，正しいものの組合せはどれか．

a 非代償性肝硬変では，血漿アルブミン量の低下により，血漿中薬物の非結合形の割合が増加する．

b 心筋梗塞では，血漿 α_1-酸性糖タンパク質量の増加により，血漿中塩基性薬物の非結合形の割合が低下する．

c 呼吸不全では，動脈血の酸素分圧の低下により，肝シトクロム P450 による薬物代謝活性が増大する．

d 腎不全では，糸球体ろ過速度の低下により，クレアチニンクリアランスと全身クリアランスが等しい薬物の生物学的半減期は減少する．

1 (a, b)　2 (a, d)　3 (b, c)　4 (b, d)　5 (c, d)

（89回国試）

問 4.10 薬物代謝に関する記述のうち，正しいものの組合せはどれか．

a　セファレキシンは臨床的に用いられる投与量の範囲で，代謝が飽和する．

b　イソニアジドの代謝（アセチル化）には，薬物代謝酵素の遺伝的多型と関係した人種差があり，多くの日本人のアセチル化能は高い．

c　アンチピリンは大部分が肝シトクロム P450 によって代謝されるため，健常人に比べ肝硬変の患者では血中消失半減期が延長する．

d　ジゴキシンは主として代謝により体内から消失するので，肝機能の低下した患者に投与する場合には，投与量を減らすなどの注意が必要である．

1　(a, b)　　**2**　(a, c)　　**3**　(b, c)　　**4**　(b, d)　　**5**　(c, d)

(88 回国試)

5 排　　泄

本章の到達目標

1. 腎臓における薬物の排泄機構について説明できる．
2. 糸球体ろ過速度について説明できる．
3. 腎クリアランスについて説明できる．
4. 尿中排泄率の高い薬物を列挙できる．
5. 薬物の胆汁中排泄について説明できる．
6. 薬物の腸肝循環を代表的な薬物を例として用いて説明できる．
7. 唾液・乳汁中への薬物排泄について説明できる．
8. 胆汁中排泄について説明できる．
9. 腸肝循環を説明し，代表的な腸肝循環の薬物を列挙できる．
10. 唾液・乳汁中への排泄について説明できる．

5.1 腎排泄

5.1.1 ▶▶ 腎臓の構造と機能

　ヒトの腎臓は，後腹膜腔の第 11 胸椎から第 2 腰椎の位置に左右 1 個ずつあるソラマメ形の臓器である．体液の恒常性維持に尿の生成を通じて腎臓は機能しており，体内で代謝されて生成し，不要となった物質，例えば尿素，尿酸，クレアチニン等が尿として体外に排泄されるとともに，体液中のナトリウム，カリウムなどのイオン濃度や体液量が尿の生成過程で調節されている．また重炭酸イオンやアンモニアの排泄や生成により，体液の pH 調整にも腎臓は働いている．さらに腎臓は，エリスロポエチンやレニンの分泌や活性型ビタミン D 産生にも関与している．

　ヒトにおいて腎臓 1 個の重量は約 120 〜 150 g と小さく，2 個を合わせても体重の約 0.5 %を占めるにすぎないが，心拍出量の約 20 〜 25 %の血液がこの臓器に流入している．すなわち腎臓は血流速度が速い臓器の 1 つである．腎臓は皮質部と髄質部からなり，腎臓の構造ならびに機能上の単位はネフロン nephron とされる（図 5.1）．1 つの腎臓にはネフロンが 100 〜 120 万個存在しており，ネフロンは腎小体 renal corpuscle とそれに続く尿細管 renal tubule からなる．腎小体は糸球体 glomerulus とボーマン嚢 Bowman's capsule から構成され，尿細管は腎小体に近い部分より近位尿細管 proximal tubule，ヘンレ係蹄 Henle's loop，遠位尿細管 distal tubule からなっている．遠位尿細管に続いて集合管系，尿管が存在する．

　腎小体において，糸球体は細動脈部分に形成された毛細血管網で，多孔性の毛細血管内皮細胞と糸球体基底膜 glomerular basement membrane，さらに糸球体上皮細胞から構成される糸球体毛細血管係蹄とその係蹄を束ねるように存在するメサンギウム細胞から形作られる．扁平な上皮細胞の糸球体を覆う袋であるボーマン嚢は近位尿細管へとつながっている（図 5.2）．

　尿細管は形態学的，機能的にも異なった部分から構成されている．尿細管腔を形作る 1 層の尿細管上皮細胞は，構造的には小腸の上皮細胞と類似しており，細胞膜は，細胞間の密着結合の部分で管腔側の刷子縁膜 brush border membrane（BBM）と血管側の側底膜 basolateral membrane（BLM）に分類できる．尿細管のうち，近位尿細管は曲部と直部からなり，ヘンレ係蹄は下行脚と上行脚から構成され，遠位尿細管も曲部と直部からなり，曲部は結合尿細管をへて集合管につながっている（図 5.1）．

第5章 排　　泄

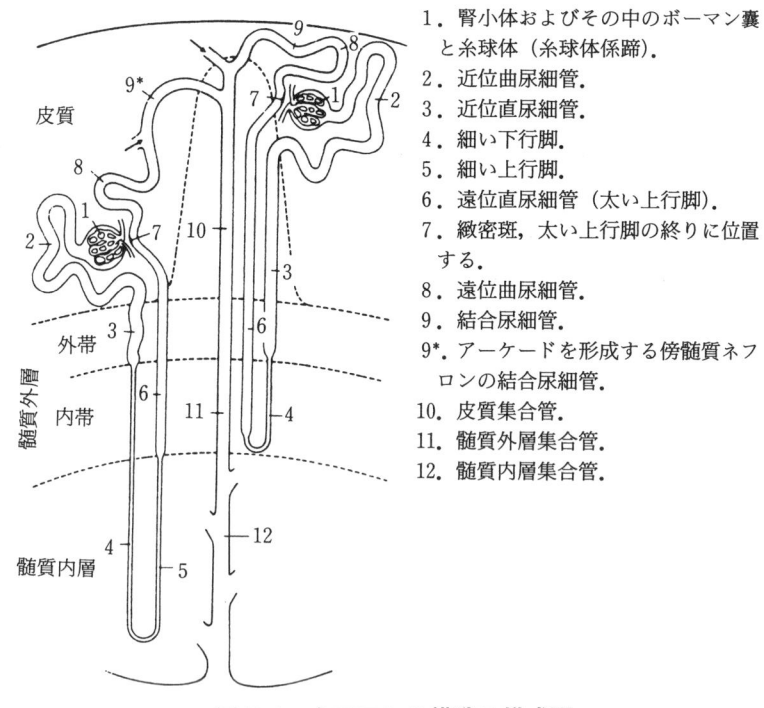

1. 腎小体およびその中のボーマン嚢と糸球体（糸球体係蹄）．
2. 近位曲尿細管．
3. 近位直尿細管．
4. 細い下行脚．
5. 細い上行脚．
6. 遠位直尿細管（太い上行脚）．
7. 緻密斑，太い上行脚の終りに位置する．
8. 遠位曲尿細管．
9. 結合尿細管．
9*. アーケードを形成する傍髄質ネフロンの結合尿細管．
10. 皮質集合管．
11. 髄質外層集合管．
12. 髄質内層集合管．

図 5.1　ネフロンの構造の模式図

皮質の中で，髄放線を点線で囲ってある．
（日本腎臓学会編：腎臓学用語集，南江堂，p.240, 1988 より引用）

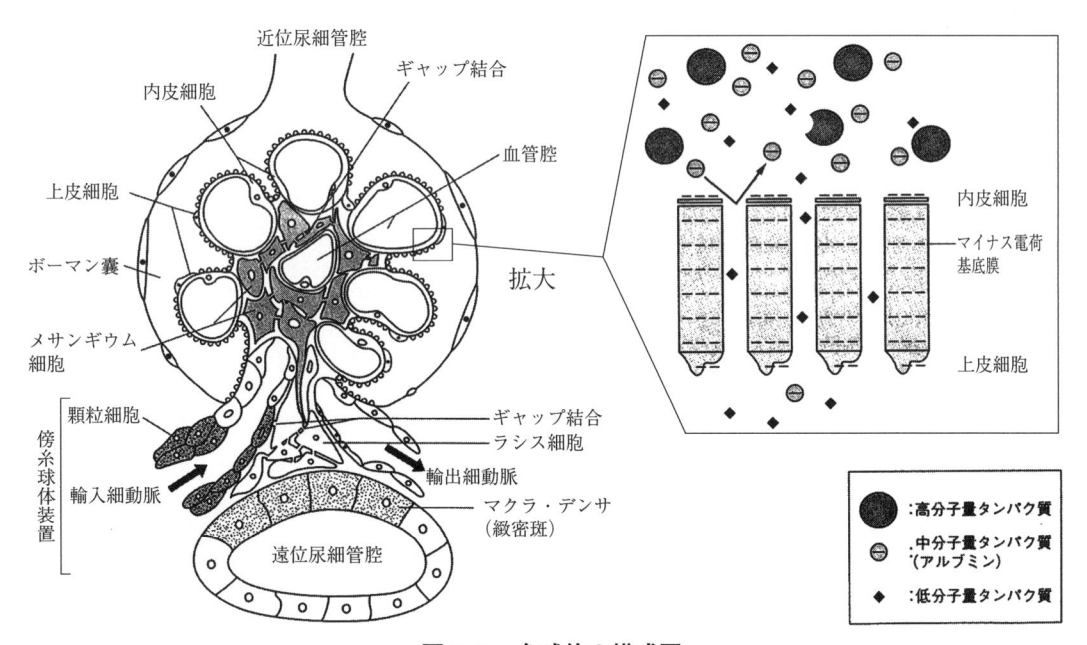

図 5.2　糸球体の模式図

（井上圭三監修：医療薬学Ⅱ，東京化学同人，p.245 と p.248, 2000 より一部改変して引用）

5.1.2 ▶▶▶ 尿の生成と薬物の尿中排泄

薬物の尿中排泄は，糸球体ろ過，尿細管再吸収，尿細管分泌の3過程に分類して考えることができる．

1) 糸球体ろ過

両側の腎臓には心拍出量の約20〜25％の血液が供給されており，体重70kgの成人では毎分1000〜1300mLの血液が供給されている．これは4〜5分に1回，全血液が腎を通過していることを意味している．まず糸球体では血漿のろ過により原尿が生成される．すなわち糸球体においては限外ろ過圧によるろ液として原尿が生成されるが，このろ過圧は糸球体細動脈における血圧から血漿中の膠質浸透圧と尿細管流入抵抗を差し引いたろ過圧から形成された圧である．ヘマトクリット値を0.45とすると，毎分550〜700mLの血漿が糸球体に流入し，そのうちの約20％弱が実際にろ過されてボウマン嚢に移行するため，糸球体でろ過される速度（糸球体ろ過速度 glomerular filtration rate：GFR）は約100〜120mL/minとなる．

糸球体ろ過では分子の大きさにより「ふるい効果」が認められるが，透過障壁となる糸球体上皮細胞の表面にはシアル酸などからなる酸性糖タンパク質があり，また糸球体基底膜もヘパラン硫酸プロテオグリカンにより陰性荷電を有している．タンパク質はほとんどろ過されないが，極めてわずか透過する場合，アルブミンなど陰性荷電を有するタンパク質では，同じ分子サイズの陽性荷電を有するタンパク質よりも透過性の低いことが認められている（図5.2）．すなわち糸球体における限外ろ過での分子の透過性には「サイズバリア」と「チャージバリア」があり，分子サイズとともに荷電，形状などが関与している．したがって，糸球体ではタンパク質に結合した物質もろ過されない．糸球体でろ過されたろ液（原尿）は全血から血球などの細胞とタンパク質を除いた液体となるため，タンパク質を除いた細胞外液とほぼ同じ成分から構成される．そのためブドウ糖，アミノ酸，電解質などのろ液（原尿）中濃度は糸球体細動脈の血漿中濃度とほぼ等しい．

2) 尿細管分泌

体内で産生した代謝物や一部の薬物は，血管側から尿細管腔側に能動的に輸送される場合があり，これを尿細管分泌という．尿細管分泌は主に近位尿細管で行われ，複数種の有機アニオントランスポーター，有機カチオントランスポーターおよびP-糖タンパク質（MDR1；ABCB1）によって輸送されている（図5.3）．尿細管上皮細胞には，弱酸性薬物あるいは弱塩基性薬物を細胞内に取り込む側底膜型トランスポーターと，細胞内の薬物を尿細管腔内に汲み出す管腔側膜（刷子縁膜側）型トランスポーターが局在し，それぞれ周囲の環境状態を巧みに利用した効率的な異物排泄が行われている．例えば有機アニオントランスポーターOAT1（SLC22A6）は12回

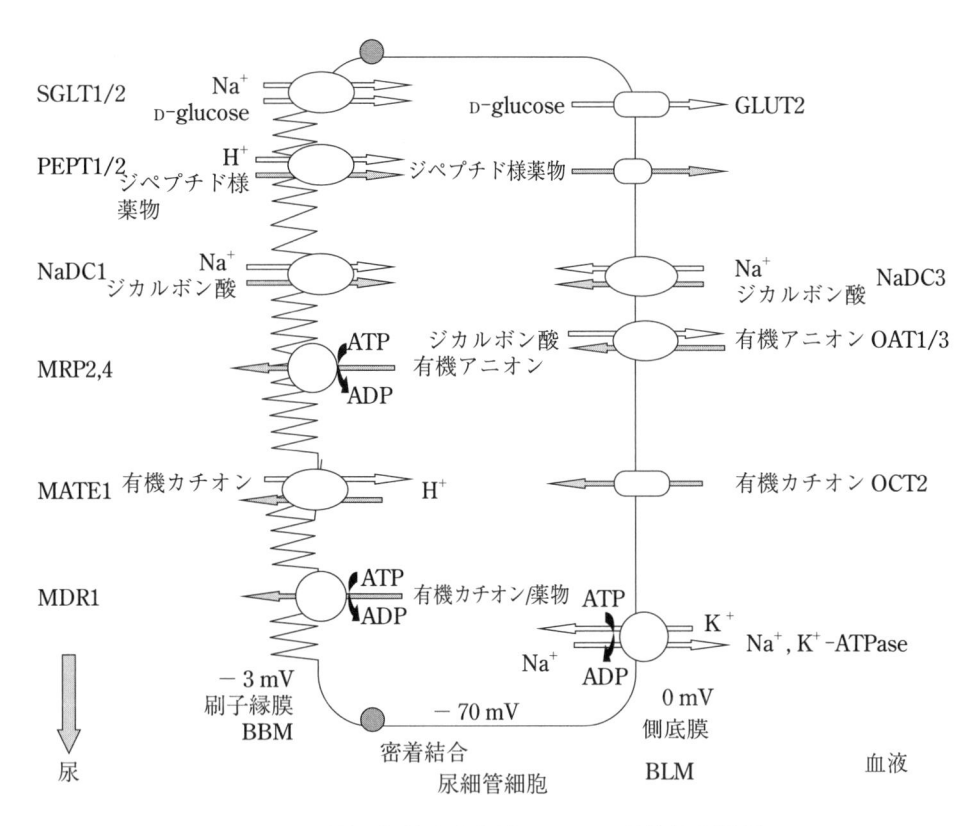

図 5.3 腎尿細管上皮細胞における薬物輸送機構

膜貫通型タンパク質である．OAT1 は有機カチオントランスポーター OCT2（SLC22A2）と類似した疎水性パターンと二次構造を示すことが認められ，有機イオントランスポーターファミリー（solute carrier family；SLC22A）を形成している．

p-アミノ馬尿酸（PAH），フェノールレッド（PSP），プロベネシド，ペニシリン類，セファロスポリン類，メトトレキサートなどは有機アニオンとして分泌される薬物（表 5.1）で，尿酸などの内因性物質の輸送も有機アニオンとして輸送が行われている．

側底膜には，α-ケトグルタル酸など内因性のジカルボン酸との交換輸送を行い，*p*-アミノ馬尿酸を始めとするアニオン性化合物が二次性能動輸送トランスポーター（OAT1, OAT3）により上皮細胞内に取り込まれることが認められた．このときのジカルボン酸は TCA サイクルの中間代謝物として細胞内で産生されるほか，Na^+/ジカルボン酸共輸送トランスポーター（NaDC3；SLC13A3）により細胞外からも供給される．ジカルボン酸/有機アニオン交換輸送トランスポーター以外にも，数種の有機アニオントランスポーターが側底膜に存在している．細胞内に取り込まれたアニオン性化合物は，刷子縁膜に局在する有機アニオン/アニオン交換輸送トランスポーターにより尿細管管腔中に排泄されると考えられている．また刷子縁膜には，これら以外の有機アニオントランスポーターも存在しており，その機能が検討されている．

表 5.1 有機アニオンとして分泌される化合物

薬　物	内因性物質
アセタゾラミド p-アミノ馬尿酸（PAH） アンピシリン，その他のペニシリン類 セファレキシン，その他のセファロスポリン類 クロルチアジド，その他のチアジド系利尿薬 フェノールレッド（PSP） プロベネシド フロセミド メトトレキサート ヨードピラセット	胆汁酸類 尿酸

表 5.2 有機カチオンとして分泌される化合物

薬　物	内因性物質
アトロピン シメチジン ヘキサメトニウム テトラエチルアンモニウム（TEA） チアミン	アセチルコリン コリン N-メチルニコチンアミド（NMN）

　テトラエチルアンモニウム（TEA）やシメチジンなどは有機カチオン輸送系で分泌される薬物で，アセチルコリン，ドパミンなどの内因性化合物も有機カチオン輸送系により輸送される．側底膜に存在する有機カチオントランスポーター（OCT2）は，尿細管細胞内が負の膜電位差（約 -70 mV）に依存してカチオン性化合物を細胞内に取り込む．細胞内から刷子縁膜を介した有機カチオンの排泄では，細胞外の管腔中と細胞内との間で形成されている管腔側酸性のプロトン勾配（pH 勾配）を駆動力とする H^+/有機カチオンアンチポーター（MATE1；SLC37A1）が機能している（図 5.3）．

　P-糖タンパク質（MDR1；ABCB1）は，近位尿細管の刷子縁膜，肝臓の毛細胆管側膜，脳毛細血管内皮細胞などに発現しており，高脂溶性薬物の尿中や胆汁中排泄に関与する一次性能動輸送に関わるトランスポーターであるとともに，脳内への異物侵入を阻止するバリアーとして機能していると考えられている．尿細管細胞の刷子縁膜の P-糖タンパク質は，ジゴキシンなどの腎排泄に関与していると考えられている．

　なお，方向性は異なるが，ゲンタマイシン等のアミノグリコシド系抗生物質では，刷子縁膜からエンドサイトーシスにより尿細管上皮細胞内に取り込まれる機構のあることも認められている．

3）尿細管再吸収

　糸球体ろ過で生成した原尿は，そのまま体外に排泄されるのではなく，生体にとって必要な物

質については尿細管において再吸収が行われる．ブドウ糖，アミノ酸，カルニチン，電解質（Na^+，K^+，Cl^-，HCO_3^-），ジペプチドのような生体必須物質や一部の水溶性ビタミンなどは，主に近位尿細管から能動的に血液側へ再吸収される．水は電解質の再吸収に伴って再吸収され，糸球体でろ過された水分（140〜170 L/日）の約99％が最終的には再吸収されるため，1日に排泄される尿量は約1.5 L程度である．

セファレキシンのような経口用アミノ-β-ラクタム抗生物質や一部のアンギオテンシン変換酵素阻害薬（ACE阻害薬）はペプチド類似構造をもつため，小分子ペプチド輸送系（ジペプチド輸送系，オリゴペプチド輸送系）を介して尿細管管腔側細胞膜（刷子縁膜）において能動的に再吸収されることが認められている．この小分子ペプチドトランスポーターは複数あり，その1つのPEPT2（SLC15A2）は，H^+勾配を駆動力とする二次性能動輸送によりセファレキシンなどの再吸収に関与している．

しかし，一般の薬物の尿細管再吸収はpH分配仮説に従い，受動拡散，すなわち薬物自体の脂溶性，pKaと尿細管腔中のpHにより尿細管からの再吸収性が決定される．

薬物の尿細管再吸収がpH分配仮説に従うとすると，尿細管腔のpHをpH_u，血漿のpHをpH_pとした場合，血漿中濃度C_pと尿細管腔中濃度C_uとの比は，次のように示すことができる．

弱酸性薬物の場合は，

$$\frac{C_u}{C_p} = \frac{1 + 10^{pH_u - pKa}}{1 + 10^{pH_p - pKa}} \tag{5.1}$$

となり，弱塩基性薬物の場合は，

$$\frac{C_u}{C_p} = \frac{1 + 10^{pKa - pH_u}}{1 + 10^{pKa - pH_p}} \tag{5.2}$$

となる．したがって，サリチル酸のような弱酸性薬物の場合，炭酸水素ナトリウムやアセタゾラミドを投与して，尿をアルカリ側にすると，再吸収量が減少して尿中に排泄されやすくなる．反対にエフェドリンのような弱塩基性薬物の場合，塩化アンモニウムを投与して尿を酸性にすると再吸収量が減少して尿中に薬物が排泄されやすくなる．

5.1.3 ▶▶ ネフロン中での薬物動態と腎クリアランス

1）ネフロン中での物質移動

ネフロン中での物質移動は，図5.4のように模式的に表すことができる．すなわち，血液は腎動脈から流入し，腎静脈から流出する．この流入血液のうち，血漿にして約20％が糸球体でろ過され，このろ液が原尿となる．すなわち，図5.4に示すように，ヒトにおいては例えば，腎動

脈から 660 mL/min（1 日 950 L）の速度で血漿が流入したとすると，先の 5.1.2 でも述べたように糸球体で 120 mL/min（1 日 173 L）の速度（糸球体ろ過速度；GFR）で原尿が生成する．しかし，近位，遠位尿細管や集合管で通常約 99 % の水分量は再吸収され，尿として排泄される水分量は約 1.2 mL/min（1 日 1.7 L）にすぎない．

次に，イヌリンのような水溶性で血漿タンパク質と結合がなく，再吸収も分泌もされない物質を持続注入により静脈内に投与している場合，腎動脈血漿中濃度を 0.2 mg/mL としたとき，糸球体でろ過され尿細管腔中に入る速度は，GFR（120 mL/min）と腎動脈血漿中濃度（0.2 mg/mL）の積すなわち，24 mg/min となり，これがイヌリンの尿中排泄速度となる．

有機アニオン輸送系により尿細管分泌される p-アミノ馬尿酸（PAH）を持続注入により静脈内に投与して，腎動脈血漿中濃度が 10 μg/mL の場合，血漿タンパク結合はほとんどないため，尿細管腔中には 1.2 mg/min の速度で流入する．そして近位尿細管で能動的に 5.4 mg/min の速度で分泌される．そして PAH の再吸収はほとんどないため，尿中には糸球体でろ過された速度と尿細管分泌速度の和の 6.6 mg/min の速度で排泄される．すなわち腎動脈に流入した PAH の全量が尿中に排泄され，腎静脈血漿中の PAH 濃度はほとんど検出されなくなる．一方，内因性物質のブドウ糖（グルコース）の場合，血漿中濃度は 100 mg/dL（1 mg/mL）と一定であり，糸球体でろ過される速度は 120 mg/min となる．しかし，通常このろ過された全量は能動的に再吸収され，グルコースの尿中排泄速度は 0 となるため，腎静脈血漿中濃度と腎動脈血漿中濃度は，ほぼ等しくなる．

PAH の血漿中濃度が上昇した場合，尿細管分泌過程が飽和状態となり，PAH の腎クリアランスは血漿中 PAH 濃度の上昇に伴い低下する．一方，グルコースの血中濃度が糖尿病などで上昇すると，原尿中のグルコース濃度も上昇し，尿細管でのグルコース再吸収に関与するトランスポ

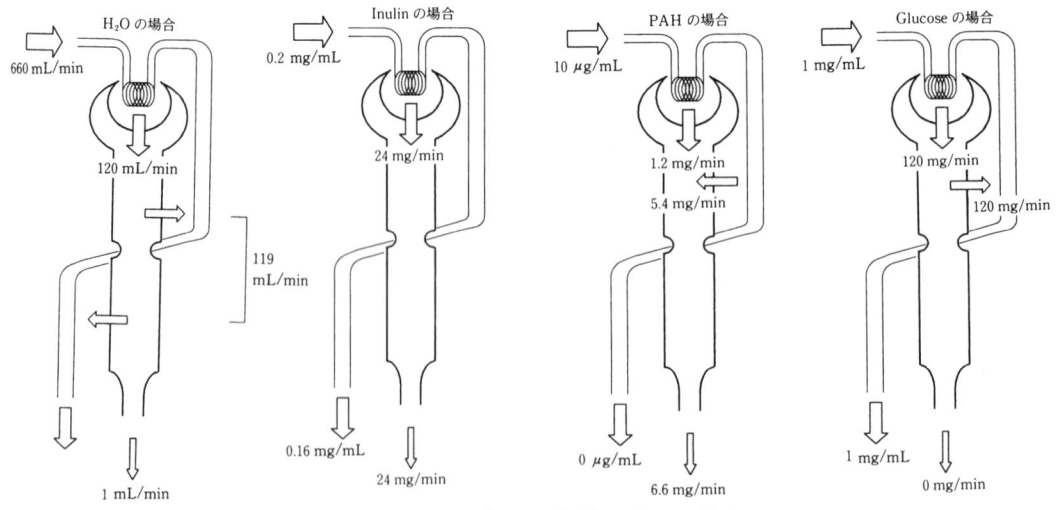

図 5.4　ネフロン中での物質の動きの模式図

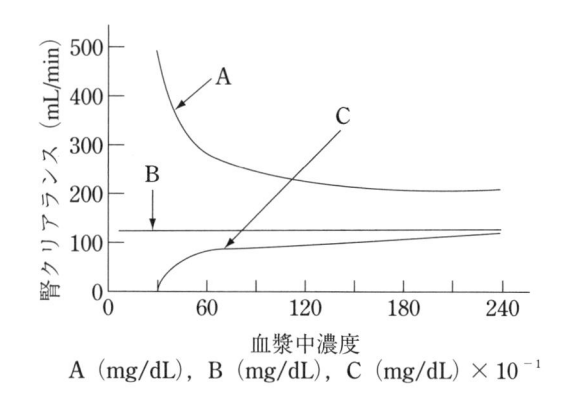

図 5.5 *p*-アミノ馬尿酸（PAH；A），イヌリン（B），ブドウ糖（C）の血漿中濃度と腎クリアランス

ーターの機能も飽和状態となり，そのため，ある濃度以上となると尿中にグルコースが出現し，グルコースの腎クリアランスが認められるようになる（図 5.5）．

2）ネフロン中の薬物動態

薬物の尿中排泄速度 dA_e/dt は，糸球体ろ過速度 $GFR \cdot C_a \cdot f_p$ と尿細管分泌速度 S と尿細管再吸収速度 R から，下式のように表すことができる．ただし，C_a は腎動脈血漿中薬物濃度，f_p は非結合形分率とする．

$$\frac{dA_e}{dt} = GFR \cdot C_a \cdot f_p + S - R \tag{5.3}$$

ここで糸球体ろ過速度を $GFR \cdot C_a \cdot f_p$ としたのは，$C_a \cdot f_p$ で血漿中非結合形濃度を表しており，それと GFR の積から，血漿タンパク質に結合していない薬物の糸球体からのろ過速度が求められるとしたためである．

糸球体ろ過と尿細管分泌が腎小体と近位尿細管で行われ，尿細管再吸収はその後で行われるため，再吸収率を RR とすると，尿中排泄速度は

$$\frac{dA_e}{dt} = (GFR \cdot C_a \cdot f_p + S) \cdot (1 - RR) \tag{5.4}$$

と表すこともできる．

3）腎クリアランス

薬物の尿中排泄速度 dA_e/dt と血漿中薬物濃度 C_a とが，比例関係にある場合，下式で示すことができる．

$$\frac{dA_e}{dt} = CL_R \cdot C_a \tag{5.5}$$

すなわち，腎クリアランス CL_R はその比例定数となる．

したがって，先の図 5.5 で示したイヌリンの場合の腎クリアランスは

$$CL_R = \frac{dA_e}{dt} \cdot \frac{1}{C_a} = \frac{24}{0.2} = 120 \ (mL/min)$$

となる．イヌリンは尿細管分泌や尿細管再吸収がないため，この値は糸球体ろ過速度 GFR に等しい．イヌリンのようにタンパク結合がなく，尿細管分泌，尿細管再吸収のないような物質の腎クリアランスは GFR を表す．イヌリンのほかクレアチニンやチオ硫酸ナトリウムの腎クリアランスも GFR を示す．とくに内因性物質のクレアチニンを用いて算出されたクレアチニンクリアランス CL_{cr} は，臨床の場で GFR の指標として用いることが多い．

また，生理学的モデル解析法のクリアランスの項で説明があるように，CL_R は次のように表すことができる．ただし，Q_R は腎血漿流量（RPF），C_v は腎静脈中濃度とする．

$$CL_R = \frac{Q_R \cdot (C_a - C_v)}{C_a} \tag{5.6}$$

p-アミノ馬尿酸（PAH）の腎クリアランスは $CL_R = 6.6/0.01 = 660$（mL/min）となり，腎を 1 回通過することにより腎静脈中に PAH は検出されず，$C_v = 0$ となり，ほぼ全量が尿中に排泄される．そのため，この PAH の腎クリアランスの値は Q_R，すなわち腎血漿流量（RPF）を示す．一方，グルコースの場合は，腎動脈血中濃度と腎静脈血中濃度が等しくなり，グルコースの腎クリアランスは 0 となる．

薬物の腎クリアランスと GFR の比をクリアランス比 clearance ratio（CR）という．

$$CR = \frac{CL_R}{GFR} \tag{5.7}$$

もし，CR ＞ 1 の場合，その薬物は尿細管分泌のあることがいえるし，CR ＜ 1 のときは血漿タンパク結合のない薬物の場合，尿細管再吸収のあることが考えられる．

また，式（5.5）を積分すると，

$$A_{e(\infty)} = CL_R \cdot AUC \tag{5.8}$$

となり，尿中排泄量 $A_{e(\infty)}$ を AUC で割ることにより，腎クリアランス CL_R を求めることもできる．

$$CL_R = \frac{A_{e(\infty)}}{AUC} \tag{5.9}$$

5.1.4 ▶▶ 尿中排泄率の高い薬物

薬物の体内からの消失経路は腎排泄，胆汁排泄，代謝などが主であるが，循環血液中に移行後，未変化体として尿中に排泄されやすい薬物の例を表 5.3 に示す．これら薬物を腎障害患者に投与する場合は，減量や投与間隔の調整など注意が必要である．

表 5.3 尿中排泄率の高い薬物
(ヒトにおいて循環血液中に移行した 70 % 以上が尿中に未変化体として排泄される薬物例)

尿中排泄率（%）		尿中排泄率（%）	
アシクロビル	75	エタンブトール	79
アマンタジン	50〜90	フルコナゾール	75
ガンシクロビル	73	レボフロキサシン	61〜87
アミカシン	98	ガチフロキサシン	83
ゲンタマイシン	＞90	フロセミド	71
トブラマイシン	90	ヒドロクロロチアジド	＞95
アモキシシリン	86	カルボプラチン	77
セファゾリン	80	メトトレキサート	81
セフタジジム	84	リシノプリル	88〜100
セファレキシン	91	リチウム	95
バンコマイシン	79	メトホルミン	99.9

(Goodman and Gilman's the Pharmacological Basis of Therapeutics 11th ed., Ed by J.G. Hardman and L.E. Limbird, McGraw-Hill (2005) の付録 pp1917-2023 より改変して引用)

参 考 図 書

1) 林　正弘，谷川原祐介編，生物薬剤学　改訂第 2 版　南江堂，2007

（岩川　精吾）

5.2 腎以外からの排泄

5.2.1 ▶▶ 肝臓の機能と胆汁中排泄

肝臓は体内最大の腺組織であり，成人男性で1000～1300g，女性で900～1100gあり，糖，脂質，アミノ酸，リポタンパク，金属，ビリルビンなどの代謝，ビタミンの貯蔵と代謝，タンパクの合成と分泌，尿素の合成，胆汁酸の合成と排泄など，様々な生理的機能を有する．また薬物の代謝や胆汁を介した排泄を担う組織としても重要である．

1）肝臓の構造

肝臓 liver は原則的に左右両葉に分かれ，哺乳類ではさらに多数の葉に細分化される．構造上および機能上の最小構成単位は，肝小葉と呼ばれる直径，長さ共に1～2 mmの六角柱の構造であり，その中心の中心静脈から小葉の辺縁に向かって肝細胞 hepatocytes が放射状に配列している．隣り合う肝細胞間には毛細胆管があり，肝細胞から毛細胆管に分泌された**胆汁** bile は小葉辺縁に向かって流れ，小葉間結合組織中の小葉管胆管に注ぎ，集合胆管を経て**胆嚢** cholecyst, gallbladder に達する．一方，血液は胆汁とは逆に，小葉辺縁部から中心静脈に向かって流れている．小葉に注ぐ血管系には，肝臓循環系としての固有肝動脈（栄養血管）と，門脈（機能血管）があり，それぞれ小葉肝動脈，小葉肝静脈を経由して毛細血管に相当する類洞で合流し，小葉内を潅流する．類洞に流入した血液の70％は門脈由来であり，肝動脈は30％である．その後，血液は類洞から中心静脈，介在静脈，集合静脈，肝静脈を経て後大静脈へと流れる．

類洞壁と肝細胞との間の空間をディッセ Disse 腔という．類洞壁は血管内皮細胞に相当する**類洞内皮細胞**と，クッパー細胞（常在マクロファージに相当），ピット細胞（ナチュラルキラー細胞に相当）およびディッセ腔に存在する伊東細胞（ビタミンAの貯蔵）によって形成されており，これらの4種の細胞を肝類洞壁細胞という．類洞内皮細胞は一般の血管内皮細胞とは異なり基底膜をもたず，直径1～2 μm 程度の比較的大きな孔を有しており不連続性である．そのため，血球以外は，薬物やタンパクなどの高分子も含めて比較的自由に類洞壁を通過し，ディッセ腔に到達できる（図5.6）．

2）胆汁の成分

胆汁は，ラット，ウマ，クジラなどの一部の哺乳類以外では，いったん胆嚢に蓄えられたのち，食事（食餌）などの刺激に応じて総胆管から十二指腸に分泌される．ヒトにおいてはその流量は

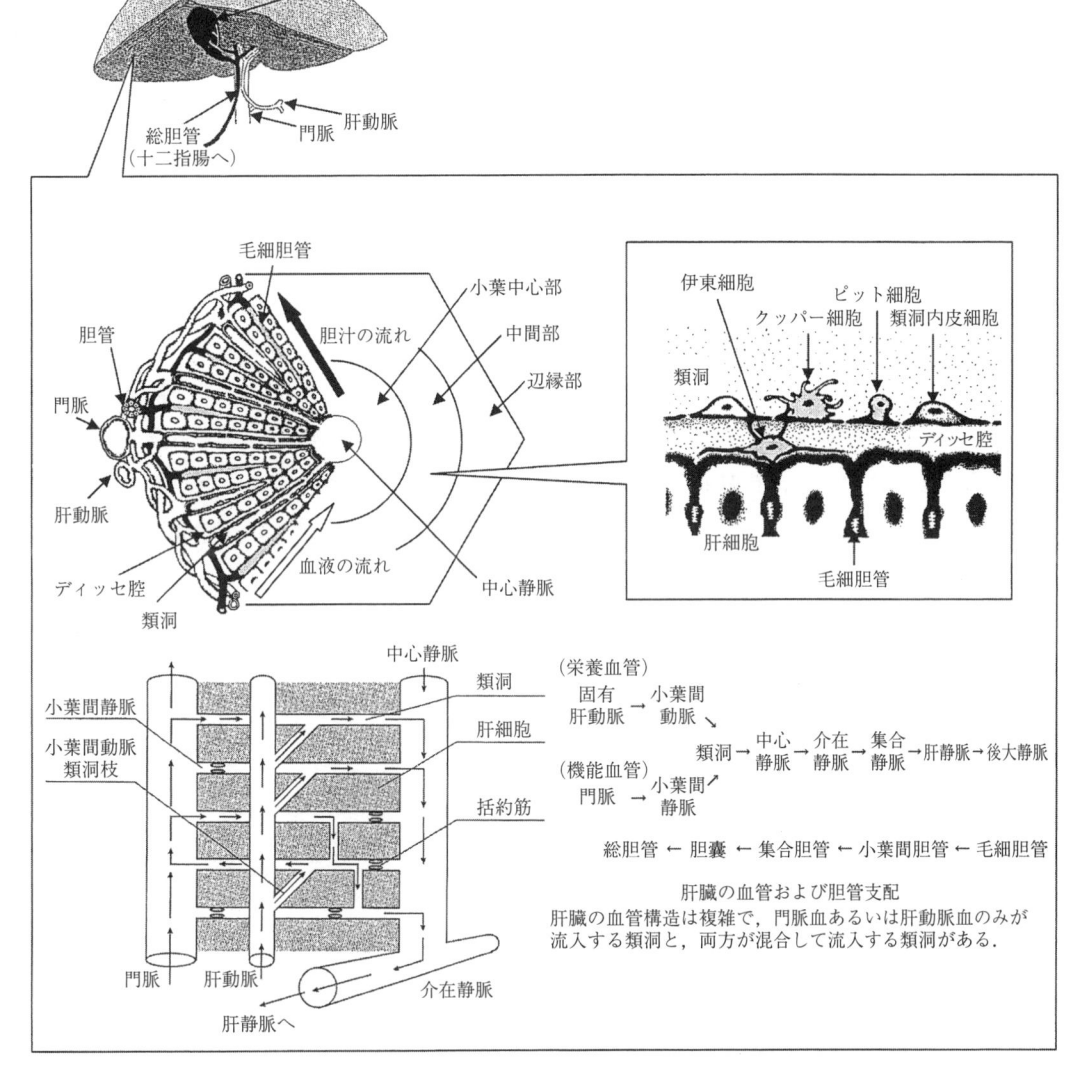

図 5.6 肝臓の微細構造
(日本トキシコロジー学会編,トキシコロジー初版,朝倉書店,および Arias. IM. *et al.*(eds):
The Liver-Biology and Pathophysiology 3rd ed, Raven Press, 1944 より改変)

約 1.5 L/日である.胆汁は胆汁酸,コレステロール,タンパク質,ビリルビンなどが溶解した,茶褐色の電解質溶液である.胆汁成分で最も重要な胆汁酸は,側鎖にカルボン酸(カルボキシル基)をもつ酸性ステロイドである.ヒトでは一次胆汁酸と呼ばれるコール酸とケノデオキシコール酸がコレステロールから肝臓で生合成され,十二指腸に分泌された後,腸内細菌の作用で C7 位のヒドロキシル基(水酸基)が還元され,二次胆汁酸と呼ばれるデオキシコール酸,リトコー

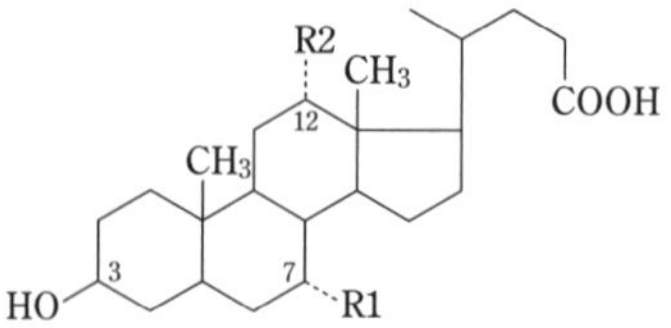

	R1	R2	割合(%)
コール酸	OH	OH	50
ケノデオキシコール酸	OH	H	30
デオキシコール酸	H	OH	15
リトコール酸	H	H	5

図 5.7　胆汁酸の構造と組成割合

ル酸ができる（図5.7）．これら4種の胆汁酸は小腸下部から再吸収された後，肝臓から再び小腸に分泌され，いわゆる腸肝循環を繰り返す．再吸収は消化管側底膜に存在するトランスポーターによる能動輸送であり，再吸収率は90〜95％である．これら胆汁酸は，胆汁中では通常タウリンやグリシンで抱合され，ナトリウム塩やカリウム塩として存在する．また界面活性作用を有しており，消化管で脂肪酸とミセルを形成してその吸収を助けている．

3）薬物の胆汁排泄

　生体の薬物処理機能を表す全身クリアランスは，腎クリアランスと腎外クリアランスの和で表され，この腎外クリアランスはほとんどの薬物では肝クリアランス，すなわち肝臓での代謝クリアランスと胆汁中への排泄クリアランスの和である．従来から薬物の分子量が大きいほど胆汁排泄しやすく，その分子量閾値には種差があることが知られている．例えば，ラット，モルモットおよびウサギの閾値はそれぞれ325，400，および475程度であり，ヒトでの閾値は500〜600程度といわれている．このような分子量閾値のメカニズムや生理的な意義についてはよくわかっていないが，多くの薬物が肝臓においてグルクロン酸や硫酸，アミノ酸などの抱合反応を受け，分子量が大きくなり胆汁排泄を受けやすくなる（図5.8, 表5.4）．

　血液からディッセ腔に移行した薬物は単純拡散もしくは能動輸送で肝細胞に移行する．またワルファリンなどは血漿中のタンパクと結合したままでも肝細胞に取り込まれると考えられている（タンパク質仲介輸送 protein-mediated transport と呼ばれている）．薬物は未変化体のまま，あるいは肝細胞で代謝され，胆汁中に排泄されたり再びディッセ腔に出て血流に戻る場合もある．薬物の胆汁移行性は，ディッセ腔から肝細胞へ移行する際の類洞側膜（血管側細胞膜）透過と，肝実質細胞から胆管へ移行する際の胆管腔側膜（胆管側細胞膜 bile canalicular membrane）透過の過程を含んでおり，この2つの膜透過過程にはいくつかの能動輸送を担うトランスポーターが存在する（図5.9）．トランスポーターは，その駆動力となるエネルギーとしてATPを直接利用する一次性能動輸送（ABC系トランスポーター）と，類洞側膜に存在するNa$^+$, K$^+$-ATPase に

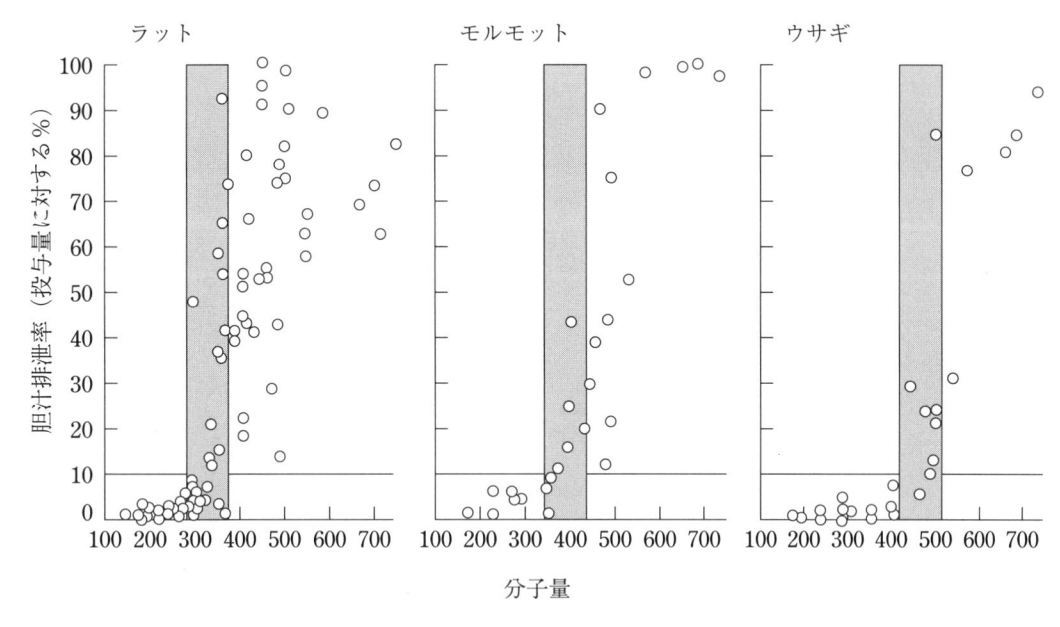

図5.8 胆汁排泄と分子量の関係
ラット，モルモット，およびウサギのいずれの種においても，分子量が大きくなると胆汁排泄率が急に増加するが，その分子量には種差が存在する．
(Hirom, PC. *et al.*, *Biochem. J.* **129**: 1071-1077, 1972 より改変)

表5.4 ヒトにおいて未変化体が胆汁中に排泄される薬物[1]

有機アニオン[2]	有機カチオン[2]	両性化合物[2]	中性化合物[2]
アジスロマイシン アトルバスタチン オフロキサシン[3] エチニルエストラジオール （抱合体） テルミサルタン プラバスタチン ミカファンギン ラマトロバン ロスバスタチン セフピラミド セフォペラゾン	カルベジロール クロミフェン タモキシフェン ゲフィチニブ ゾルミトリプタン チオリダジン フェロジピン イマチニブ エピナスチン イミプラミン エリスロマイシン キニーネ ジアゼパム テトラサイクリン	アルガトロバン[3] テモカプリル モキシフロキサシン インドシアニングリーン[4]	ジギトキシン プロブコール リトナビル レセルピン

1) 添付文書中で胆汁排泄することが明記されているもの，未吸収量が糞中未変化体排泄量を上まわり胆汁排泄が強く示唆されるもの，各種報告から腸肝循環されると考えられるものを含む．なお塩で示したものは，投与剤形としては塩であるが，排泄される時には必ずしも塩の形ではない．
2) アミノ基など塩基性の置換基をもつものを有機カチオン，カルボン酸構造など酸性の置換基をもつものを有機アニオン，両方もつものを両性化合物，両方ともにもたないものを中性化合物とした．生体内での実際の振舞いは，pH等の周囲の環境に依存する．
3) 尿中未変化体排泄率のほうが多いもの．
4) 肝・循環機能検査用試薬．

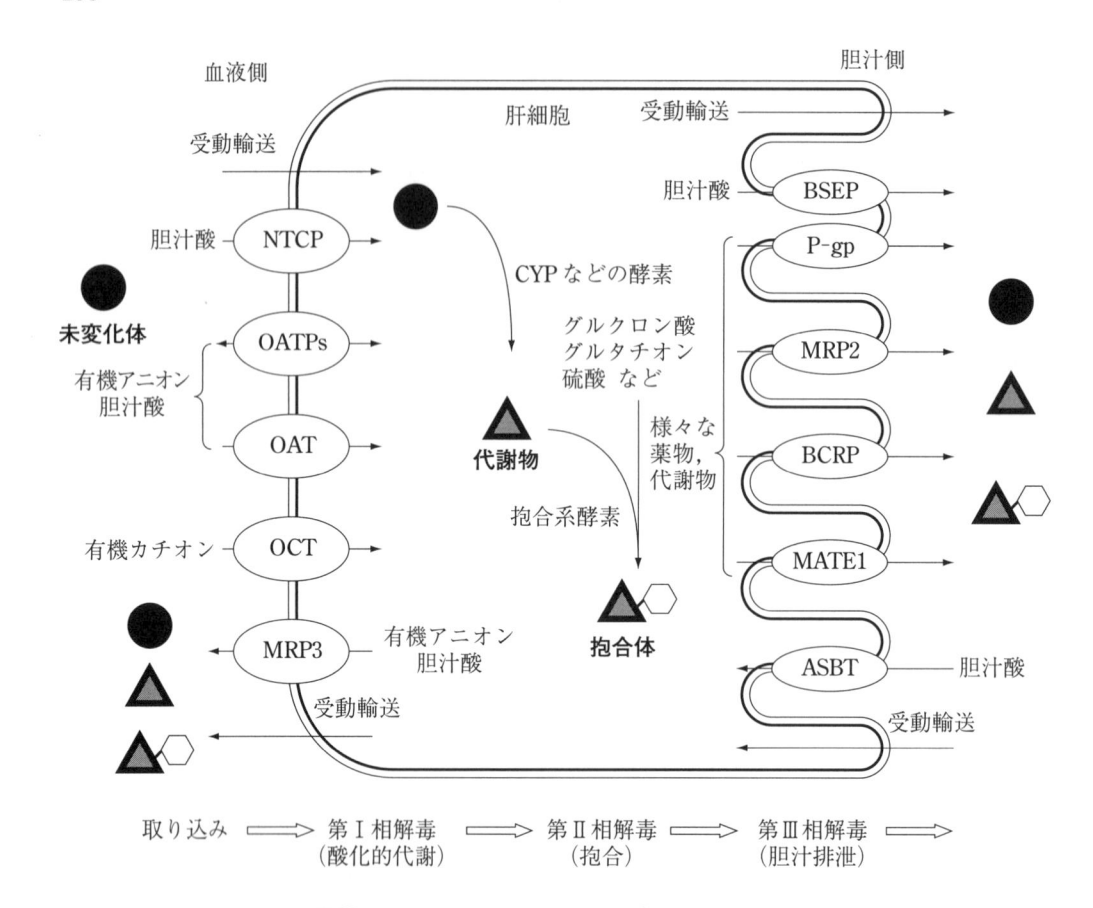

図 5.9　肝臓に発現しているトランスポーターと異物解毒機構

NTCP：sodium/taurocholate-cotransporting polypeptide，ナトリウム/タウロコール酸共輸送ポリペプチド
OATP：organic anion transporting polypeptide，有機アニオン輸送ポリペプチド
OAT：organic anion transporter，有機アニオン輸送体
OCT：organic cation transporter，有機カチオン輸送体
MRP：multidrug resistance associated protein，多剤耐性関連タンパク
BSEP：bile salt export pump，胆汁酸塩排出ポンプ
P-gp：P-glycoprotein，P-糖タンパク（P-gp はコードする遺伝子の名から MDR と呼ばれることもある）
BCRP：breast cancer resistance protein，乳癌耐性タンパク
MATE1：multidrug and toxin extrusion protein 1，多剤/毒素排出輸送体
ASBT：apical sodium-dependent bile salt transporter，頂側膜側ナトリウム依存性胆汁酸塩輸送体

よって形成されるナトリウム勾配などを利用する二次性の能動輸送（SLC系トランスポーター）に大きく分類される．類洞膜にはSLC系トランスポーターである，主に有機アニオン系薬物の肝細胞への取り込みに関与するOAT（OAT2：SLC22A7），OATP（*SLCO family*），有機カチオンの取り込みに関与するOCT（OCT1：SLC22A1，OCT2：SLC22A2），もっぱらタウロコール酸やウルソデオキシコール酸の取り込みを担うNTCP（SLC10A1）などがある．ABC系トランスポーターとしてはMRP3（ABCC3）が発現しており，主に有機アニオン性の生体成分や薬物

の肝細胞から血液側への排出に関与している．一方，胆管腔側膜には，肝細胞から胆汁への排出に関与するABC系トランスポーターとして，主に有機アニオン系の生体成分や薬物の輸送に関与するMRP2（ABCC2），中性およびカチオン性薬物を中心として幅広い基質認識性をもつP-糖タンパク（P-gp, ABCB1），中性およびアニオン性薬物や抱合代謝物を基質とするBCRP（ABCG2），さらには抱合型胆汁酸のタウロコール酸やグリココール酸の分泌に関与するBSEP（ABCB11）などが発現している．肝臓から胆汁への薬物の排泄には，このように複数のトランスポーターが関与しており，生体異物の排泄を促進し，解毒する機能として位置づけられている．なお，肝臓のCYP系酵素による薬物代謝を第Ⅰ相解毒，抱合代謝を第Ⅱ相解毒といい，これらの機能に続く能動的な胆汁への排泄を第Ⅲ相解毒と呼んでいる．

4）腸肝循環

胆汁酸と同様に，腸肝循環 enterohepatic circulation する生体内物質や薬物が知られている．また吸収された薬物が肝臓においてグルクロン酸や硫酸抱合体に代謝されて胆汁中に排泄され，腸内細菌によって脱抱合されてもとの化合物に復元されて再吸収されることも多い（表5.5）．

表5.5 腸肝循環する薬物[1]

	未変化体[2]		代謝物
ヒト	ウルソデオキシコール酸	クロルプロマジン[3]	トリミプラミン
	クロミフェン	スピロノラクトン[3]	メチルプレドニゾロン
	タモキシフェン	ジクロフェナク[3]	レフルノミド（活性代謝物）
	コルヒチン	ドキソルビシン[3]	
	ジギトキシン	インドメタシン[3]	
	ニフェジピン	モルヒネ[3]	
	メロキシカム	フェニトイン[3]	
	リファンピシン	ワルファリン[3]	
	ラロキシフェン	バルプロ酸[3]	
	プラバスタチン	クロラムフェニコール[3]	
	エチニルエストラジオール		
	イトラコナゾール		
《生体成分》			
	ビタミン D_3	ビタミン B_6	
	ビタミン B_{12}	葉酸	
	胆汁酸		
ラット[4]	アルプロスタジル	メピチオスタン	
	ノルエチステロン	コルホルシンダロパート	
	カルシトリオール	トラゾドン	
	エメダスチン	グアナベンズ	
	ミコフェノール酸	ベタメタゾン	

1) 添付文書中で腸肝循環の記載があるもの．必ずしも胆汁排泄率が尿中排泄率より優るとは限らない．なお，塩で示したものは投与剤形としては塩であるが，排泄される時には必ずしも塩の形ではない．
2) 肝臓で抱合代謝を受け，胆汁排泄されたのち消化管で脱抱合されて再吸収されるものを含む．
3) 添付文書中に腸肝循環の具体的記述はないが，各種報告から腸肝循環されると考えられるもの．
4) ラットにおいて腸肝循環が認められる薬物は，ヒトにおいても腸肝循環している可能性がある．

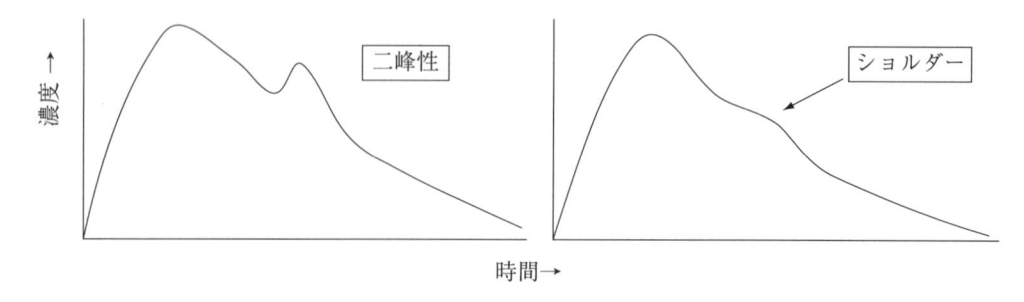

図 5.10　腸肝循環する薬物の典型的な血(漿)中濃度推移

　腸肝循環する薬物を経口投与した際,血中濃度推移には特徴的な二峰性や肩（ショルダー）が認められることがあり,長時間に渡って血中濃度が持続することがあるため,用量,用法の設定には注意が必要である（図5.10）. 一方,HMG-CoA還元酵素阻害薬プラバスタチンナトリウムなどのように,もっぱら肝臓を標的組織とする薬物には薬効の持続あるいは全身的な副作用の軽減の点で都合がよい. また,腸内環境に影響を与える薬物は,腸肝循環する薬物の再吸収を抑制することがある. 例えば,経口避妊薬エチニルエストラジオールは硫酸抱合あるいはグルクロン酸抱合されて胆汁排泄され,腸管内で脱抱合されて再吸収されるが,テトラサイクリン系あるいはペニシリン系抗生物質を併用すると,これらが腸内細菌叢（腸内フローラ）の作用を弱めることから,胆汁排泄された薬物の脱抱合および再吸収が抑制され,薬効が減弱することがある. そのため,これらの抗生物質とエチニルエストラジオールは併用注意となっている. また,抗リウマチ薬のレフルノミドは腸肝循環する活性代謝物が薬効に少なからず寄与しているが,コレステロール吸収阻害薬のコレスチラミンを併用すると,活性代謝物がこの薬物と吸着し,再吸収が抑制されることが知られている.

5.2.2　腎臓および肝臓以外からの排泄

　薬物の腎臓および肝臓以外からの排泄としては,消化管,唾液中,乳汁中,呼気中,汗等への排泄や分泌がある. これらは薬物の全身クリアランスに対する寄与は少ないと考えられるが,消化管では能動的な排泄機構があり,経口薬物の吸収バリアとして機能すること,ある種の薬物は唾液中濃度が血中濃度の指標になること,乳汁に含まれる薬物は乳児に移行することなど,薬理的あるいは薬物動態的に重要である.

1）消化管排泄

　消化管への排泄は,血流から消化管腔への薬物の分泌を指し,単純拡散とトランスポーターを介した場合がある. pH分配仮説に従えば胃や小腸管腔は酸性環境にあるため,塩基性物質は分泌されやすいと考えられる. 一方,小腸上皮細胞には排出系のトランスポーターであるABC系

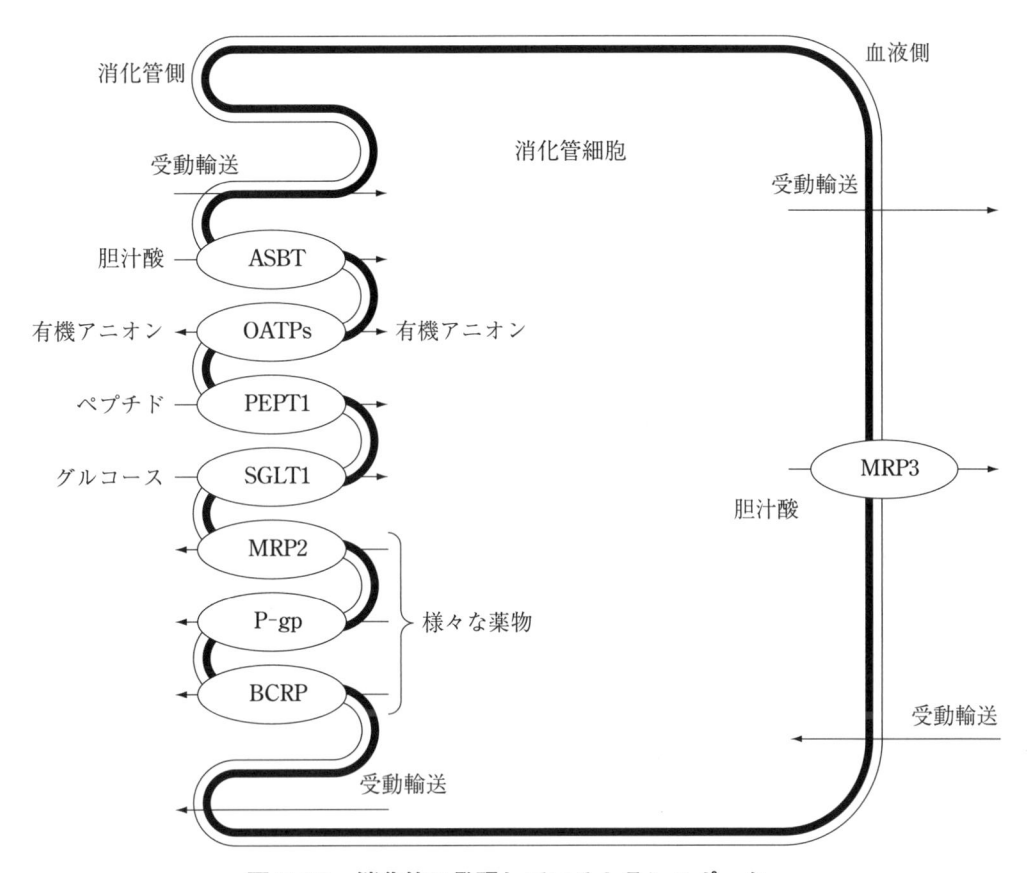

図 5.11 消化管に発現しているトランスポーター

ASBT : apical sodium-dependent bile salt transporter, 頂側膜側ナトリウム依存性胆汁酸塩輸送体
OATP : organic anion transporting polypeptide, 有機アニオン輸送ポリペプチド
PEPT : peptide transporter, ペプチド輸送体
SGLT : sodium/D-glucose cotransporter, ナトリウム/D-グルコース共輸送体
MRP : multidrug resistance associated protein, 多剤耐性関連タンパク
P-gp : P-glycoprotein, P-糖タンパク（P-gp はコードする遺伝子の名から MDR と呼ばれることもある）
BCRP : breast cancer resistance protein, 乳癌耐性タンパク

トランスポーターの P-gp，MRP2 および BCRP などが発現しており，血液から消化管への薬物の分泌のみならず，経口投与された薬物が血液に達しないように作用する吸収バリアとして機能していることから，生物学的利用率（バイオアベイラビリティ）に影響していると考えられている．また，薬物間相互作用においても重要であり，P-gp の基質であるジギタリス強心配糖体のジゴキシンの血管側から消化管腔側への分泌は不整脈治療薬キニジン硫酸塩水和物により阻害され，これらを併用することによりジゴキシンの血中濃度が上昇する．なお ASBT（SLC10A2）および MRP3 は肝臓にも発現しているトランスポーターであるが，消化管にも発現しており，肝臓に存在する NTCP および BSEP とともに胆汁酸の腸肝循環に協奏的に作用している（図

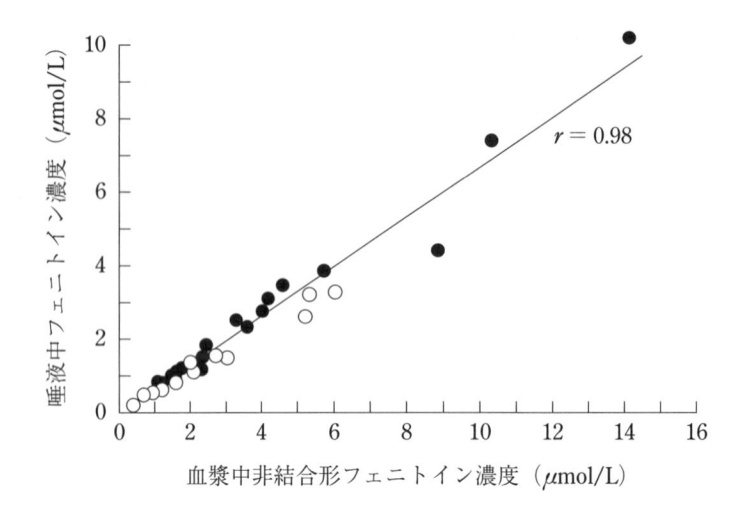

図 5.12 血漿中非結合形フェニトイン濃度と唾液中フェニトイン濃度の相関
●：てんかん患者，○：腎障害を有するてんかん患者．r：相関関数．
（上釜兼人ほか編：最新薬剤学，廣川書店より引用）

5.11)．

2）唾液中排泄

唾液 saliva は耳下腺，舌下腺および顎下腺からなる唾液腺から分泌される弱酸性（pH6.3～6.8）の液体であり，口腔内での食物の分解，軟化，口腔内の湿潤による滑沢化や清浄作用を担っている．唾液中に分泌された薬物は再び吸収されるため，実質的な排泄とは異なる．基本的には pH 分配仮説に従った受動輸送で排泄されるが，躁病・躁状態治療薬リチウム炭酸塩は能動的に排泄される．また，ヒダントイン系抗てんかん薬フェニトイン，向精神作用性てんかん・躁状態治療薬カルバマゼピン，バルビツール酸系抗てんかん薬プリミドン，スクシミド系抗てんかん薬エトスクシミドなどの薬物は，血中濃度と唾液中濃度がよい相関性を示すことが知られており，採血を必要としない簡便な薬物治療モニタリング（TDM：therapeutic drug monitoring）として臨床的応用が試みられている（図 5.12）．

3）乳汁移行（乳汁中排泄）

乳汁 milk の分泌は分泌上皮細胞 alveolar cell を介して行われるが，この上皮細胞は乳汁が分泌される管腔側と血管側で分極しており，薬物は血液側および管腔側の細胞膜を通過して移行する．この膜透過は基本的には単純拡散であり，脂溶性が高く，血漿中では非イオン形で存在し，血漿中のタンパクと結合していない薬物は乳汁移行しやすく，また乳汁は血漿よりも酸性（pH6.6 程度）なので pH 分配仮説に従って塩基性物質は濃縮されやすい．一方，乳児への栄養物質としての種々のアミノ酸やグルコース，ヨード，コリン，カルニチンなどはトランスポタ

ーによって能動的に乳汁に分泌されており，いずれも高濃度に濃縮されている．また，有機アニオントランスポーターと類似した輸送系もあると考えられ，ベンジルペニシリン，N-アセチル馬尿酸，4-アミノアンチピリン，N-アセチルスルファニルアミド，ストレプトマイシン，クロラムフェニコールなども能動的に分泌される．またメカニズムは明らかではないが，母体血液中よりも母乳中に濃縮される薬物としてマクロライド系抗生物質エリスロマイシン（1～10倍），抗てんかん・躁病・躁状態治療薬バルプロ酸（1.5～5倍），β_1-遮断薬アテノロール（1.3～6.8倍），H_2-受容体拮抗薬シメチジン（3.0～11.8倍），アントラサイクリン系抗悪性腫瘍薬ドキソルビジン（4.4倍）などが知られている．

　乳汁移行した薬物は身体的な防御機能が未発達な乳児に移行するため，移行量が少なくても，母親が薬物を服用し授乳する際には注意が必要であり，医療用医薬品（成分）のうち約25%（516/2045化合物：2007年現在）が，服薬時には授乳を避けるべき薬物としてあげられている．またPCBやダイオキシンなどの環境中の汚染物質や環境ホルモン，鉛などの重金属を含む有機金属は，脂溶性が高く乳汁中に濃縮されることが知られているため，乳児への安全性が問題となる．

4）呼気中排泄

　呼気中の排泄は肺を介しており，ガス麻酔薬や揮発性，昇華性のアルコール，クマリン，消炎・鎮痛・鎮痒薬カンフル，歯科用根管治療薬グアヤコールなど，比較的分子量の小さい薬物が呼気中に排泄される．マクロライド系抗生物質エリスロマイシンは肺においてチトクロム系の薬物代謝酵素であるCYP3A4によってメチル基が脱離し，この部分が最終的に二酸化炭素となって呼気中に排泄される．そのため，肺の代謝酵素活性評価（^{14}C-N-erythromycin breath test）に使われる．

5）汗中排泄

　汗は，乳汁と同様に管腔側と血管側に分極した上皮細胞と，それを囲む筋上皮細胞から構成された汗腺から分泌される．汗は，ナトリウム，カリウム，カルシウム，塩素，尿素などを含み，弱酸性（pH6.5）である．汗中に排泄される薬物としてはp-アミノ馬尿酸，スルファミジン，スルファニルアミド，スルファピリジンなどがあるが，いずれも汗/血漿中濃度比は0.02～0.8と1以下である．これに対して尿素の場合は1.8倍程度の高濃度に分泌される．そのほか，アルコール，アンチピリン，サリチル酸，安息香酸が汗中に分泌される．

〔荻原　琢男〕

5.3 演習問題

問 5.1 抗腫瘍薬メトトレキサートの腎排泄過程は，糸球体ろ過，尿細管での分泌及び再吸収からなる．血漿タンパク結合率は 50 %，再吸収率は 25 %，分泌クリアランスは 137 mL/min である．プロベネシドとの併用により，メトトレキサートの分泌は 40 %低下することが知られている．プロベネシド併用時の腎クリアランスに最も近い値を選べ．なお，糸球体ろ過速度（GFR）は 125 mL/min とする．

1　55 mL/min　　2　63 mL/min　　3　89 mL/min
4　109 mL/min　　5　126 mL/min　　6　150 mL/min

(83 回国試)

問 5.2 腎機能および腎における薬物の動態に関する記述のうち，正しいものの組合せはどれか．

a　糸球体ろ過過程は加圧ろ過過程であり，ボーマン嚢内圧が糸球体の毛細血管内圧よりも高いために起こる．
b　臨床の場において，患者の糸球体ろ過速度は，イヌリンの腎クリアランスを指標に評価されることが多い．
c　薬物の尿細管分泌とは，薬物が血管側から尿細管腔側へと能動的に輸送される現象である．
d　薬物の尿細管再吸収は受動的な単純拡散によるものであり，特殊な輸送系が関与することはない．
e　尿 pH の低下によって弱酸性薬物の尿中排泄が減少するのは，尿細管再吸収の増大による．

1　(a, b)　　2　(a, c)　　3　(b, d)
4　(c, e)　　5　(d, e)

問 5.3 薬物の腎排泄に関する記述のうち，正しいものの組合せはどれか．

a　アミノ酸やブドウ糖などの栄養成分は，糸球体ろ過されない．
b　サリチル酸の尿細管再吸収速度は，尿の pH が高いほど速くなる．
c　ジゴキシンは，近位尿細管で P-糖タンパク質によって分泌される．
d　イヌリンの尿中排泄速度は，血中濃度によらず一定である．
e　p-アミノ馬尿酸の腎クリアランスは，血中濃度が高いほど小さくなる．

第5章 排　泄

| 1 (a, b) | 2 (a, c) | 3 (b, d) |
| 4 (c, e) | 5 (d, e) | |

(95回国試)

問5.4
肝の構造・機能および薬物の胆汁排泄に関する記述の正誤について，正しい組合せはどれか．

a 肝への血液の流入系には，門脈系と肝動脈系の2つがあり，全肝血流量に対する割合は，門脈系を1とすると，肝動脈系では3程度である．
b 類洞（シヌソイド）の内皮細胞は不連続性であるため，アルブミンに結合した薬物も内皮細胞の間隙を通過することができる．
c 分子量が小さい薬物ほど胆汁酸排泄されやすい．
d インドメタシンはエステル型グルクロン酸抱合体として胆汁中に分泌され，腸管から再吸収されることなく糞便中に排泄される．

	a	b	c	d
1	正	正	誤	正
2	正	誤	正	誤
3	誤	正	誤	正
4	誤	誤	正	正
5	誤	正	誤	誤

問5.5
薬物の胆汁中排泄に関する記述の正誤について，正しい組合せはどれか．

a 薬物の肝クリアランスは，肝臓での代謝クリアランスと代謝物の胆汁中への排泄クリアランスの和で表される．
b 胆管側膜上には，ATPの加水分解エネルギーを直接利用した一次性能輸送体群が発現し，薬物の胆汁中排泄に関与している．
c インドシアニングリーンやスルホブロモフタレインナトリウムは，胆汁中へ特異的に排泄されることを利用した肝機能検査薬である．
d パラアミノ馬尿酸ナトリウムは，腎臓の尿細管で能動的に再吸収されることを利用した肝機能検査薬である．

	a	b	c	d
1	正	正	誤	正
2	正	誤	正	誤
3	誤	正	正	誤
4	誤	誤	正	正
5	誤	正	誤	誤

問5.6
排泄に関する記述の正誤について，正しい組合せはどれか．

a 小腸上皮細胞には排出系のトランスポーターが発現しており，経口投与された薬物が血液に達しないように作用する吸収バリアとして機能している．
b 脂溶性が高く血漿中では非イオン形で存在し，血漿中のタンパクと結合していない酸性の薬物は，乳汁に移行しやすい．

	a	b	c	d
1	正	正	誤	誤
2	正	誤	正	誤
3	正	誤	正	正
4	正	正	誤	正
5	誤	誤	誤	正

c　フェニトイン，カルバマゼピンなどの薬物は，血中濃度と唾液中濃度がよい相関性を示すことが知られている．
d　尿素は汗中に血漿中濃度よりも高濃度に分泌される．

6 薬物速度論

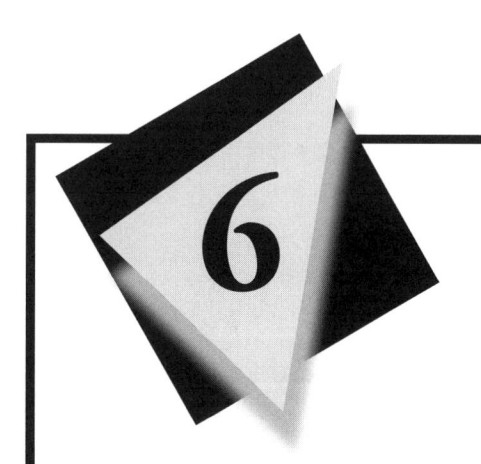

本章の到達目標

1. 薬物動態に関わる代表的なパラメーターを列挙し，概説できる．
2. 全身クリアランスについて説明し，計算できる．
3. 薬物の生物学的利用能の意味とその計算法を説明できる．
4. 線形1-コンパートメントモデルを説明し，これに基づいた計算ができる．
5. 線形2-コンパートメントモデルを説明し，これに基づいた計算ができる．
6. 線形コンパートメントモデルと非線形コンパートメントモデルの違いを説明できる．
7. 生物学的半減期を説明し，計算できる．
8. 薬物の肝および腎クリアランスの計算ができる．
9. 生理学的モデルによる薬物動態の解析法について説明できる．
10. モデルによらない薬物動態の解析法について説明できる．
11. 治療的薬物モニタリング（TDM）の意義を説明できる．
12. TDMが必要とされる代表的な薬物を列挙できる．
13. 至適血中濃度を維持するための投与計画について，薬動学的パラメーターを用いて説明できる．
14. 代表的な薬物についてモデルデータから投与計画を立案できる．
15. ポピュレーションファーマコキネティクスの概念について概説できる．

薬物治療の究極の目的は，個々の患者の症状に応じて，最も必要な薬物を，必要な部位へ，必要で十分な量だけ，必要な期間，効率的に投与することにより，疾病の治療を行うことである．このうち，患者の症状にあった薬物を選択することは医師の手に委ねられているが，その患者にとって最適な投与量を定め，最適投与計画を立案することは，薬剤師の重要な職務の一つである．薬物速度論（ファーマコキネティクス）pharmacokinetics はこれを遂行するための，最も基礎となる学問である．さて，薬物治療を開始するにあたっては，まず個々の患者ごとに投与量，投与間隔，投与期間を定めなければならない．かつてこれには，患者の症状，体の大きさ，年齢，性別とともに，医師の永年の経験に基づいた「かん」と，治療効果の推移を注意深く観察する「目」が必要であった．すなわち，最初は少量を投与し，薬効が現れるまで次第に投与量を増加していき，副作用が出れば投与量を減じるという方法である．しかしながら，近年になって，投与量と薬理効果（臨床効果）の強さとの相関性は必ずしも良好ではないことが明らかにされるようになった．一方，分析技術の発達に伴い，薬物投与後の血漿（体液）中濃度の測定が可能となると，薬物血漿中濃度と薬理効果（臨床効果）がきわめて良好に相関することがわかってきた．このことは薬物を投与後その血漿中濃度を経時的に測定し，これを介して投与量の調節を行えば，個体差の大きい薬効自体を指標とするよりは，はるかに科学的で精度の高い投与計画が可能となることを示している．

薬物速度論の目的は，ヒトあるいは実験動物に薬物を投与後，(1) 血液中，尿中，体液中，排泄物中，組織中などの薬物濃度の時間推移を測定し，(2) それらのデータを合理的に解釈できる実験的仮説を導き，(3) この仮説を用いて臨床データの予測を行い，最終的に，安全で合理的な薬物投与計画を作成することである．したがって，薬物速度論は臨床薬剤学 clinical pharmacy における薬物治療管理 therapeutic drug monitoring（TDM）と密接に関連している．ここでは，血漿中濃度を例に薬物速度論的解析の具体的な手順を述べてみよう．解析に先立ち，まず第一に行うことは，先の (1) の結果から得られた血漿中濃度を，普通グラフと片対数グラフにプロットすることである．この片対数プロットの，終わりの直線部分から傾き slope を，普通グラフのプロットから最高血漿中濃度の高さ height と血漿中濃度曲線下面積 area を，そしてこれらを複合して，平均滞留時間に代表されるモーメント moment を算出する．これらの手順は，その頭文字をとって，SHAM（シャム）分析と呼ばれているが，「傾き」は薬物の生体からの消失する速さを，「高さ」は薬効強度の強さを，「面積」は薬物の吸収総量を，「モーメント」は薬物の生体内動態の総合評価を表している．したがって，SHAM 分析は，薬物の生体内動態の概略を迅速に掴むことができるので，すべての薬物速度論的解析の基本である．この SHAM 分析を行ったのち，(2) の薬物速度論的解析に取り掛かるが，目的に応じて三つの解析法，すなわち，コンパートメントモデル解析法 compartment model analysis，生理学的モデル解析法 physiological model analysis，そして非コンパートメント解析法 noncompartmental analysis が用いられる．

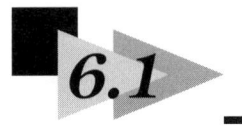

6.1 コンパートメントモデル解析法

　薬物の体内動態を速度論的に解析しようとするとき，生体をいくつかの領域に区別し，その中では薬物は均一に分布していると仮定する手法が用いられる．この領域をそれぞれ一定容量の"箱（コンパートメント）"とみなし，体全体がいくつかの（あるいは1つの）コンパートメントから成り立っているとして，薬物の体内での動きを把握する方法がコンパートメントモデル解析法である．近年，薬物の体内動態の速度過程は，体の生理解剖学的および生化学的知識を基本とし，生体内の各組織について構築された生理学的モデルをもとに解析されるようになってきたため，コンパートメントモデル解析法は古典的な手法と思われがちだが，実際の生体内での薬物動態を抽象化することで，その体内動態を比較的簡単に数式化することができるため，後述するように，患者個人に対して限られたデータをもとにTDMを実施するにあたっては，現在でも有用な解析法である．

6.1.1 ▶▶ コンパートメントモデルの概念

　コンパートメントモデル解析法において定義されるコンパートメントは，あくまでも速度的に区別しうる領域である．すなわち，同じコンパートメントとみなされるすべての臓器，組織の薬物濃度が均一であるという意味ではないことに注意する必要がある．なお線形コンパートメント理論においては，各コンパートメント間の薬物移行や体外への消失の各過程は一次速度式に従うものとし，線形性が成立することを前提としている．人体を構成する臓器，組織等を意識して薬物体内動態を解析するとき，非常に多くのコンパートメントについて考える必要があると思われる．しかしながら，臨床において採取される生体試料が主として血液あるいは尿であること，また，試料採取の数が制限されることを考慮するとき，実際には数個のコンパートメントからなるモデルにあてはめることで，薬物の体内動態を効率よく解析する必要がある．それゆえ，本章ではその基本となる1-コンパートメントモデルおよび2-コンパートメントモデルについて説明する．

6.1.2 ▶▶ 微分方程式とラプラス変換法

　生体内における薬物量の時間的変化を考えるとき，変化速度は速度論の手法を用いて解析される．あるコンパートメント内において，薬物量の変化する速度はそこに存在する薬物量に比例するという一次速度過程の定義に基づくとき，その比例定数が速度定数である．また，それらの結合によって構成されるモデルは線形モデルと呼ばれる．図6.1を例に，静脈内に薬物を投与した

図 6.1 の内容:

投与部位コンパートメント → 体内コンパートメント

$D_{po} \to X_g \xrightarrow{k_a} X_b = CV \xrightarrow{k_m} X_m$（吸収(F)、代謝）

D_{iv} は体内コンパートメントへ直接

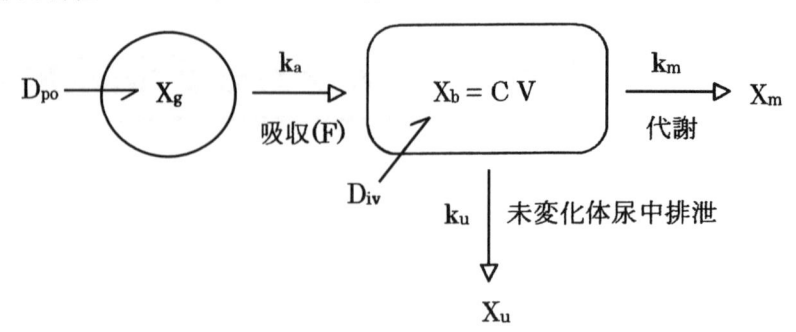

$X_b \xrightarrow{k_u} X_u$（未変化体尿中排泄）

図 6.1　1-コンパートメントモデルで表した薬物の体内動態

D_{po}：経口投与量　　　　　　　　　　V：見かけの分布容積
D_{iv}：静脈内投与量　　　　　　　　　k_a：一次吸収速度定数
X_g：投与部位コンパートメントにおける薬物量　　F：利用率
X_b：体内コンパートメント中の薬物量　　k：消失速度定数
X_u：尿中排泄薬物量　　　　　　　　　k_u：尿中排泄速度定数
X_m：代謝物量　　　　　　　　　　　　k_m：代謝物生成速度定数
C：血中薬物濃度

とき体内，尿中排泄あるいは薬物代謝（肝排泄）における各薬物量の変化速度を微分方程式により記述すると，

$$\frac{dX_b}{dt} = -k\,X_b \tag{6.1}$$

$$\frac{dX_u}{dt} = k_u\,X_b \tag{6.2}$$

$$\frac{dX_m}{dt} = k_m\,X_b \tag{6.3}$$

ここで，$k = k_u + k_m$ である．

これらの線形微分方程式を X_b，X_u，X_m について解くために，数学的な解析解を得る方法（変数分離法，定数変化法，演算子法）が用いられる．モデルが複雑になるとその連立微分方程式を解くことが煩雑になるが，例えばラプラス変換法などにより，より簡便に解析でき，また，線形モデルを一般的に扱えるようになる．本書においては，演算子法の1つとして汎用されているラプラス変換法については付録に記載されている．なお，最近ではパソコンの普及によって，数値積分法により数値解を得る方法（Runge-Kutta 法など）も用いられている．

6.1.3 ▶▶ 線形 1-コンパートメントモデル

図 6.2 のように血液中に入った薬物が各組織に瞬時に分布して血中濃度 C（実際には血漿中濃度 C_p）と組織中濃度 C_i の間に常に平衡が成立しているとするとき，次の式が成り立つ．

$$K_i = \frac{C_i}{C} \tag{6.4}$$

K_i：平衡定数

$$X_b = V_B C + \sum_{i=1}^{n} V_i C_i = (V_B + \sum_{i=1}^{n} K_i V_i) C \tag{6.5}$$

X_b：体内薬物量

ここで，$(V_B + \sum_{i=1}^{n} K_i V_i) = V$ とおけば

$$X_b = VC \tag{6.6}$$

V は見かけの分布容積 apparent of distribution と呼ばれ，X_b と C を関連づける比例定数とみなすことができる．

線形コンパートメントモデル linear compartment model は生体内における薬物動態の各過程（ADME）を単純なモデルに置き換えて表現するものであるが，線形 1-コンパートメントモデルは，循環血液中の薬物が体内の各臓器，組織に速やかに分布して濃度平衡に達し，体内を 1 つのコンパートメントとして扱えるという考え方に基づく．例えば，図 6.1 では投与された薬物は体内の各臓器，組織をまとめた 1 つの箱（体内コンパートメント）に分布し，そこから消失していくことを示している．ここでいう体内からの消失とは未変化体薬物の腎排泄，あるいは肝代謝等を意味している．

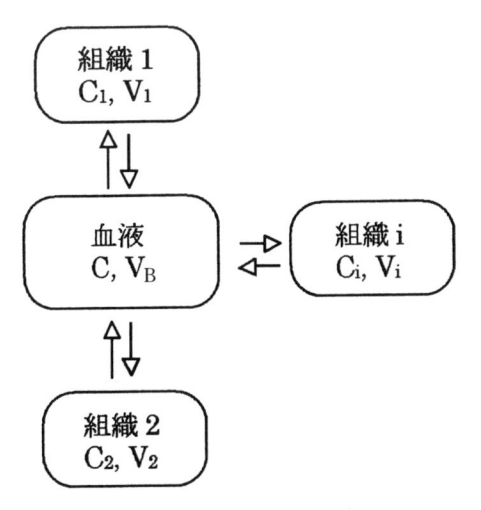

図 6.2 血中薬物と組織中薬物の濃度平衡

1）血管内急速投与の場合

図 6.3 はある薬物を急速に静脈内注射 intravenous bolus injection（i.v.）したときの，血中薬物濃度を経時的にプロットした結果を示している．ここで，縦軸を自然対数値としてプロットするとき（図 6.4），この薬物が生体内コンパートメントより見かけ上一次過程に従い消失していることがわかる．すなわち，体内薬物量（X_b）が減少する速度は体内量に比例すると考えたとき，その比例定数を消失速度定数 k（単位は時間$^{-1}$の次元をもつ）とおくと以下の式が得られる．

$$\frac{dX_b}{dt} = -kX_b \tag{6.7}$$

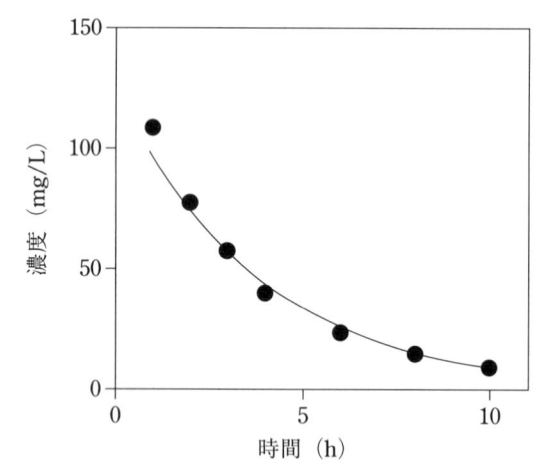

図 6.3 薬物を静脈内投与したときの血中濃度推移

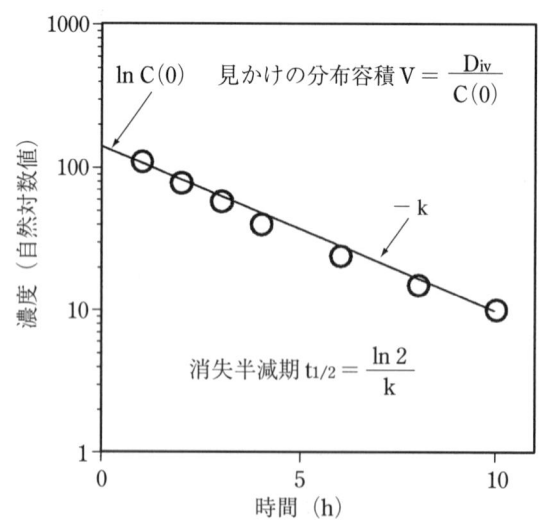

図 6.4 薬物（投与量 D_{iv}）を静脈内投与したときの血中濃度（自然対数値）推移

あるいは $(X_b = VC)$ より，

$$\frac{dC}{dt} = -kC \tag{6.8}$$

式 (6.8) を時間 t について積分すると，

$$C = C(0)e^{-kt} \tag{6.9}$$

式 (6.9) において，C(0) は t＝0 における薬物濃度（初濃度）であり，グラフにおいて外挿により縦軸交点から得られる．この薬物の見かけの分布容積 V は，投与量を D_{iv} とすると，式 (6.10) により求められる．

$$V = \frac{D_{iv}}{C(0)} \tag{6.10}$$

式 (6.9) を自然対数式あるいは常用対数式で示せば，それぞれ式 (6.11)，式 (6.12) となる．

$$\ln C = \ln C(0) - kt \tag{6.11}$$

$$\log C = \log C(0) - \frac{k}{2.303}t \tag{6.12}$$

血中薬物濃度がもとの半分になる時間を消失半減期 $t_{1/2}$ と呼び，すなわち式 (6.11)，式 (6.12) において C/C(0)＝1/2 となる時間 $t_{1/2}$ は，

$$t_{1/2} = \frac{0.693}{k} \tag{6.13}$$

となる．

2) 未変化体薬物の尿中排泄

a) 尿中排泄速度

体内で代謝される薬物を静脈内投与したとき，未変化体薬物の尿中排泄速度（dX_u/dt）は生体内コンパートメント中に存在する薬物量に比例し，その比例定数は k_u である．したがって，

$$\frac{dX_u}{dt} = k_u X_b = k_u X_0 e^{-kt} \tag{6.14}$$

ここで，X_0 は t＝0 における体内薬物量とする．

両辺の自然対数値をとると，

$$\ln\left(\frac{dX_u}{dt}\right) = \ln(k_u X_0) - kt \tag{6.15}$$

すなわち，血漿中薬物濃度の解析時と同様に，横軸に時間（便宜的には採尿期間の中間の時間），縦軸には未変化体尿中排泄速度（$\Delta X_u/\Delta t$：採尿期間の尿中薬物量を時間間隔で割ったもの）の自然対数値をプロットし，そこから得られた直線の勾配から k が求まる．この方法を尿中排泄に関するログ・レートプロット log rate plot 法と呼ぶ（図 6.5）．

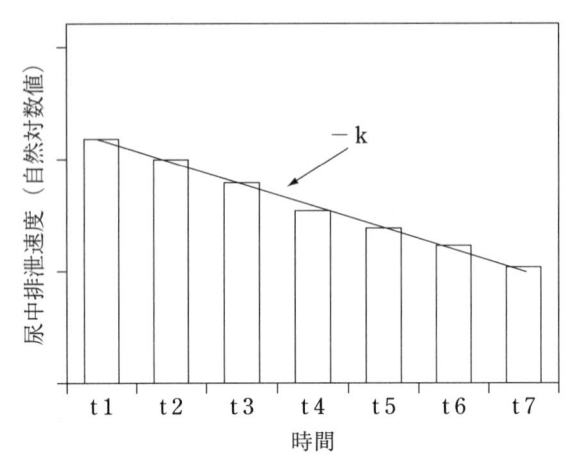

図6.5　ログ・レートプロット

b）シグマ・マイナスプロット

式（6.14）をtについて0からtまで積分すると，以下の式が得られる．

$$X_u = \frac{X_0 k_u}{k}(1 - e^{-kt}) \tag{6.16}$$

t→∞ とすれば $e^{-kt} \fallingdotseq 0$ となるので，

$$X_u(\infty) = \frac{X_0 k_u}{k} \tag{6.17}$$

式（6.17）から式（6.16）を差し引くと，

$$[X_u(\infty) - X_u] = \left[\frac{X_0 k_u}{k}\right] e^{-kt} \tag{6.18}$$

両辺の自然対数をとると，

$$\ln[X_u(\infty) - X_u] = \ln\left[\frac{X_0 k_u}{k}\right] - kt \tag{6.19}$$

ここでも，横軸には時間t，縦軸には $[X_u(\infty) - X_u]$（シグママイナス値）の自然対数値をプロットすることによって得られた直線の勾配からkが求まり，この方法をシグマ・マイナスプロット法と呼ぶ（図6.6）．なお，ログ・レートプロット，シグマ・マイナスプロットのいずれもグラフの傾きから得られるものは消失速度定数であり，尿中排泄速度定数ではないことに注意する必要がある．

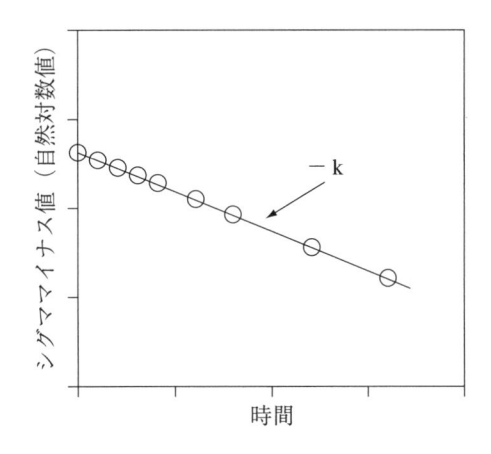

図 6.6 シグマ・マイナスプロット

3) 静脈内定速注入（点滴静注）

静脈内に一定速度で薬物を注入するとき，1-コンパートメントモデルは図 6.7 のように表されるが，注入速度を R_{inf}（薬物量/時間）とすると，体内の薬物量の変化速度について以下の式が得られる．

$$\frac{dX_b}{dt} = R_{inf} - k\,X_b \tag{6.20}$$

ここで，変形後，両辺に e^{kt} を乗じると，

$$e^{kt} \cdot \left[\frac{dX_b}{dt}\right] + e^{kt} \cdot k\,X_b = e^{kt} \cdot R_{inf} \tag{6.21}$$

式（6.21）における左辺は $\frac{d}{dt}\{X_b \cdot e^{kt}\}$ なので，両辺を積分すると，

$$X_b \cdot e^{kt} = \frac{R_{inf}}{k}e^{kt} + C'\;(積分定数) \tag{6.22}$$

両辺を e^{kt} で割ると，

$$X_b = \frac{R_{inf}}{k} + C' \cdot e^{-kt} \tag{6.23}$$

となる．初期条件 $t = 0$ のとき，$X_b = 0$ なので，$C' = -\frac{R_{inf}}{k}$ となり，

$$X_b = \frac{R_{inf}}{k} - \frac{R_{inf}}{k} \cdot e^{-kt} = \frac{R_{inf}}{k}(1 - e^{-kt}) \tag{6.24}$$

図 6.7 静脈内定速注入（点滴投与）

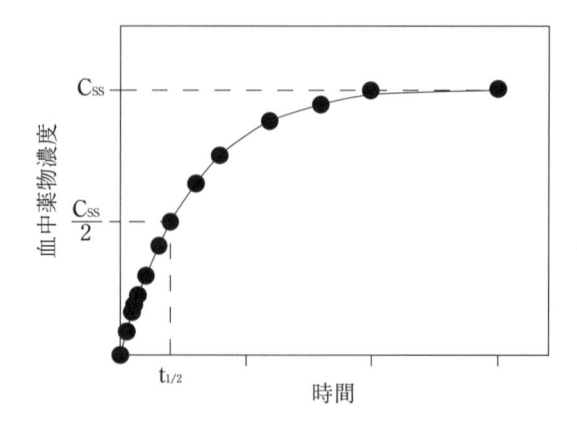

図6.8 a 静脈内定速注入時における血中薬物濃度の推移

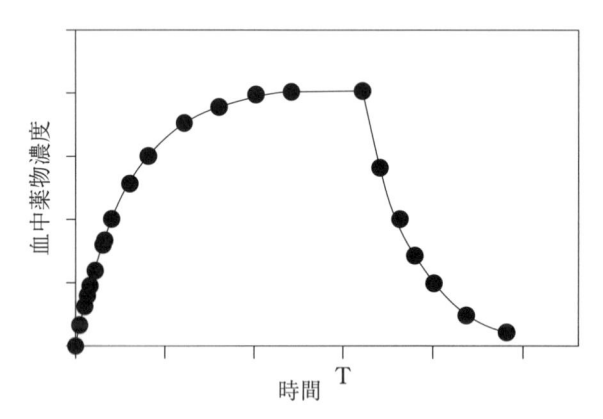

図6.8 b 静脈内定速注入し，一定時間（T）後に中止した場合の血中薬物濃度の推移

または，

$$C = \frac{R_{inf}}{kV}(1 - e^{-kt}) \tag{6.25}$$

が得られる．t→∞において血中薬物濃度は一定値 C_{ss} に達し（定常状態），

$$C_{ss} = \frac{R_{inf}}{kV} \tag{6.26}$$

このときの時間血中薬物濃度推移は図6.8 a のようになる．
式（6.25）および式（6.26）より，

$$C/C_{ss} = 1 - e^{-kt} = 1 - e^{-(\ln 2/t_{1/2})t} \tag{6.27}$$

となり，みかけの分布容積が一定であるならば，C_{ss} は注入速度に比例し，消失速度定数に反比

例すること，定常状態に到達する時間は注入速度には無関係であることがわかる．式（6.27）において t = $t_{1/2}$ のとき C/C_{ss} = 1/2 であり，すなわち，定速注入開始後，その薬物の消失半減期が経過した時間における血中薬物濃度 C は定常状態時の 1/2 に到達することになる．同様にして，半減期の 7 倍の時間が経過したとき，C は C_{ss} の 99% 以上となり，近似的に定常状態に達していると考えられる．定常状態に達する時間は，点滴時に静脈内注射を併用する（負荷投与）ことにより，短縮することが可能である．例えば，定常状態時において体内に存在する薬物量 X_{ss} は C_{ss}・V である．すなわち，注入速度 R_{inf} で点滴するとき，X_{ss} を静注により負荷投与すれば，最初から定常状態の血中薬物濃度を維持できることになり，式（6.26）より

$$X_{ss} = \frac{R_{inf}}{k} \tag{6.28}$$

となる．

また，定速注入開始後 T 時間においてそれを中止したとき，その後の時間血中濃度推移は，

$$C = \frac{R_{inf}}{kV}(1 - e^{-kT})e^{-k(t-T)} \tag{6.29}$$

となる（図 6.8 b）．この場合，注入中止の後，時間 t − T に対して C の自然対数値をプロットすると，その直線の傾きから k が求められる．

4）一次吸収過程がある場合

薬物を経口投与（po 投与）あるいは筋肉内に投与したとき，1 次速度過程による吸収があるコンパートメントモデルを仮定しうる（図 6.9）．投与部位の薬物量（ここでは，消化管内薬物量：X_g），体内薬物量 X_b，ならびに尿中薬物量 X_u の変化速度に関する微分方程式は以下のようになる．

$$\frac{dX_g}{dt} = -k_a X_g \tag{6.30}$$

$$\frac{dX_b}{dt} = k_a X_g - k X_b \tag{6.31}$$

$$\frac{dX_u}{dt} = k_u X_b \tag{6.32}$$

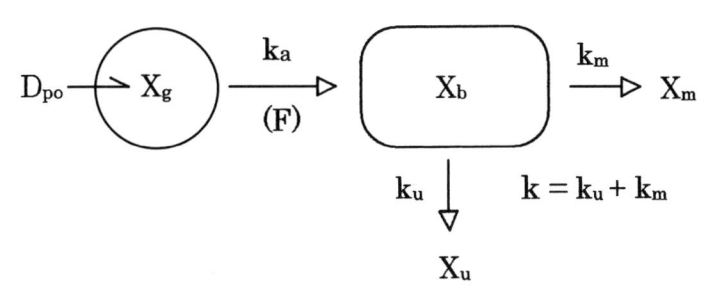

図 6.9 一次速度過程による吸収がある場合のコンパートメントモデル

ここで，k_a は吸収速度定数 absorption rate constant と呼ばれる．

投与量を D_{po}，消化管における吸収率を F とすれば，時間 t = 0 において，$X_g(0) = F D_{po}$，$X_b(0) = X_u(0) = 0$ である．

式 (6.30)，式 (6.31) をそれぞれ t について積分すると，

$$X_g = F D_{po} e^{-k_a t} \tag{6.33}$$

$$X_b = \frac{F D_{po} k_a}{k_a - k} (e^{-kt} - e^{-k_a t}) \tag{6.34}$$

また，血中薬物濃度 C は

$$C = \frac{F D_{po} k_a}{V(k_a - k)} (e^{-kt} - e^{-k_a t}) \tag{6.35}$$

ここでは，式の上で $k_a > k$ が条件となる．

一般に $k_a \gg k$ と予想されることから，経口投与後に十分長い時間が経過すれば，

$$C' = \frac{F D_{po} k_a}{V(k_a - k)} e^{-kt} \tag{6.36}$$

式 (6.36) について時間に対し C' の自然対数値をプロットすることにより，勾配から k が，また，t = 0 まで外挿した切片より $\frac{F D_{po} k_a}{V(k_a - k)}$ が得られる．さらに，その直線の値から C を差し引き，この値の自然対数値をあらためて時間に対しプロットすることにより k_a を求めることができる（式 (6.37)，図 6.10）．

$$\ln(C' - C) = \ln \left[\frac{F D_{po} k_a}{V(k_a - k)} \right] - k_a t \tag{6.37}$$

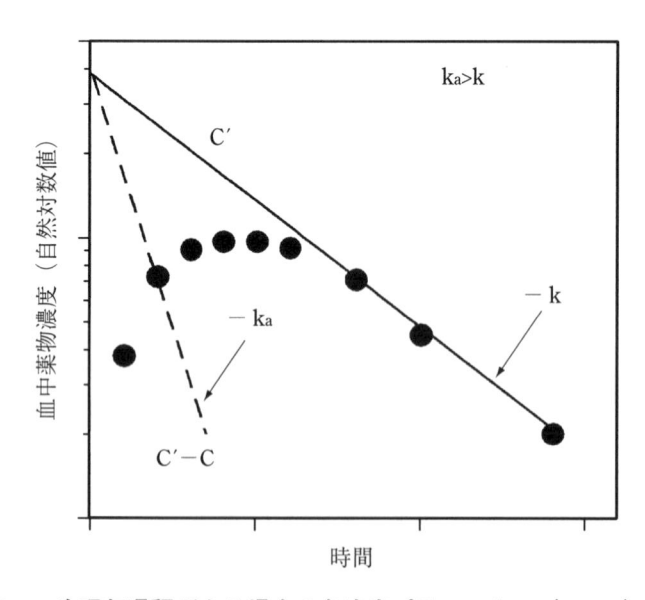

図 6.10 一次吸収過程がある場合の各速度パラメーター（k，k_a）の算出

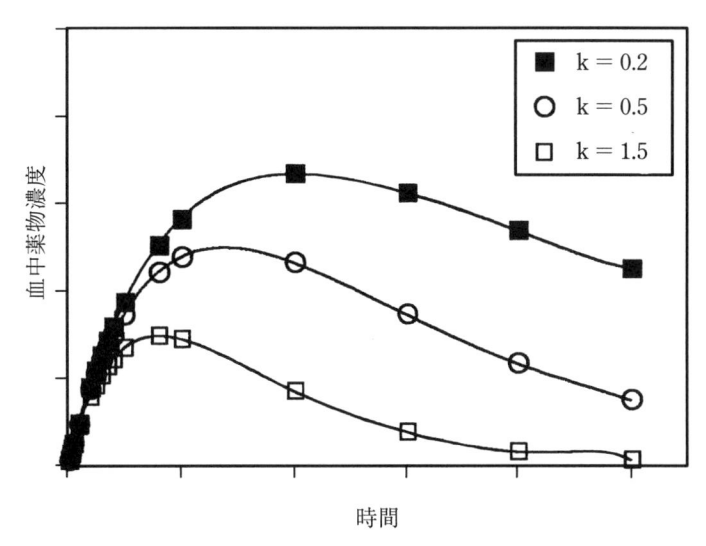

図 6.11 消失速度定数 k が変化した場合の血中薬物濃度の推移
（速度定数の単位は省略）

ただし，$k_a \ll k$ の場合には，血中薬物濃度の片対数プロットにより最初に求まるのは k_a で，次いで k を得ることになる（フリップ-フロップ flip-flop 現象）．k_a と k の大小については単一の経口投与データから判断することはできず，例えば，吸収過程のない投与方法（静注など）により，あらかじめ k を求めておく必要がある．

式（6.35）において k_a を一定として，k が変化した場合の血中薬物濃度の推移を図 6.11 に示した．一次吸収過程がある場合では，投与の一定時間（t_{max}）において血中薬物濃度は最大値（C_{max}）となる．式（6.35）を t について微分し，$dC/dt = 0$ とおくと t_{max} が求められ，

$$t_{max} = \frac{\ln(k_a/k)}{k_a - k} \tag{6.38}$$

さらに，これを式（6.35）に代入することにより C_{max} が求まる．

$$C_{max} = \frac{F\,D_{po}}{V}\left(\frac{k_a}{k}\right)^{k/(k-k_a)} \tag{6.39}$$

なお，式（6.38）より t_{max} が投与量に関係しないこと，また式（6.39）より C_{max} が（k_a/k）により定まることがわかる．

薬物の経口投与時において薬物が血漿中に現れる時間にずれが生じる場合は，吸収待ち時間 lag time（t_0）を考慮する必要がある．

$$C = \frac{F\,D_{po}\,k_a}{V(k_a - k)}\left(e^{-k(t-t_0)} - e^{-k_a(t-t_0)}\right) \tag{6.40}$$

① 吸収過程のある場合における未変化体薬物の尿中排泄データの取り扱い

式（6.32）に式（6.34）を代入して，

$$\frac{dX_u}{dt} = \frac{k_u F D_{po} k_a}{k_a - k} (e^{-kt} - e^{-k_a t}) \tag{6.41}$$

$k_a > k$ の条件下,時間が十分に経過した時,$e^{-kt} > e^{-k_a t} \fallingdotseq 0$ なので,ここで両辺の自然対数値をとると,

$$\ln\left(\frac{dX_u}{dt}\right) = \ln\left(\frac{k_u F D_{po} k_a}{k_a - k}\right) - kt \tag{6.42}$$

すなわち,吸収過程がある場合でもログ・レートプロットによってkを求められる.
また,式(6.41)を時間に関し0からtまで積分すれば,

$$X_u = \frac{k_u F D_{po}}{k}\left(1 + \frac{k_a}{k - k_a} e^{-kt} + \frac{k}{k_a - k} e^{-k_a t}\right) \tag{6.43}$$

ここで,$t = \infty$ のとき,$X_u(\infty) = F D_{po} k_u / k$ となり,

$$X_u(\infty) - X_u = X_u(\infty)\left(\frac{k_a}{k_a - k} e^{-kt} - \frac{k}{k_a - k} e^{-k_a t}\right) \tag{6.44}$$

$$\left(1 - \frac{X_u}{X_u(\infty)}\right) = \frac{1}{k_a - k}(k_a e^{-kt} - k e^{-k_a t}) \tag{6.45}$$

すなわち,シグマ・マイナスプロット法によってkを求められる.

② 血中濃度-時間曲線下面積

　薬物投与後,血中に出現した薬物総量を示すパラメーターとして,血中濃度-時間曲線下面積 area under the blood concentration-time curve (AUC) が用いられる.

$$AUC = \int_0^\infty C dt \tag{6.46}$$

AUC は通常,血中濃度-時間曲線から台形近似法により算出しうる(図 6.12).

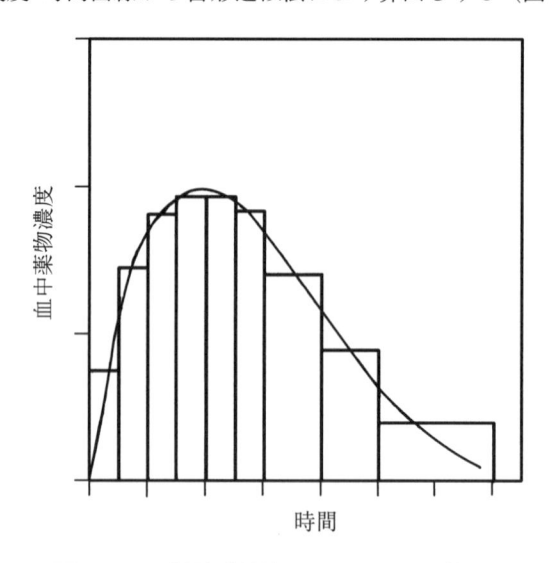

図 6.12　台形近似法による AUC の算出

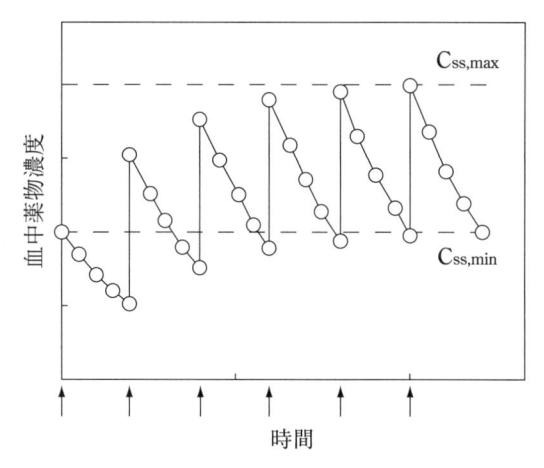

図 6.13 繰り返し投与時における血中薬物濃度推移
(矢印は薬物投与を示す)

③繰り返し投与

臨床現場における薬物投与は繰り返して行われるのが一般的であるが，この場合の薬物体内動態をコンパートメントモデルを用いて解析することは，投与計画を立てる上でも重要である．ここでは，1-コンパートメントモデル（見かけの分布容積V）において，一定量D，等間隔τでの繰り返し投与を前提とする（図6.13）．

静脈内投与の場合

第1回目の投与後にまず最高血中濃度（$C_{n,max}$，nは投与回数）となり，

$$C_{1,max} = \frac{D}{V} = C(0) \tag{6.47}$$

投与t時間後の血中薬物濃度C_1は，先の式（6.9）同様に変化する．

$$C_1 = C(0)e^{-kt} \tag{6.48}$$

投与τ時間後の血中薬物濃度は投与間隔間で最小となり（$C_{n,min}$，nは投与回数），

$$C_{1,min} = C(0)e^{-k\tau} \tag{6.49}$$

ここで2回目の投与直後は，

$$C_{2,max} = C(0) + C(0)e^{-k\tau} = C(0)(1 + e^{-k\tau}) \tag{6.50}$$

2回目の投与後の最小血中濃度は，

$$C_{2,min} = C(0)e^{-k\tau} + C(0)e^{-2k\tau} = C(0)(e^{-k\tau} + e^{-2k\tau}) \tag{6.51}$$

となる．同様にしてn回目の最高ならびに最小血中濃度はそれぞれ，

$$C_{n,max} = C(0)(1 + e^{-k\tau} + e^{-2k\tau} + \cdots + e^{-(n-1)k\tau}) \tag{6.52}$$

$$C_{n,min} = C(0)(1 + e^{-k\tau} + e^{-2k\tau} + \cdots + e^{-(n-1)k\tau})e^{-k\tau} \tag{6.53}$$

ここで，式（6.52）の両辺に$e^{-k\tau}$を掛けると，

$$C_{n,max} \cdot e^{-k\tau} = C(0)(e^{-k\tau} + e^{-2k\tau} + e^{-3k\tau} + \cdots + e^{-nk\tau}) \tag{6.54}$$

式 (6.52) から式 (6.54) を差し引くと，

$$C_{n,\,max} \cdot (1 - e^{-k\tau}) = C(0)(1 - e^{-nk\tau}) \tag{6.55}$$

したがって，

$$C_{n,\,max} = C(0)\frac{1 - e^{-nk\tau}}{1 - e^{-k\tau}} \tag{6.56}$$

$$C_{n,\,min} = C(0)\frac{1 - e^{-nk\tau}}{1 - e^{-k\tau}}e^{-k\tau} = C_{n,\,max} \cdot e^{-k\tau} \tag{6.57}$$

投与回数を増やすことにより $C_{n,\,max}$ ならびに $C_{n,\,min}$ は一定値に近づき，$n = \infty$ では定常状態 steady state (SS) となり，

$$C_{ss,\,max} = \frac{C(0)}{1 - e^{-k\tau}} \tag{6.58}$$

$$C_{ss,\,min} = \frac{C(0)e^{-k\tau}}{1 - e^{-k\tau}} \tag{6.59}$$

で表される．また，定常状態に達したときの平均血中濃度 $C_{ss,\,av}$ は，1 投与間隔間の AUC を τ で割って求められる．

$$C_{ss,\,av} = \frac{\int_0^\tau C_{ss}dt}{\tau} = \frac{C_{ss,\,max}\int_0^\tau e^{-kt}dt}{\tau} = \frac{C(0)}{k\tau} = \frac{D}{Vk\tau} \tag{6.60}$$

④ 蓄積率 R

$C_{ss,\,max}$ の $C_{1,\,max}$ に対する割合，あるいは $C_{ss,\,min}$ の $C_{1,\,min}$ に対する割合を蓄積率 R と呼ぶ．

$$R = \frac{C_{ss,\,max}}{C_{1,\,max}} = \frac{C_{ss,\,min}}{C_{1,\,min}} = \frac{1}{1 - e^{-k\tau}} \tag{6.61}$$

繰り返し投与時において定常状態に早急に到達させるためには，最初の投与量を 2 回目以後の投与量（維持量 D）よりも多く設定すればよく，投与の最初から定常状態とすることも可能であり（第 1 回目の投与量を初回投与量 D_L とすれば），この場合 $D_L/D = R$ となる．例えば，τ を半減期 $t_{1/2}$ に設定するとき，

$$R = \frac{1}{1 - e^{-kt_{1/2}}} = \frac{1}{1 - e^{-\ln 2}} = 2$$

つまり，初回投与量は維持量の 2 倍となる．

ここで n 回投与後の血中濃度 C_n の定常状態血中濃度 C_{ss} に対する割合 f_{ss} は，

$$f_{ss} = \frac{C_{n,\,max}}{C_{ss,\,max}} = \frac{C_{n,\,min}}{C_{ss,\,min}} = 1 - e^{-nk\tau} \tag{6.62}$$

となり，仮に $\tau = t_{1/2}$ とするならば，式より，7 回の反復投与で事実上の定常状態（定常状態値の 99 % 以上）に達することがわかる．

$C_{ss,\,max}$ と $C_{ss,\,min}$ が指定されたとき，式 (6.58) と式 (6.59) より，

$$\tau = \frac{1}{k} \ln\left(\frac{C_{ss,max}}{C_{ss,min}}\right) \tag{6.63}$$

この式は臨床において投与計画を立てる上で有用であり，例えば定常状態における最小血中濃度（トラフ値）が薬物の副作用に関連する場合（アミノグリコシド系の抗生物質など）には，その患者のkが得られればτを設定することができる．

⑤ 一次速度過程による吸収がある場合

経口投与のように一次速度過程による吸収がある場合においても，

$$C = \frac{F D_{po} k_a}{V(k_a - k)} (e^{-kt} - e^{-k_a t}) \tag{6.35}$$

この式をもとに，維持量 D_{po}，投与間隔 τ で n 回繰り返し投与した場合の次回投与直前の血中濃度 $C_{n,min}$ は，

$$C_{n,min} = \frac{F D_{po} k_a}{V(k_a - k)} \left(\frac{1 - e^{-nk\tau}}{1 - e^{-k\tau}} e^{-kt} - \frac{1 - e^{-nk_a\tau}}{1 - e^{-k_a\tau}} e^{-k_a\tau}\right) \tag{6.64}$$

となり，n = ∞ のとき，すなわち定常状態では，

$$C_{ss,min} = \frac{F D_{po} k_a}{V(k_a - k)} \left(\frac{e^{-k\tau}}{1 - e^{-k\tau}} - \frac{e^{-k_a\tau}}{1 - e^{-k_a\tau}}\right) \tag{6.65}$$

で与えられる．また，定常状態における平均血中薬物濃度は，

$$C_{ss,av} = \frac{\int_0^\infty C_{ss} dt}{\tau} = \frac{F D_{po}}{V k \tau} \tag{6.66}$$

となる．

⑥ 線形2-コンパートメントモデル

静脈注射後の血中薬物濃度の対数値を時間に対してプロットしたとき，図6.14aのような二相性の曲線を示すことがある．この場合には，体内を1つのコンパートメントとして扱うよりも，血中薬物と速やかに平衡に達するであろう組織（体循環コンパートメント）と，ゆるやかに平衡に達するであろう組織（末梢コンパートメント）に分けたほうがその体内動態を説明しやすいと考えられる．ここでは，静注後，薬物が体循環コンパートメント（コンパートメント1）に分布し，体内より消失すると同時に末梢コンパートメント（コンパートメント2）にも移行し，そこでは消失せずに再び体循環コンパートメントに戻るものとして，図6.14bに示す線形2-コンパートメントモデルを仮定する．線形2-コンパートメントモデルの各コンパートメント内における薬物量の変化を表す微分方程式は，

$$\frac{dX_1}{dt} = -(k_{12} + k_{10})X_1 + k_{21} X_2 \tag{6.67}$$

$$\frac{dX_2}{dt} = k_{12} X_1 - k_{21} X_2 \tag{6.68}$$

式（6.67），式（6.68）をラプラス変換して（付録2参照），

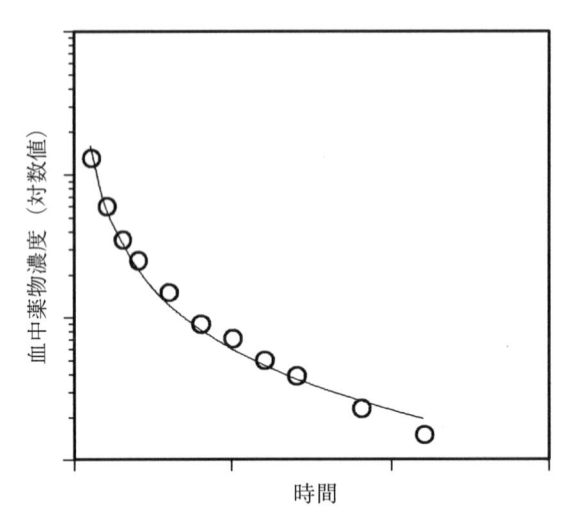

図 6.14 a　静脈注射後の血中薬物濃度推移（二相性）

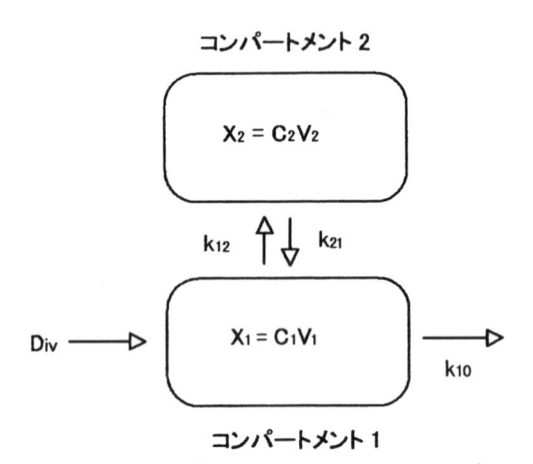

図 6.14 b　線形 2-コンパートメントモデル

D_{iv}：静脈内投与量
X_1, X_2：コンパートメント 1 およびコンパートメント 2 における薬物量
V_1, V_2：コンパートメント 1 およびコンパートメント 2 の分布容積
C_1, C_2：コンパートメント 1 およびコンパートメント 2 における薬物濃度
k_{10}：コンパートメント 1 からの薬物消失速度定数
k_{12}：コンパートメント 1 からコンパートメント 2 への薬物移行の速度定数
k_{21}：コンパートメント 2 からコンパートメント 1 への薬物移行の速度定数

$$sx_1 - X_1(0) = -(k_{10} + k_{12})x_1 + k_{21} x_2 \tag{6.69}$$

$$sx_2 - X_2(0) = k_{12} x_1 - k_{21} x_2 \tag{6.70}$$

ここで x_1 および x_2 は，X_1 および X_2 をラプラス変換して得られる裏関数である．
初期値として $X_1(0) = D_{iv}$, $X_2(0) = 0$ であり，整理すると，

$$(s + k_{10} + k_{12})x_1 - k_{21} x_2 = D_{iv} \tag{6.71}$$

$$-k_{12} x_1 + (s + k_{21}) = 0 \tag{6.72}$$

この二元連立方程式を解けば,

$$x_1 = \frac{D_{iv}(s+k_{21})}{(s+k_{10}+k_{12})(s+k_{21})-k_{12}k_{21}} = \frac{D_{iv}(s+k_{21})}{(s+\alpha)(s+\beta)}$$

$$= \frac{D_{iv}}{(\alpha-\beta)}\left[\frac{(\alpha-k_{21})}{(s+\alpha)} + \frac{(k_{21}-\beta)}{(s+\beta)}\right] \tag{6.73}$$

$$x_2 = \frac{D_{iv}k_{12}}{(s+\alpha)(s+\beta)} = \frac{D_{iv}k_{12}}{(\alpha-\beta)}\left[\frac{1}{(s+\beta)} - \frac{1}{(s+\alpha)}\right] \tag{6.74}$$

ここで

$$(s+\alpha)(s+\beta) = (s+k_{10}+k_{12})(s+k_{21}) - k_{12}k_{21} \tag{6.75}$$

$$\alpha + \beta = k_{10} + k_{12} + k_{21} \tag{6.76}$$

$$\alpha\beta = k_{10}k_{21} \quad (\alpha > \beta) \tag{6.77}$$

であり,ラプラス逆変換して表関数を求め,各コンパートメントにおける薬物を濃度式で表せば

$$C_1 = \frac{D_{iv}(k_{21}-\alpha)}{V_1(\beta-\alpha)}e^{-\alpha t} + \frac{D_{iv}(k_{21}-\beta)}{V_1(\alpha-\beta)}e^{-\beta t} = A e^{-\alpha t} + B e^{-\beta t} \tag{6.78}$$

$$C_2 = \frac{D_{iv}k_{12}}{V_2(\beta-\alpha)}e^{-\alpha t} + \frac{D_{iv}k_{12}}{V_2(\alpha-\beta)}e^{-\beta t} = A' e^{-\alpha t} + B' e^{-\beta t} \tag{6.79}$$

式 (6.78), 式 (6.79) における A, B, α, β は, 真の速度定数 microscopic constant (k_{12}, k_{10} など) の関数であり, これをハイブリッド形パラメーター hybrid parameter と呼ぶ. なお, 線形2-コンパートメントモデル解析において, 次の関係が導かれる.

$$V_1 = \frac{D_{iv}}{A+B} \tag{6.80}$$

$$k_{21} = \frac{(A\beta + B\alpha)}{A+B} \tag{6.81}$$

$$k_{10} = \frac{\alpha\beta}{k_{21}} \tag{6.82}$$

$$k_{12} = (\alpha + \beta) - (k_{10} + k_{21}) \tag{6.83}$$

ここで示されたように, その体内動態が2-コンパートメントモデルに従う薬物では, 静脈内投与後の時間-血中濃度推移は2つの指数関数の和として表される. また, 式 (6.78) において, 時間が十分に経過した時, $C_1 \fallingdotseq B e^{-\beta t}$ となって, ln(血中濃度)-時間推移は直線となり, その末端の勾配より β が定まるが, この末端の直線部分を β-相 (消失相), 一方, 投与初期の部分を α-相 (分布相) と呼ぶ.

6.1.4 ▶▶ 非線形コンパートメントモデル

線形コンパートメントモデルは薬物の体内移行がすべて一次速度式に従うと仮定して構築されており, 以下の特徴がある.

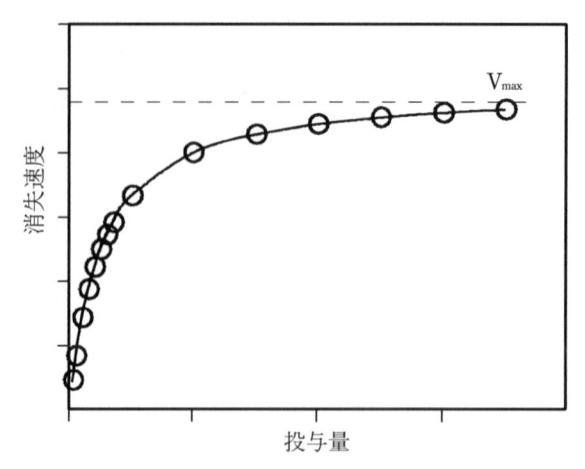

図 6.15 Michaelis-Menten 式に従う場合の薬物投与量と体内からの消失速度

a) 投与量によらず，分布容積や薬物消失に関するパラメーターが一定である．
b) 薬物の投与量と AUC の比は一定である．
c) ラプラス変換が適用できる．

しかしながら，薬物によってはその投与量を変化させた（増加させた）場合，タンパク結合率，生体内移行過程に関与する担体輸送系，あるいは代謝過程に飽和現象が起こりうる．この場合には線形の速度論は適用することができず，非線形モデルの導入が必要となる．

薬物の消失が Michaelis-Menten 式に従うならば，その消失速度は以下の式で示される（図6.15）．

$$\frac{dX_b}{dt} = -\frac{V_{max} C}{K_m + C} \tag{6.84}$$

ただし，V_{max} は最大消失速度，K_m は Michaelis 定数，タンパク非結合率は 1 とする．
式（6.84）において，$K_m \gg C$ の条件下では

$$\frac{dX_b}{dt} \fallingdotseq -\frac{V_{max} C}{K_m} \tag{6.85}$$

となり，体内からの消失速度は見かけ上一次式に従う．また，$K_m \ll C$ の条件下では

$$\frac{dX_b}{dt} \fallingdotseq -V_{max} \tag{6.86}$$

となり，それは見かけ上零次式に従うことになる．

非線形モデルが適用される場合には，体内薬物量によって変化する生物学的半減期やクリアランスといった消失に関するパラメーターにより体内動態を比較することはできない．そこで，体内薬物量が一定となった（定常状態）ときの薬物量の変化速度を Michaelis-Menten 式を応用して考えると，例えば定速静注における定常状態時には

$$\frac{dX_b}{dt} = R_{inf} - \frac{V_{max} C_{ss}}{K_m + C_{ss}} = 0 \tag{6.87}$$

$$R_{inf} = \frac{V_{max} C_{ss}}{K_m + C_{ss}} \tag{6.88}$$

となる．また，繰り返し静注投与の定常状態時の場合も，以下の式で表すことができる．

$$F D_{po}/\tau = V_{max} C_{ss,av}/(K_m + C_{ss,av}) \tag{6.89}$$

図6.15に示すように，フェニトイン（抗てんかん薬）はその体内動態が投与量に依存することが知られており，非線形性を認識した投与計画を立てる必要性がある．

（河島　進・村田慶史）

6.2 クリアランス理論と生理学的モデル

薬物の体内動態に関する投与経路による変動要因，個人差や病態時の変動要因，併用薬物による薬物相互作用の原因などを明らかにするには，クリアランス理論と生理学的モデルを理解する必要がある．

6.2.1 クリアランスの概念

薬物が体内から消失する速度を表す値としてクリアランスが有用である．クリアランスには全身クリアランス，肝クリアランスや腎クリアランスなどの臓器クリアランス，および固有クリアランスがある．各クリアランスに共通の基本的定義は「薬物が溶けている体液から単位時間に消失した薬物量を体液量に換算した値」である．言い換えると「消失速度を体液濃度で規格化した値」であり，式で表すと，

$$\mathrm{CL} = \frac{dX_e/dt}{C} \tag{6.90}$$

となる．ただし，CL, dX_e/dt, C は各々，クリアランス（次元：体積/時間），体液中の薬物の消失速度（次元：量/時間），体液中薬物濃度（次元：量/体積）とする．線形性が成立する限りクリアランスは血中濃度が変化しても一定の値である．

6.2.2 全身クリアランス

全身循環血液中の薬物は肝臓や腎臓などの処理臓器へ運ばれ，代謝や排泄を受けて消失する．全身クリアランスは，「体内の消失過程の総和（つまり全身での消失過程）について，その単位時間あたりの消失速度（$-dX_{tot}/dt$）を循環血液量に換算した値」と定義される．これを式で表すと，

$$\mathrm{CL_{tot}} = \frac{-dX_{tot}/dt}{C_{Ba}} \tag{6.91}$$

となる．ただし，$\mathrm{CL_{tot}}$, dX_{tot}/dt, C_{Ba} は各々，全身クリアランス，全身の消失速度，循環血液（動脈）中薬物濃度とする．静脈内投与の場合，全身から消失した総薬物量は投与量に等しいことから，式（6.91）の右辺の分母分子を積分した式（6.92）を用いて全身クリアランスを求めることができる．ただし，D_{iv}, AUC_{iv} は静脈内投与時の各々，投与量，血中濃度時間曲線下面積を表す．

$$\mathrm{CL_{tot}} = \frac{-\int \frac{dX_{tot}}{dt} dt}{\int C_{Ba} dt} = \frac{D_{iv}}{AUC_{iv}} \tag{6.92}$$

なお，血中濃度時間曲線を

$$C_{Ba} = \sum_{i=1}^{n} (A_i \cdot e^{-\lambda_i \cdot t}) \tag{6.93}$$

で記述できるとすると，AUC_{iv} は次式から求まる．

$$AUC_{iv} = \sum_{i=1}^{n} (A_i/\lambda_i) \tag{6.94}$$

なお，1-コンパートメントモデルに従う薬物の場合は $n = 1$，2-コンパートメントモデルの場合は $n = 2$ となる．中枢コンパートメントからのみ消失する薬物の場合，前節の消失速度定数の定義から，

$$k_e = \frac{-dX_{tot}/dt}{X_1} \tag{6.95}$$

が得られ，式 (6.91) に式 (6.95) を代入し，中枢コンパートメントの分布容積の定義 $V_1 = X_1/C_{Ba}$ を用いて，

$$CL_{tot} = (k_e X_1)/C_{Ba} = k_e V_1 \tag{6.96}$$

が得られる．1-コンパートメントモデルに従う薬物の場合，k_e は消失速度定数と等しくなり，血中濃度と時間の関係を片対数グラフ用紙にプロットした時の直線の傾きを $-\alpha_1$ とすると，

$$k_e = 2.303 \alpha_1 \tag{6.97}$$

から k_e が求められる．また，傾きの代わりに消失半減期 $t_{1/2}$ を用いて，$\ln 0.5 = -0.693$ と次式から k_e を求めることができる．

$$k_e = 0.693/t_{1/2} \tag{6.98}$$

なお，V_1 は，

$$V_1 = D/\left(\sum_{i=1}^{n} A_i\right) \tag{6.99}$$

から求められ，式 (6.96) ～ (6.99) を用いて全身クリアランスを求める．なお，2-コンパートメントモデルに従う薬物の場合，k_e は傾きから直接求めることはできず，前節の式 (6.82) から k_{10} の値を求めなくてはならない．なお，式 (6.96) にあるように V_1 はあくまでも中枢コンパートメントの分布容積であり，V_d や $V_{d,ss}$ などを用いることは間違いである．

一方，定速静注（点滴）の際，定常状態血中濃度 $C_{Ba,ss}$ がわかれば，全身クリアランスを求めることができる．定速静注速度を R_{inf} とすると，

$$R_{inf} = dX_{tot}/dt \tag{6.100}$$

となり，式（6.91）に代入し

$$CL_{tot} = R_{inf}/C_{Ba,ss} \tag{6.101}$$

が得られる．

6.2.3 ▶▶ 臓器クリアランス

　肝臓や腎臓などの処理臓器における消失速度の総和は全身消失速度である．全身クリアランスの値がどのような消失過程を反映しているか理解するには，個々の処理臓器における消失過程を解析するクリアランスが必要である．臓器クリアランス（CL_{org}）は，「一つの処理臓器内での消失速度（$-dX_{org}/dt$）を単位時間あたりに臓器へ流入する血液量に換算した値」として定義される．式で表すと，

$$CL_{org} = \frac{-dX_{org}/dt}{C_{in}} \tag{6.102}$$

となる．ただし，C_{in} は処理臓器へ流入する血液中濃度である．なお，臓器へ流入する血液は動脈血液であるが，肝臓では肝動脈と門脈から血液が流入し，肺臓では右心室から静脈血液が流入する．このように臓器によって C_{in} は，全身循環（動脈）血液中濃度 C_{Ba} と異なることがあるので，厳密な取り扱いのために C_{in} を用いる．

　代表的な処理臓器は肝臓，腎臓であり，この臓器クリアランスは，各々，肝クリアランス（CL_H），腎クリアランス（CL_R）と呼ぶ．処理臓器が肝臓か腎臓のいずれか一方の時，全身クリアランスは，肝クリアランスか腎クリアランスに等しい．式（6.92）と同様に式（6.102）の右辺の分母分子を積分して，

$$CL_{org} = \frac{\int (dX_{org}/dt)\,dt}{\int C_{in}\,dt} \tag{6.103}$$

が得られる．ここで，右辺の分子（$\int dX_{org}/dt$）は，その処理臓器で消失した薬物の全量を表す．例えば，腎臓で代謝されないで未変化体として尿中に排泄される薬物の腎クリアランスの場合，尿中累積排泄量（X_U）である．腎動脈血液濃度は腎臓の流入血液濃度と等しい（$C_{in} = C_{Ba}$）ことから，腎クリアランスを求める式として

$$CL_R = X_U/AUC_{iv} \tag{6.104}$$

が得られる．図 6.16 に示したように半減期が長い薬物の場合，すべての尿中累積排泄量を測定するかわりに一定時間（t）までの $AUC_{iv(t)}$ と $X_{U(t)}$ を用いて腎クリアランスを測定することができる．

　別の方法として，図 6.17 に示したように微分形の式（6.102）を近似式に置き換え，時間 $t_{(i)}$ と $t_{(i+1)}$ における血中濃度 $C_{Ba,t(i+1)}$ と $C_{Ba,t(i)}$，累積尿中排泄量 $X_{U,t(i)}$ と $X_{U,t(i+1)}$ の実測値か

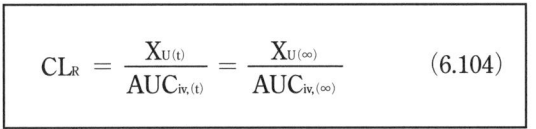

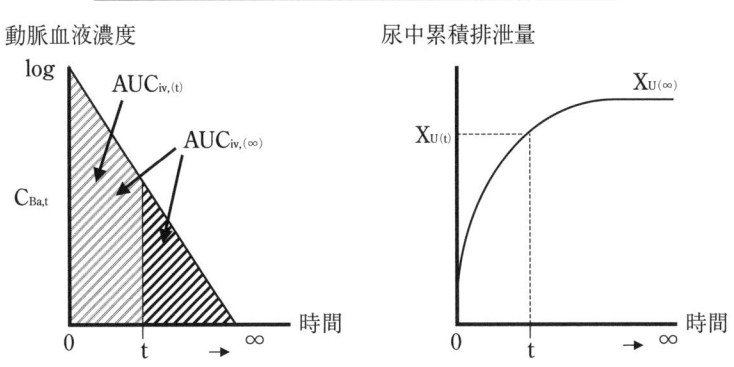

$$\mathrm{CL_R} = \frac{X_{U(t)}}{AUC_{iv,(t)}} = \frac{X_{U(\infty)}}{AUC_{iv,(\infty)}} \qquad (6.104)$$

図 6.16 尿中累積排泄量と AUC から腎クリアランスを測定する方法（積分型）

ら，次式を用いて腎クリアランスを求めることができる．

$$\mathrm{CL_{org}} = \frac{(X_{U,t(i+1)} - X_{U,t(i)})/(t(i+1) - t(i))}{(C_{Ba,t(i+1)} + C_{Ba,t(i)})/2} \qquad (6.105)$$

腎排泄以外の消失経路が肝臓の代謝過程であるとき，肝臓での代謝物の累積量（全量）を X_M とすると，

$$\mathrm{CL_{H,M}} = X_M/AUC_{iv} \qquad (6.106)$$

となる．この場合，

$$X_M + X_U = D \qquad (6.107)$$

となり，

$$\mathrm{CL_{tot}} = \mathrm{CL_R} + \mathrm{CL_{H,M}} \qquad (6.108)$$

から，X_M が求められなくても X_U が実測できれば（$X_M = D - X_U$）から X_M を推定することができる．同様に，

$$\mathrm{CL_{H,M}} = \mathrm{CL_{tot}} - \mathrm{CL_R} \qquad (6.109)$$

から，$\mathrm{CL_H}$ を求めることができる．肝臓で代謝される以外に一部，胆汁中に未変化として分泌され，小腸での再吸収が無視できる薬物の肝クリアランス（$\mathrm{CL_H}$）は肝代謝クリアランス（$\mathrm{CL_{H,M}}$）と胆汁分泌クリアランス（$\mathrm{CL_B}$）の和となる．胆汁中累積分泌量を X_B とすると胆汁クリアランス（$\mathrm{CL_{H,B}}$）は，

$$\mathrm{CL_{H,B}} = X_B/AUC_{iv} \qquad (6.110)$$

となる．式 (6.108) は，さらに，

$$\mathrm{CL_{tot}} = \mathrm{CL_{H,B}} + \mathrm{CL_{H,M}} + \mathrm{CL_R} \qquad (6.111)$$

となる．なお，ヒトでは手術時以外は胆汁中累積分泌量は実測できない．

$$CL_R = \frac{(X_{U,t(i+1)} - X_{U,t(i)})/(t_{(i+1)} - t_{(i)})}{(C_{Ba,t(i)} + C_{Ba,t(i+1)})/2} \qquad (6.105)$$

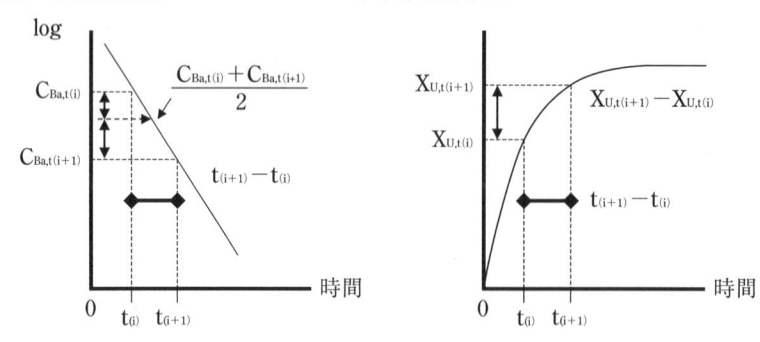

図 6.17 尿中排泄速度と動脈血液薬物濃度から腎クリアランスを測定する方法（微分型）

6.2.4 ▶▶ 物質収支式と抽出率

一つの処理臓器における薬物の収支（流入，流出，消失）を式で表すと，

単位時間あたりの臓器中の薬物の変化量＝流入血液中の薬物濃度×血流速度－
流出血液中の薬物濃度×血流速度－臓器内での薬物の消失速度 (6.112)

となる．これを物質収支式と呼ぶ．ここで，臓器体積，臓器中薬物濃度，血流速度，流出血液中薬物濃度を各々，V_T，C_T，Q，C_{out} とすると，式（6.112）は，

$$V_T(dC_T/dt) = Q\,C_{in} - Q\,C_{out} - dX_{org}/dt \qquad (6.113)$$

と表すことができる．定常状態では式（6.113）の左辺は 0 となり，

$$dX_{org}/dt = Q\,C_{in} - Q\,C_{out} \qquad (6.114)$$

が得られ，右辺を抽出速度と呼ぶ．式（6.114）を式（6.102）に代入して，抽出速度を流入血液中濃度で規格化した値として臓器クリアランス

$$CL_{org} = (dX_{org}/dt)/C_{in} = Q(C_{in} - C_{out})/C_{in} \qquad (6.115)$$

が得られる．薬物の抽出率（E）を「処理臓器の流入速度に対する抽出速度の割合」として定義すると，

$$E = Q(C_{in} - C_{out})/(Q\,C_{in})$$
$$= (C_{in} - C_{out})/C_{in} \qquad (6.116)$$

と表すことができる．式（6.115）と式（6.116）から

$$CL_{org} = Q\,E \qquad (6.117)$$

が得られる．図 6.18 に薬物の代謝速度，抽出率，クリアランスの関係を整理した．

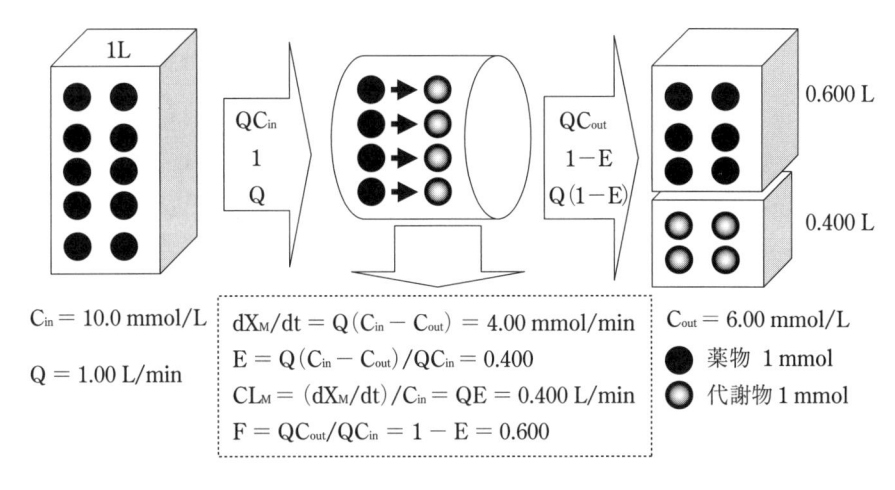

図 6.18　薬物の代謝速度，抽出率，クリアランス，利用率の関係

1) 代謝速度（dX_M/dt）は，毎分 4.00 mmol の薬物が肝臓で代謝されることを表す．
2) 抽出率（E）は，薬物の肝流入速度で規格化した代謝速度が 40.0 % であることを表し，代謝速度は流入速度の 40 % ということになる．
3) クリアランス（CL_M）は，薬物の肝流入血液中濃度で規格化した代謝速度を表し，毎分 0.400 L の肝流入血液中のすべての薬物が代謝されることになる．
4) 利用率（F）は，薬物の肝流入速度で規格化した肝流出速度が 60 % であることを表し，初回通過効果で循環血液中へ 60 % が移行できることになる．

6.2.5　完全攪拌モデルと固有クリアランス

図 6.19 に示したように臓器クリアランスは，血流による薬物の臓器への流出入過程と，臓器細胞膜輸送や細胞内代謝などの消失過程からなる．一方，血流による臓器への流出入過程を含まない，例えば細胞内代謝反応などの消失の素過程を扱うとき固有クリアランスを用いる．固有クリアランス（CL_{int}）は，「処理臓器内での消失速度（$-dX_{org}/dt$）を単位時間あたりに処理された臓器細胞内液の体積に換算した値」として定義される．これを式で表すと，

$$CL_{int} = -(dX_{org}/dt)/C_{T,u} \tag{6.118}$$

となる．ただし，代謝反応は細胞内の非結合形薬物に対してのみ起こることから，分母の濃度 $C_{T,u}$ は細胞内液中の非結合形薬物濃度である．臓器クリアランスと固有クリアランスの関係は，処理臓器内の薬物の濃度勾配を近似するモデルによって異なる．肝臓や腎臓などの消失臓器の解剖学的な構造は複雑であるが，図 6.20 に示すように，以下の仮定に基づく「完全攪拌モデル Well-stirred model」を用いて解析される．

1. 臓器内は非常に良好に攪拌されており，臓器内へ運ばれた薬物は，瞬時に分布を完了する．ただし，臓器内薬物濃度は毛細血管内血液濃度と必ずしも等しくない．
2. 臓器内の毛細血管中の薬物濃度は臓器流出血液中濃度と等しい．

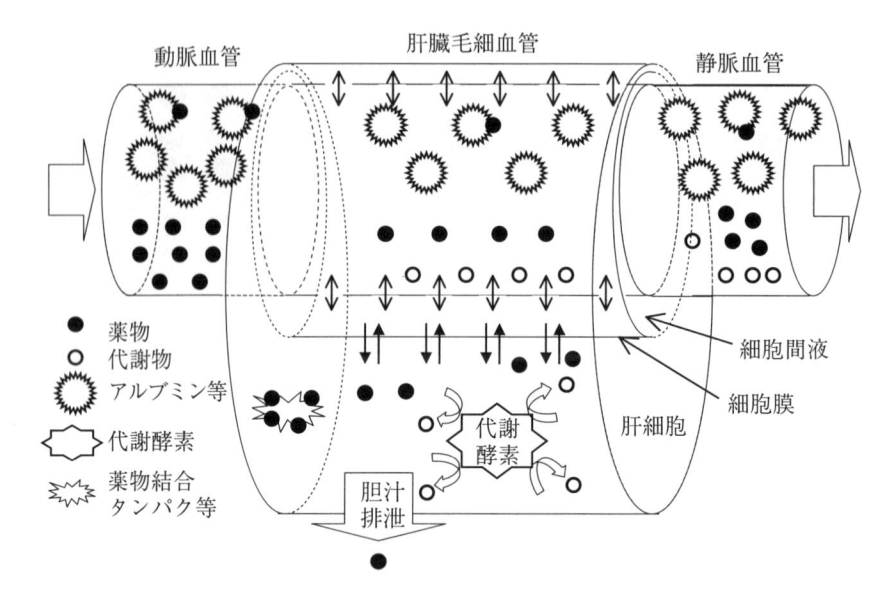

図 6.19 血流による肝臓への薬物流入過程と，肝細胞内における代謝過程と，静脈血管を介した薬物と代謝物の流出過程

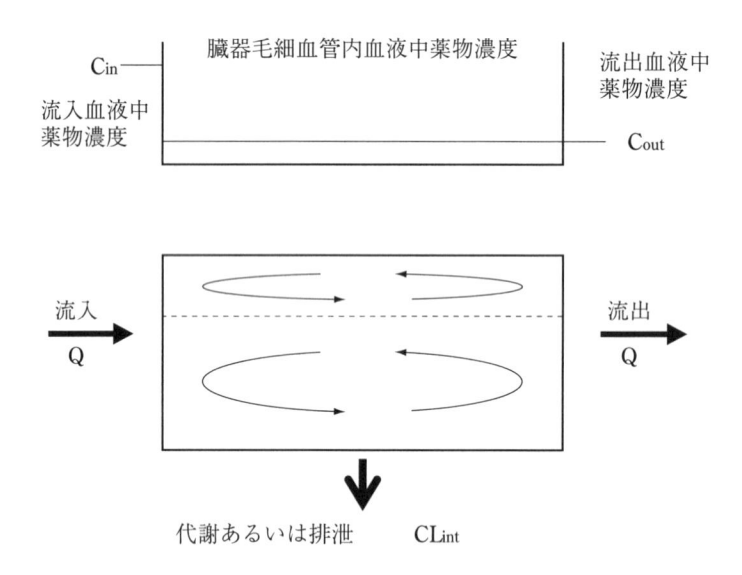

図 6.20 完全撹拌モデルと薬物濃度勾配

3. 臓器内で代謝や排泄を受ける薬物は，非結合形薬物であり，臓器内非結合形薬物濃度は毛細血管中および臓器流出血液中の非結合形薬物濃度と等しい．

ここで，血液中の総薬物濃度に対する非結合形薬物濃度の比率（血中非結合率）を f_B とすると，臓器流出血液中非結合形薬物濃度は，$f_B C_{out}$ と表すことができ，上記の仮定を式で表すと

$$C_{T,u} = f_B C_{out} \tag{6.119}$$

となり，式 (6.118) に代入すると

$$\mathrm{CL_{int}} = (dX_{org}/dt)/(f_B\,C_{out}) \tag{6.120}$$

となる．式 (6.114) に代入して，

$$f_B\,\mathrm{CL_{int}}\,C_{out} = Q(C_{in} - C_{out}) \tag{6.121}$$

変形して

$$C_{out} = C_{in}\,Q/(Q + f_B\,\mathrm{CL_{int}}) \tag{6.122}$$

これを式 (6.116) に代入して，

$$E = (C_{in} - C_{in}\,Q/(Q + f_B\,\mathrm{CL_{int}}))/C_{in}$$
$$= f_B\,\mathrm{CL_{int}}/(Q + f_B\,\mathrm{CL_{int}}) \tag{6.123}$$

さらに，式 (6.117) から

$$\mathrm{CL_{org}} = Q\,f_B\,\mathrm{CL_{int}}/(Q + f_B\,\mathrm{CL_{int}}) \tag{6.124}$$

が得られる．この式は，臓器クリアランスと固有クリアランスと血流速度と血中タンパク非結合率の関係を表す非常に重要な式である．なお，臓器クリアランスから固有クリアランスを求めるには式 (6.124) を変形した

$$\mathrm{CL_{int}} = \frac{Q\,\mathrm{CL_{org}}}{f_B(Q - \mathrm{CL_{org}})} \tag{6.125}$$

を用いることができる．ここで，臓器レベルの処理速度は Michaelis-Menten 式

$$dX_{org}/dt = V_{max}\,C_{T,u}/(K_m + C_{T,u}) \tag{6.126}$$

と表すことができる．ただし，V_{max} は，臓器あたりの最大速度（代謝あるいは排泄），K_m は Michaelis 定数とする．さらに，式 (6.118)，(6.126) から，

$$\mathrm{CL_{int}} = V_{max}/(K_m + C_{T,u}) \tag{6.127}$$
$$= V_{max}/(K_m + f_B\,C_{out}) \tag{6.128}$$

となる．この関係式から，固有クリアランスの実体は，臓器細胞内の代謝過程や細胞膜輸送担体を介した未変化体の排泄過程などの素過程であることが分かる．ここで，$f_B\,C_{out} \ll K_m$ の場合，

$$\mathrm{CL_{int}} = V_{max}/K_m \tag{6.129}$$

となる．式 (6.127), (6.128) では固有クリアランスは薬物濃度によって変動するが，式 (6.129) のように固有クリアランスが薬物濃度に依存しない場合，線形であるという．ただし，薬物濃度によって f_B も変動しないことが必要である．ヒト CYP 遺伝子を導入した細胞などから調製した薬物代謝酵素を用いて，試験管内で K_m や V_{max} を測定することが可能である．式 (6.129) にこれら *in vitro* の測定結果を代入して $\mathrm{CL_{int}}$ を求め，f_B を実測し，文献で報告されている平均的な肝臓の血流速度を用いることで，式 (6.124) から臓器クリアランス，式 (6.123) から肝臓での抽出率，後述する式 (6.135) から肝初回通過効果を予測することができる．なお，試験管レベルで測定された V_{max} は CYP 分子あたりで求められ，ヒトに外挿するには肝臓あたりの CYP 量で補正する必要がある．消化管内で完全に溶解して消化管の細胞膜の透過率が 100 % と仮定できる場合，式 (6.135) から生物学的利用率を求めることができる．比較的初期の研究段階でこ

れらの値を推定することは，新薬開発において有用である．候補薬物の選択や薬物相互作用による代謝酵素阻害効果がどの程度 *in vivo* で顕著に起こりうるかを予測することができる．ただし，肝臓の細胞膜の透過過程が能動輸送に従う薬物の場合，細胞内の非結合形薬物濃度と毛細血管内の血液中非結合形薬物濃度が異なることから，*in vitro* で測定した値を用いて外挿した *in vivo* の値は真の値とは異なるので注意が必要である．

6.2.6 ▶▶ 消失過程の律速段階

臓器レベルの消失過程の律速段階は，体内動態の変動要因を理解する上で重要である．臓器クリアランスの大きさは，式（6.124）に注目すると最小値が0，最大値は臓器の血流速度 Q となることが分かる（$0 \leq CL_{org} \leq Q$）．また，抽出率は式（6.123）に注目すると $C_{out} = C_{in}$ の時，最小値の0となり，$C_{out} = 0$ の時，最大値の1となる（$0 \leq E \leq 1$）．

1）抽出率が $0 \leq E \leq 0.3$ の薬物は固有クリアランス律速

固有クリアランスと血中非結合率の積（$f_B CL_{int}$）が，臓器血流速度（Q）に比べて3/7以下の場合，抽出率（E）は0.3以下になる．この場合，血流によって処理臓器へ運ばれる過程に比べて臓器内での代謝や排泄の素過程が遅く，律速となる．これを固有クリアランス律速と呼ぶ．特に，1/10以下（$f_B CL_{int} \ll Q$）の時，式（6.124）は

$$CL_{org} \fallingdotseq f_B CL_{int} \tag{6.130}$$

と近似できる．図6.2.6，図6.2.7の固有クリアランス律速の場合に示したように式（6.130）の右辺の血中非結合率（f_B）と固有クリアランス（CL_{int}）が変動すると臓器クリアランスが変動することがわかる．また，右辺には血流速度が含まれないので，血流速度の変動の影響を受けない．

2）抽出率が $0.3 < E < 0.7$ の薬物

$f_B CL_{int}$ が Q に比べて3/7から7/3の間の場合，臓器クリアランスは固有クリアランスと血中非結合率と血流速度のいずれが変動しても変動する．（図6.21，図6.22 参照）

3）抽出率が $0.7 \leq E \leq 1.0$ の薬物

$f_B CL_{int}$ が Q に比べて7/3以上の時，E は0.7以上になる．この場合，血流によって処理臓器へ運ばれる速度は臓器の代謝や排泄の速度よりも遅く，律速となる．これを血流律速と呼ぶ．特に，$f_B CL_{int}$ が Q に比べて10倍以上（$Q \ll f_B CL_{int}$）の時，式（6.124）は

$$CL_{org} \fallingdotseq Q \tag{6.131}$$

と近似できる．このとき臓器クリアランスに血中非結合率と固有クリアランスが含まれず，血流速度の変動を受けることがわかる．（図6.21，図6.22 参照）

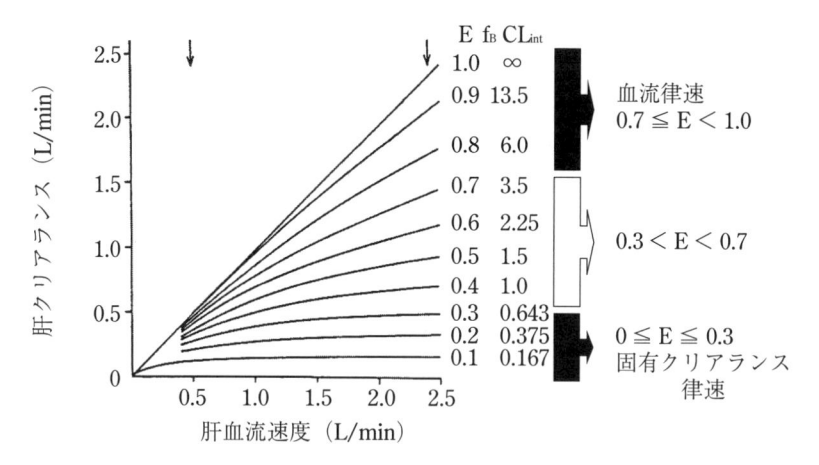

図 6.21　異なる抽出率の薬物間での肝クリアランスの変動に及ぼす血流速度の影響の比較

矢印は正常なときの肝血流速度の変動幅を表す．図中の f_B CL_{int} は肝血流速度が 1.50 L/min の時の値を用いて算出した．
(Wilkinson, G.R. and Shand, D.G. (1975) *Clin. Pharmacol. Ther.*, **18**, 377-390 から引用)

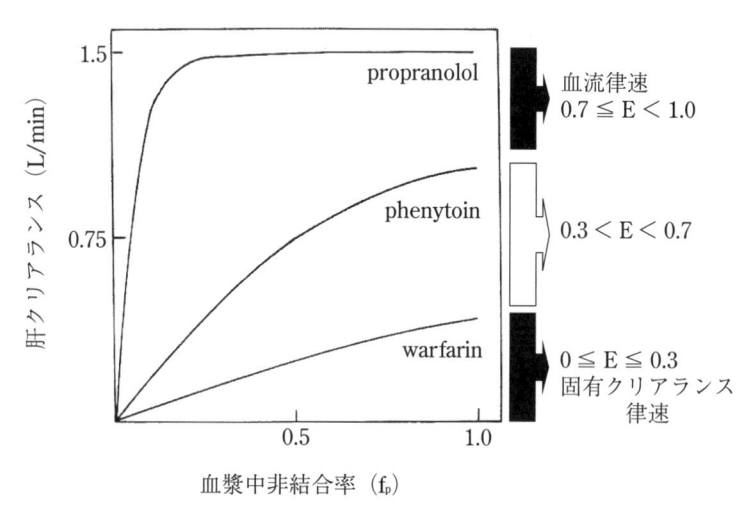

図 6.22　異なる抽出率の薬物間での肝クリアランスの変動に及ぼす血液中非結合率の影響の比較

肝固有クリアランスが小さい例として warfarin を，大きい例として propranolol を，中間の例として phenytoin を挙げた．肝血流速度を 1.50 L/min とした．
(Gibaldi, M. and Perrier, D. (1982) Pharmacokinetics, p.329, Marcel Dekker, New York から引用)

6.2.7 ▶▶ 肝初回通過効果と生物学的利用率

薬物の絶対的生物学的利用率（F）は，静脈内投与時と経口投与時の投与量と血中濃度時間曲線下面積を各々 D_{iv}, D_{po}, AUC_{iv}, AUC_{po} としたとき，

$$F = (AUC_{po}/D_{po})/(AUC_{iv}/D_{iv}) \tag{6.132}$$

から求められる．Fが1より小さい値になる原因は，静脈投与時は投与した薬物の全量が循環血中へ入るのに対して，経口投与後の薬物は，図6.23に示すように，循環血液中へ移行するまでに一部が消失するためである．

薬物の臓器レベルの利用率（F）を薬物の臓器への流入速度に対する流出速度と定義すると式(6.116)，(6.123)を用いて

$$F = Q\,C_{out}/(Q\,C_{in}) = C_{out}/C_{in} \tag{6.133}$$
$$= 1 - E \tag{6.134}$$
$$= Q/(Q + f_B\,CL_{int}) \tag{6.135}$$

が得られる（図6.18参照）．図6.23は，経口投与後の薬物が循環血液中に移行するまでに消失する（処理される）可能性のある過程を表す．図6.23中の個々の段階の利用率として，経口投与量に対する小腸細胞膜透過量の割合を F_A とし，小腸細胞膜透過量に対する門脈血中移行量の割合を F_G とし，門脈血中移行量に対する肝静脈血中移行量を F_H とする．図6.25Aのように消失過程が直列に連結しているとき，$C_{out,1} = C_{in,2}$ および $C_{out,2} = C_{in,3}$ となることから，全処理過程の利用率（F）は各処理過程の利用率の積として，

$$F = C_{out,3}/C_{in,1} = (C_{out,1}/C_{in,1})(C_{out,2}/C_{out,1})(C_{out,3}/C_{out,2})$$
$$= (C_{out,1}/C_{in,1})(C_{out,2}/C_{in,2})(C_{out,3}/C_{in,3}) = F_1\,F_2\,F_3 \tag{6.136}$$

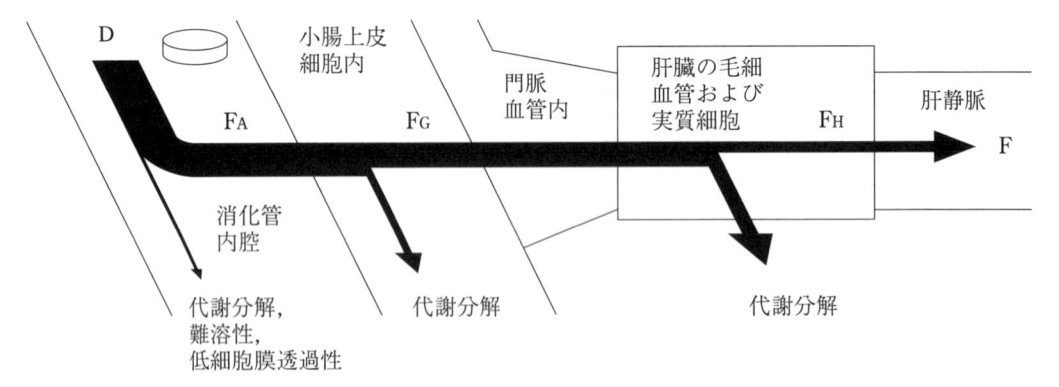

図6.23　経口投与時のバイオアベイラビリティ（F）の変動要因（初回通過効果）
F_A ：投与量に対する消化管上皮細胞内取込み量の比率
F_G ：細胞内取込み量に対する門脈血中移行量の比率（小腸細胞内で代謝されない割合）
F_H ：肝臓の細胞内で代謝されない割合
F ：投与量に対し循環血液中に到達する割合

同様の取り扱いを図 6.23 に適用すると，

$$F = F_A F_G F_H \tag{6.137}$$

の関係が得られる．F_A, F_G が各々 1 の時，$F = F_H$ となる．式（6.135）から，

$$F = F_H = Q_H/(Q_H + f_B CL_{int, H}) \tag{6.138}$$

が得られる．実験動物では門脈への直接投与が可能であり，この時 F_A, F_G は 1 となり，式（6.138）が適用できる．図 6.24 に示したようにプロプラノロールの AUC は門脈内投与の方が，静脈内投与に比べて小さい値である．高投与量で両者の比が 1 に近づくのは代謝過程が飽和した結果，$CL_{int, H} = V_{max}/(K_m + C)$ の C が大きくなって $CL_{int, H}$ が小さくなり，式（6.138）の分母の $f_B CL_{int, H}$ が Q_H に比べて小さくなり F が 1 に近づくためである．

単純化のために投与量が静脈投与と経口投与で同じであるとすると，式（6.138）と式（6.91）を式（6.132）に代入し，

$$AUC_{po} = F\, AUC_{iv} = (Q_H/(Q_H + f_B CL_{int, H}))(D/CL_{tot}) \tag{6.139}$$

が得られる．処理過程が肝臓の代謝のみの時 $CL_{tot} = CL_H$ となり，式（6.139）はさらに，

$$AUC_{po} = \frac{D\, Q_H/(Q_H + f_B CL_{int, H})}{Q_H f_B CL_{int, H}/(Q_H + f_B CL_{int, H})} \tag{6.140}$$

$$= D/(f_B CL_{int, H}) \tag{6.141}$$

となる．式（6.141）は Q を含まないことから AUC_{po} は Q の変動によって変動しない．血流律速の薬物でも血流速度の変動の影響を受けないという一見不思議な式である．しかし，式（6.140）は分母と分子の両方に Q を含んでいる．したがって，面積は同じでも経口投与後の血

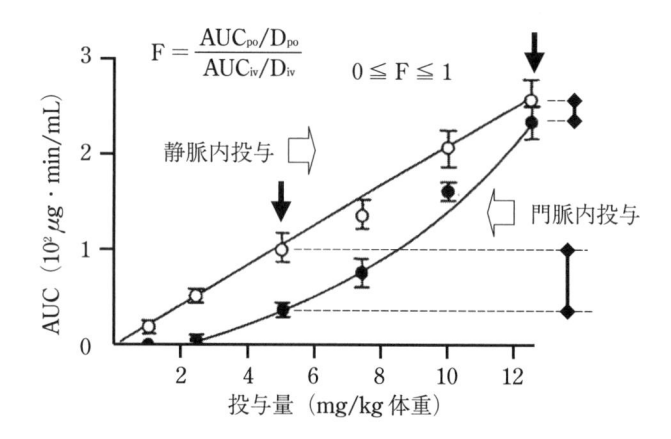

図 6.24 異なる投与量でのプロプラノロールの AUC の投与経路依存性
肝初回通過効果：静脈投与のほうが経口投与に比べて AUC は大きい．
肝代謝飽和効果：投与量が大きくなると両者の違いは小さくなる．
ラットに 30 秒でプロプラノロールを静脈内注射したとき（○）と 50 分間で門脈内定速注射したとき（●）の AUC の比較．門脈内投与した薬物は全身循環血液に達する前にすべて肝臓中を流れる．
(Suzuki, T., Isozaki, S., Ishida, R., Saitoh, Y. and Nakagawa, F. (1974) *Chem. Pharm. Bull.*, **22**, 1639-1645 から引用)

中濃度時間曲線の形に Q の変動は影響することに注意する必要がある．比較のために静脈投与後の AUC$_{iv}$ を記述する式は，

$$\text{AUC}_{iv} = D/\text{CL}_H$$
$$= \frac{D}{Q_H f_B \text{CL}_{int, H}/(Q_H + f_B \text{CL}_{int, H})} \tag{6.142}$$

となる．特に，E ≦ 0.1 の時，

$$\text{AUC}_{iv} \simeq D/(f_B \text{CL}_{int, H}) \tag{6.143}$$

E ≧ 0.9 の時，

$$\text{AUC}_{iv} \simeq D/Q \tag{6.144}$$

と近似できる．

▶▶▶ **Topics**

全身クリアランスに及ぼす処理臓器の配列の影響

1) 並列の場合

図 6.25 B のモデルのように処理臓器が並列の場合，臓器流入血液中薬物濃度は両処理臓器で一致しており（$C_{in, 1} = C_{in, 2}$），臓器クリアランスの和が全身クリアランスになる．

$$\text{CL}_{tot} = \text{CL}_1 + \text{CL}_2 \tag{6.145}$$

2) 直列の場合

図 6.25 C のように処理臓器が直列に連結している場合，下流の臓器の流入血液中薬物濃度は上流の処理臓器の流出血液中薬物濃度に一致する．また，前述のように利用率の積が全体の利用率に一致することから，

$$F = F_1 F_2 \tag{6.146}$$
$$1 - E = (1 - E_1)(1 - E_2) \tag{6.147}$$
$$E = (1 - E_2)E_1 + E_2 \tag{6.148}$$

あるいは

$$E = (1 - E_1)E_2 + E_1 \tag{6.149}$$

両辺に血流速度 Q を掛けて

$$\text{CL}_{tot} = (1 - E_2)QE_1 + QE_2$$
$$= F_2 \text{CL}_1 + \text{CL}_2 \tag{6.150}$$

あるいは

$$\text{CL}_{tot} = (1 - E_1)QE_2 + QE_1$$
$$= F_1 \text{CL}_2 + \text{CL}_1 \tag{6.151}$$

$F_1 < 1$，$F_2 < 1$ であるので，$\text{CL}_{tot} < \text{CL}_1 + \text{CL}_2$ となる．つまり，いずれか一方の臓器の利用率で補正する必要がある．

3) 直列に連結しバイパスがある場合

肝臓へ流入する血液は門脈と肝動脈であることから小腸と肝臓が処理臓器となる薬物の場合，図 6.25 D のように一部バイパスを含む連結状態をとる．下流の臓器 2 からの薬物の流出速度は，臓器 2 へ流入する 2 つの血流に分けて消失過程を見積ると，$Q = Q_1 + Q_2$ として，

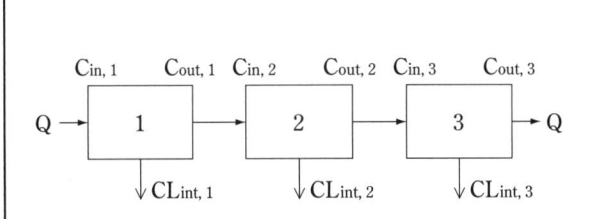

図 6.25 A　消失過程が直列

図 6.25 B　消失臓器が並列

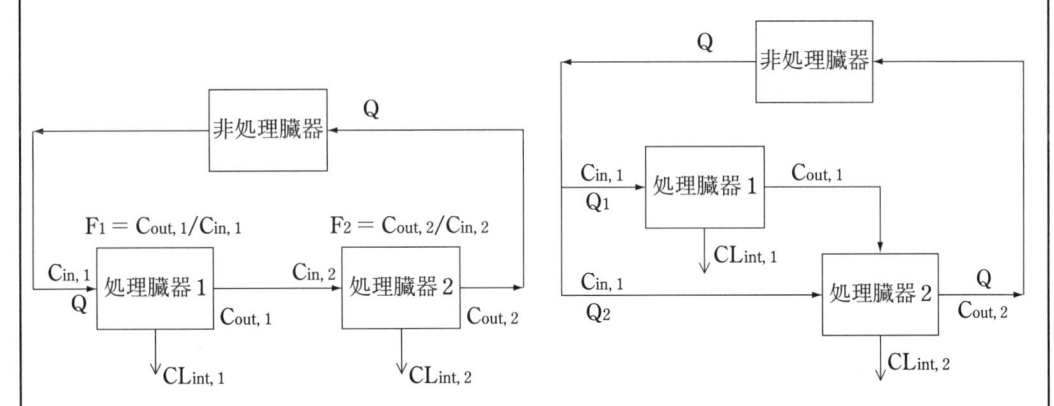

図 6.25 C　消失臓器が直列

図 6.25 D　消失臓器が直列

$$Q\,C_{out,2} = Q_1\,C_{out,1}\,F_2 + Q_2\,C_{in,1}\,F_2 \tag{6.152}$$

となる．両辺を $Q\,C_{in,1}$ で割ると，

$$C_{out,2}/C_{in,1} = Q_1(C_{out,1}/C_{in,1})F_2/Q + Q_2\,F_2/Q \tag{6.153}$$

$$F = Q_1\,F_1\,F_2/Q + Q_2\,F_2/Q \tag{6.154}$$

ここで $CL_1 = Q_1(1-F_1)$ および $CL_2 = Q(1-F_2)$ の関係式から

$$\begin{aligned}CL_{tot} &= Q(1-F) = Q - (Q_1\,F_1\,F_2 + Q_2\,F_2) \\ &= Q - Q_1\,F_1\,F_2 - (Q-Q_1)F_2 \\ &= Q_1\,F_2(1-F_1) + Q(1-F_2) \\ &= F_2\,CL_1 + CL_2 \end{aligned} \tag{6.155}$$

この式は式 (6.150) と一致する．

式 (6.155) から，例えば，肝臓，小腸および腎臓で処理される薬物を静脈投与したときの全身クリアランスは，肝クリアランス（CL_H），腎クリアランス（CL_R），小腸クリアランス（CL_G），肝利用率（F_H）としたとき，

$$CL_{tot} = CL_R + CL_H + F_H\,CL_G \tag{6.156}$$

となる．$F_H < 1$ であることから，$CL_{tot} < CL_R + CL_H + CL_G$ となる．つまり，単純な臓器クリアランスの和にはならない．

6.2.8 ▶▶▶ 体内動態に及ぼす固有クリアランスと血流速度の変動の影響

　薬物の体内動態は個人や病態などで異なる．また，併用薬物によって体内動態が影響を受ける場合がある．治療域 therapeutic window の狭い薬物の場合，体内動態が変動する原因を明らかにすることは安全で有効な薬物治療を行う上で重要である．主として肝代謝過程で消失する薬物を経口投与した場合，式（6.141）から予想されるように，肝代謝固有クリアランスの変動が AUC_{po} の変動に直接影響する．併用薬物による代謝酵素の阻害や処理臓器の薬物輸送担体の阻害は CL_{int} の低下をもたらし，血中濃度時間曲線下面積は増大する．

　固有クリアランスや血中非結合率あるいは血流速度が変動した時，薬物の血中濃度時間曲線は，投与経路や消失過程の律速段階によって異なる影響を受ける．薬物の体内動態の変動要因は，個人差や病態効果などを理解する上で重要である．以下に典型的なケースについて体内動態の変動要因と血中濃度時間曲線の変動について解説した．図 6.26，6.27 の実線は，E = 0.10（図 6.26，6.27 の A，B）と 0.90（図 6.26，6.27 の C，D）の薬物（各々固有クリアランス律速，血流律速）を静脈投与後（図 6.26，6.27 の A，C）と経口投与後（図 6.26，6.27 の B，D）の血中濃度時間曲線を示す．図 6.26 は固有クリアランスが 2 倍に増加した時の効果を，図 6.27 は血流速度が 1/2 に減少した効果を破線で示す．ただし，経口投与時の吸収速度は消失速度に比べて十分に大きい（つまりフリップ・フロップではない）．図の実線と破線が大きく異なるケースは体内動態がその要因によって変動を受けやすいケースである．

1）固有クリアランスの変動（図 6.26）

　図 6.26 A（固有クリアランス律速薬物を静脈投与）：固有クリアランスが 2 倍になると消失半減期は 1/2 になる．一方，時間 0 の時の血中濃度は V_1 によって決まり，血流速度や固有クリアランスの変動の影響を受けないので，切片は変化しない（図 6.26 A，6.26 C，6.27 A，6.27 C）．式（6.143）から分母が 2 倍になった時 AUC_{iv} は 1/2 に低下し，切片が一定なので傾きは 2 倍に増加する．

　図 6.26 B（固有クリアランス律速薬物を経口投与）：式（6.143）から E = 0.10 と E = 0.18 の時 F は 0.90 から 0.82 へ 10 % 減少するだけである．したがって，生物学的利用率が大きく反映する投与後初期の血中濃度がわずかに減少するだけである．しかし，式（6.141）から AUC_{po} の大きさは 1/2 に低下し，分布容積は変わらないので，傾きはほぼ 2 倍に増加する．

　図 6.26 C（血流律速薬物を静脈投与）：式（6.144）から AUC_{iv} には $f_B\,CL_{int}$ が含まれないので変動の影響をほとんど受けない．

　図 6.26 D（血流律速薬物を経口投与）：F = 1 − E から，F は 0.1 から 0.05 へ 1/2 になることがわかる．生物学的利用率の影響を受けやすい投与後初期の血中濃度は 1/2 に減少する．式（6.141）から律速段階に関係なく AUC_{po} の大きさは 1/2 に減少する．式（6.138）から，

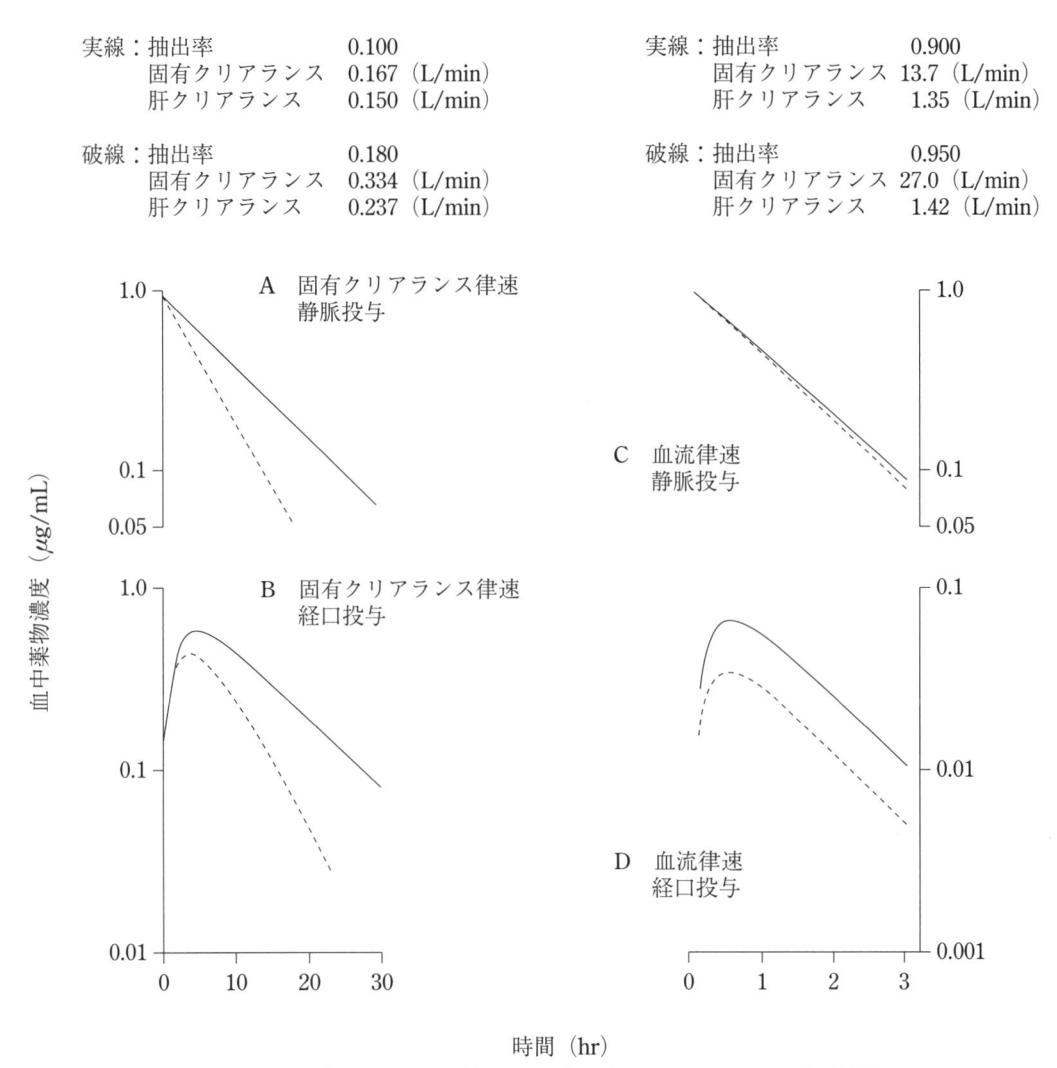

実線：抽出率　　　　　　0.100
　　　固有クリアランス　0.167（L/min）
　　　肝クリアランス　　0.150（L/min）

破線：抽出率　　　　　　0.180
　　　固有クリアランス　0.334（L/min）
　　　肝クリアランス　　0.237（L/min）

実線：抽出率　　　　　　0.900
　　　固有クリアランス　13.7（L/min）
　　　肝クリアランス　　1.35（L/min）

破線：抽出率　　　　　　0.950
　　　固有クリアランス　27.0（L/min）
　　　肝クリアランス　　1.42（L/min）

図 6.26　血中濃度時間曲線に及ぼす固有クリアランスの変動効果
(Wilkinson, G.R. and Shand, D.G.（1975）*Clin. Pharmacol. Ther.*, **18**, 377-390 から引用)

$$F \fallingdotseq Q_H / f_B \, CL_{int, H}$$

が得られ，この式も有用である．なお，肝クリアランスはわずかに増加しているだけなので傾きはほとんど変わらない．

2) 血流速度の変動（図 6.27）

図 6.27 A（固有クリアランス律速薬物を静脈投与）：(6.143) 式から AUC_{iv} には Q が含まれないので変動の影響をほとんど受けない．

図 6.27 B（固有クリアランス律速薬物を経口投与）：F が 0.9 から 0.82 へ 10％減少するだけなので，生物学的利用率が大きく反映する投与後初期の血中濃度はほとんど減少しない．さらに，

式 (6.141) から AUC$_{po}$ には Q が含まれないことから AUC もほとんど変化しない．

　図 6.27 C（血流律速薬物を静脈投与）：式（6.144）から Q が 1/2 になると AUC$_{iv}$ は 2 倍になる．切片は変動しないので，面積が 2 倍になるために傾きが 1/2 に低下する．

　図 6.27 D（血流律速薬物を経口投与）：F は 0.1 から 0.05 へ 1/2 になり，生物学的利用率の影響を受けやすい投与後初期の血中濃度は 1/2 に減少する．肝クリアランスは 1/2 に低下しており，式（6.141）から AUC$_{po}$ の大きさは変化しないので，傾きが約 1/2 に減少する．

	実線	破線
抽出率	0.100	0.180
血流速度 (L/min)	1.50	0.750
肝クリアランス (L/min)	0.150	0.135

	実線	破線
抽出率	0.900	0.950
血流速度 (L/min)	1.50	0.750
肝クリアランス (L/min)	1.35	0.713

A　固有クリアランス律速　静脈投与

B　固有クリアランス律速　経口投与

C　血流律速　静脈投与

D　血流律速　経口投与

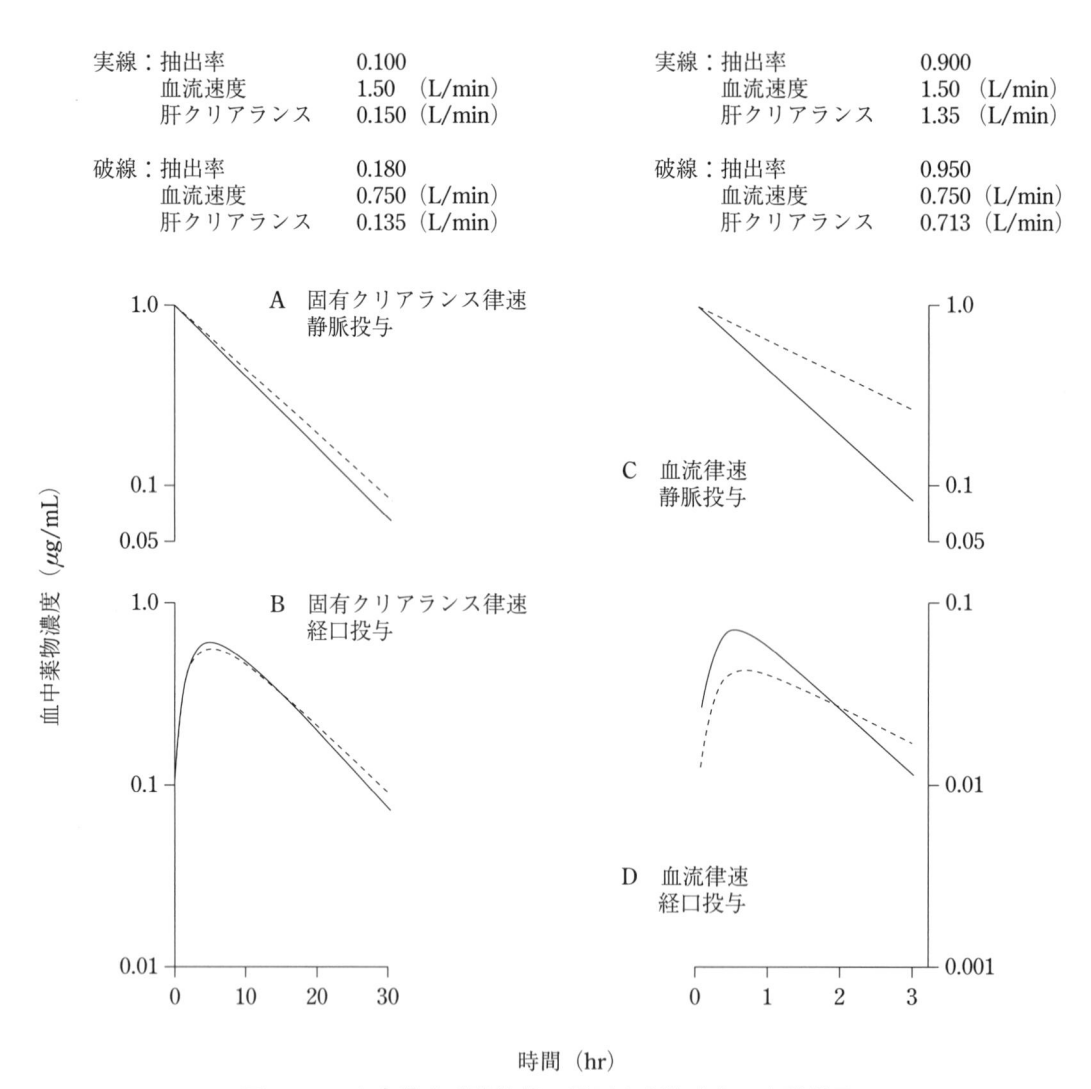

図 6.27　血中濃度時間曲線に及ぼす血流速度の変動効果
(Wilkinson, G.R. and Shand, D.G. (1975) *Clin. Pharmacol. Ther.*, **18**, 377-390 から引用)

6.2.9 ▶▶ 体内動態に及ぼす血中非結合率の変動の影響

併用薬物によって薬物の血中タンパク結合が追い出された時,f_B は増加する.また,病態の影響で薬物の結合タンパクが誘導されて f_B が低下したり,内因性物質の血中濃度が増加して薬物のタンパク結合を追い出して f_B が増加することがある.血中タンパク結合の追い出しが原因となる薬物相互作用の場合,特に,血液中非結合形薬物濃度の変動に着目する必要がある.投与計画を変更する必要があるかどうかを判断するには,薬物の体内動態特性を把握するとともにクリアランス理論に基づいた正しい解析が必要である.以下の式の取り扱いは,簡単化のために,薬物の消失経路が肝臓の代謝のみであり,消化管の細胞膜を透過して門脈血へ移行する割合は 100% の薬物を想定している.

1) 分布容積に及ぼす影響

薬物の分布容積は $V_d \fallingdotseq \Sigma K_{p,i} V_{T,i} = f_B \Sigma (V_{T,i}/f_{T,i})$ と近似することができる(ただし,$f_{T,i}$ は組織中非結合率を表し,$V_{T,i}$ は血液体積 V_B を含む).特に,1-コンパートメントモデルに従う薬物の場合,$V_d = V_1$ となり,V_1 から血液体積(V_B)を差し引いた値($V_1 - V_B$)の変動率は f_B の変動率に等しくなる.特に,V_B が V_1 に比べて無視できるほど小さい薬物では V_1 の変動率は f_B の変動率にほぼ等しくなる.この薬物を静脈投与すると,f_B が 2 倍になれば,時間 0 に外挿した血中濃度は,1/2 に低下する.2-コンパートメントモデルに従う場合,定常状態の分布容積から V_B を差し引いた値($V_{d,ss} - V_B$)の変動率は f_p の変動率と等しい.

2) AUC に及ぼす影響

a) 固有クリアランス律速型薬物(特に,$E < 0.1$ の薬物)の静脈投与時

式(6.143)から,AUC_{iv} は,f_B の逆数に比例して変動する.つまり,f_B が 2 倍に増加したとき AUC_{iv} は 1/2 になる.薬効に比例するのは血中非結合形薬物であり,

$$f_B AUC_{iv} \fallingdotseq D/CL_{int} \tag{6.157}$$

となる.さらに,繰り返し投与の場合を想定し,両辺を投与間隔 τ で割ると

$$f_B(AUC_{iv}/\tau) \fallingdotseq (D/\tau)/CL_{int} \tag{6.158}$$

が得られる.繰り返し静脈内投与時の定常状態の積分平均血中濃度下面積 $AUC_{iv,ss,av}$ は,単回投与時の AUC_{iv} と等しいという関係を用いて,

$$f_B(AUC_{iv,ss,av}/\tau) \fallingdotseq (D/\tau)/CL_{int} \tag{6.159}$$

が得られる.さらに,定速静注時の定常状態血中濃度も同様に

$$f_B C_{ss,iv} \fallingdotseq R_{inf}/CL_{int} \tag{6.160}$$

が得られる.したがって,式(6.158),(6.159),(6.160)の右辺には f_B が含まれないことから,非結合形薬物濃度時間曲線下面積,繰り返し投与時の積分平均血中非結合形薬物濃度,定速静注

時の定常状態血中非結合形薬物濃度は f_B が変動しても変わらない．つまり，薬物相互作用で血中タンパク結合の追い出しがあって f_B が増加しても薬効に影響を与えないことを示す．薬物相互作用によって血中総薬物濃度が低下したからといって，単純に投与量を増加させることは問題がある．非結合形薬物濃度を測定する必要がある．

b) 血流律速型薬物（特に，E > 0.9 の薬物）の静脈投与

式（6.144）から，静脈投与後の血中総薬物濃度時間曲線下面積 AUC_{iv} は，f_B の変動にほとんど影響されない．一方，薬効に比例する血中非結合形薬物については，

$$f_B \, AUC_{iv} \fallingdotseq f_B \, D/Q \tag{6.161}$$

となる．さらに，両辺を投与間隔 τ で割ると繰り返し投与に関する

$$f_B(AUC_{iv}/\tau) \fallingdotseq f_B(D/\tau)/Q \tag{6.162}$$

が得られ，繰り返し静脈投与時の定常状態の積分平均血中濃度下面積 $AUC_{iv,\,ss,\,av}$ は，単回投与時の AUC_{iv} と等しいことから，さらに

$$f_B(AUC_{iv,\,ss,\,av}/\tau) \fallingdotseq f_B(D/\tau)/Q \tag{6.163}$$

が得られる．定速静注時の定常状態血中濃度についても同様に

$$f_B \, C_{ss,\,iv} \fallingdotseq f_B \, R_{inf}/Q \tag{6.164}$$

したがって，式（6.161），（6.163），（6.164）の右辺には f_B が含まれ，非結合形薬物濃度時間曲線下面積，繰り返し投与時の積分平均血中非結合形薬物濃度，定速静注時の定常状態血中非結合形薬物濃度は f_B の増加率に比例して増加する．併用薬物によって血中総薬物濃度が変動しなくても，薬物相互作用が起こっていないとはいい切れない．タンパク結合の追い出し効果によって非結合形薬物濃度は増加している可能性がある．

c) 経口投与

静脈投与と異なり経口投与の場合，律速段階に関係なく以下のことがいえる．ただし，式（6.140）に関して触れたように，AUC や積分平均濃度が変わらないからといって血中濃度時間曲線の形が同じとは限らないので，治療域の狭い薬物の場合や消失半減期が長い薬物の場合，一過性に非結合形薬物濃度が上昇する可能性がある．式（6.141）から，AUC_{po} は，f_B の逆数に比例して変動する．一方，血中非結合形薬物は

$$f_B \, AUC_{po} = D/CL_{int} \tag{6.165}$$

が得られ，右辺には f_B が含まれない．さらに，両辺を投与間隔 τ で割ると繰り返し投与時に関する

$$f_B(AUC_{po}/\tau) = (D/\tau)/CL_{int} \tag{6.166}$$

が得られる．さらに，繰り返し経口投与時の定常状態の積分平均血中濃度下面積 $AUC_{po,\,ss,\,av}$ は，単回投与時の AUC_{po} と等しいことから，

$$f_B(AUC_{po,\,ss,\,av}/\tau) = (D/\tau)/CL_{int} \tag{6.167}$$

が得られる．したがって，非結合形薬物濃度時間曲線下面積 $f_B \, AUC_{po}$，繰り返し投与時の積分平均血中非結合形薬物濃度 $f_B \, AUC_{po,\,ss,\,av}$ は f_B が変動しても変わらない．薬物相互作用によって

血中総薬物濃度が低下したからといって単純に投与量を増加させることは問題があり，非結合形薬物濃度を測定することは重要である．

6.2.10 ▶▶ 生理学的モデル

薬物を投与後の吸収，分布，代謝，排泄の各過程の経時変化を解析および予測する理論として生理学的薬物速度論が有用である．コンパートメント理論は，体内の臓器分布過程を具体的な臓器との対応が明確でない1個から数個のブラックボックスのコンパートメントとの薬物の移動として取り扱う．これに対して生理学的薬物速度論は，臓器ごとに薬物の流入と流出と消失をモデル化して取り扱うもので，薬物の体内動態を支配する基本的過程を組み込んだ実体を伴った解析および予測理論である．これが両理論の相違である．

生理学的薬物速度論を用いて体内動態を解析や予測する手順は，以下の通りである．

臓器1個当たりに分布する薬物量が多い臓器，主な薬理効果を発現する臓器，副作用などを発現する可能性のある臓器，薬物を代謝や排泄する処理臓器などをリストアップし，血液の流れに従って各臓器を連結するモデルを作る．

図6.28のようなモデルに従って，各臓器の分布や消失過程に完全撹拌モデルを適用し，物質収支式を立てる．このとき血流速度（Q），臓器体積（V），組織血液間分配係数（K_p），固有クリアランス（CL_{int}），血液中非結合率（f_B）などのパラメーターを用いる．必要に応じ吸収速度（P_{ab}）を用いる．なお，組織血液間分配係数は，各臓器内の薬物濃度（C_T）と臓器流出血液中薬物濃度（$C_{B, T, out}$）の比として定義される．例えば，肝臓の場合，

$$K_{p, lv} = C_{lv}/C_{B, lv, out} \tag{6.168}$$

である．分母が臓器の流入血液中薬物濃度ではなく流出血液中薬物濃度を用いるのは，臓器内毛細血管血液中薬物濃度が均一で臓器流出血液中薬物濃度と等しいとする「完全撹拌モデル」の近似に基づく．定常状態では非処理臓器の流出血液中薬物濃度は流入血液と等しい．したがって，薬物を定速静注して定常状態に達した臓器の濃度と動脈血液中薬物濃度を測定することで非処理臓器の組織血液間分配係数を求めることができる．ヒトでは実測できないので，動物種が変わっても同じ値であると仮定するか，第3章で触れたように，血中非結合率の動物種差を補正して組織非結合率は動物種が変わっても同じであると仮定してヒトでの組織血液間分配係数を求める．

生理学的薬物速度論の長所は，パラメーターを種々変動させて体内動態の変動要因をシミュレーション解析できることである．病態，併用薬物，加齢，動物種差，投与経路，繰り返し投与などが，薬物の体内動態にどの程度大きく影響するか，変動要因を明らかにすることができる．特に，新薬開発段階で遭遇する種々の問題解決に糸口を見つける上で威力を発揮するであろう．

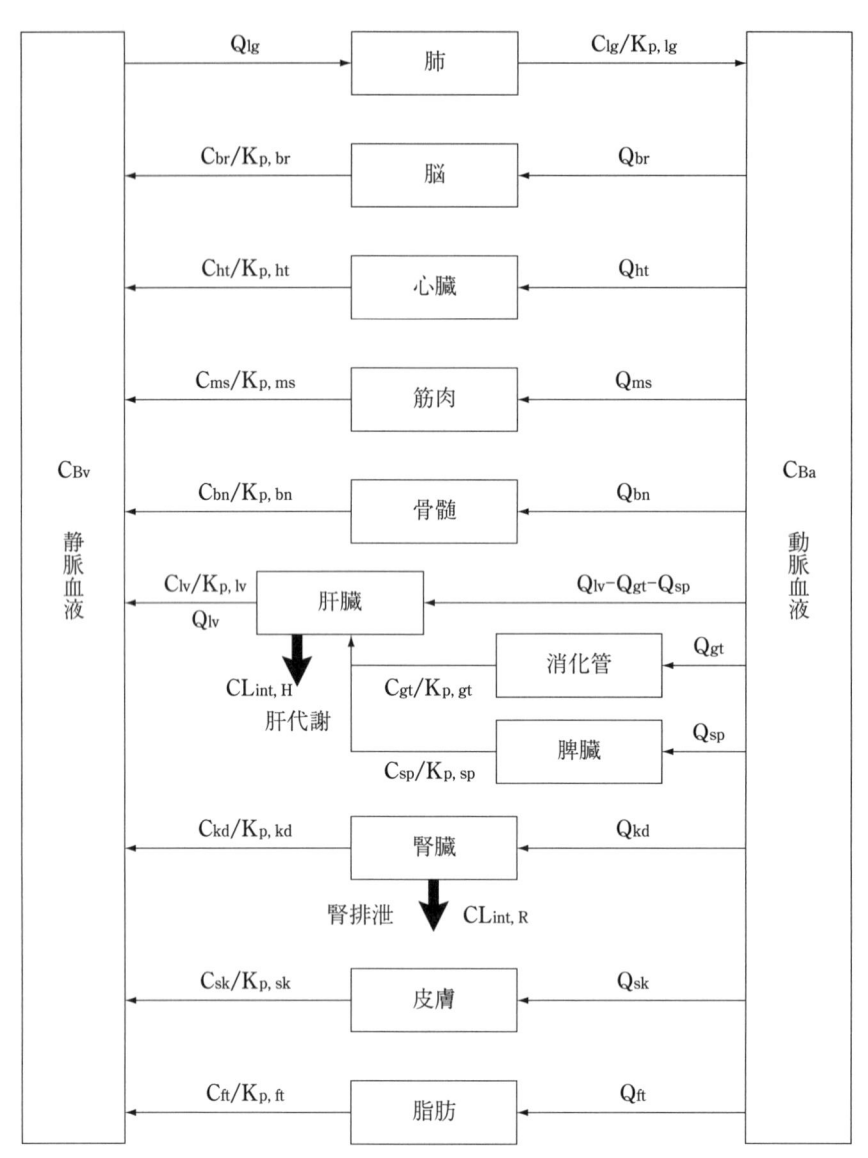

図 6.28　生理学的モデル

▶▶▶ *Topics*

生理学的薬物速度論の具体的な解析手順

1) 肝臓について物質収支式を立てると，

$$V_{lv}(dC_{lv}/dt) = (Q_{lv} - Q_{sp} - Q_{gt})C_{Ba} + Q_{sp}C_{sp}/K_{p,sp} + Q_{gt}C_{gt}/K_{p,gt}$$
$$- Q_{lv}C_{lv}/K_{p,lv} - CL_{int,H}f_B C_{lv}/K_{p,lv} \qquad (6.169)$$

となる．なお，添え字の lv, sp, gt, Ba は，各々，肝臓，脾臓，消化管，動脈血液を表す．式(6.169)の左辺は肝臓中の薬物量の変化速度，右辺の1項目は肝動脈血液として肝臓へ流入する速度，2項目は脾臓経由の門脈血液として肝臓へ流入する速度，3項目は消化管経由の門脈血液として肝臓へ流入する速度，4項目は肝静脈血液として流出する速度，5項目は肝細胞内での代謝による消失速度を表す．同様に，動脈血液と静脈血液を含む他の臓器に対する物質収支式は以下のようになる．なお，添え字の lg, br, ht, ms, bn, kd, sk, ft, Bv は，各々，肺，脳，心臓，筋肉，骨髄，腎臓，皮膚，脂肪，静脈血液を表す．

動脈血液：

$$V_{Ba}(dC_{Ba}/dt) = Q_{lg}C_{lg}/K_{p,lg} - (Q_{br} + Q_{ht} + Q_{ms} + Q_{bn} + Q_{lv} + Q_{kd}$$
$$+ Q_{sk} + Q_{ft})C_{Ba} \qquad (6.170)$$

静脈血液：

$$V_{Bv}(dC_{Bv}/dt) = Q_{br}C_{br}/K_{p,br} + Q_{ht}C_{ht}/K_{p,ht} + Q_{ms}C_{ms}/K_{p,ms}$$
$$+ Q_{bn}C_{bn}/K_{p,bn} + Q_{lv}C_{lv}/K_{p,lv} + Q_{kd}C_{kd}/K_{p,kd}$$
$$+ Q_{sk}C_{sk}/K_{p,sk} + Q_{ft}C_{ft}/K_{p,ft}) - C_{Bv}Q_{lg} \qquad (6.171)$$

肺：

$$V_{lg}(dC_{lg}/dt) = Q_{lg}(C_{Bv} - C_{lg}/K_{p,lg}) \qquad (6.172)$$

脳：

$$V_{br}(dC_{br}/dt) = Q_{br}(C_{Ba} - C_{br}/K_{p,br}) \qquad (6.173)$$

心臓：

$$V_{ht}(dC_{ht}/dt) = Q_{ht}(C_{Ba} - C_{ht}/K_{p,ht}) \qquad (6.174)$$

筋肉：

$$V_{ms}(dC_{ms}/dt) = Q_{ms}(C_{Ba} - C_{ms}/K_{p,ms}) \qquad (6.175)$$

骨髄：

$$V_{bn}(dC_{bn}/dt) = Q_{bn}(C_{Ba} - C_{bn}/K_{p,bn}) \qquad (6.176)$$

消化管：

$$V_{gt}(dC_{gt}/dt) = Q_{gt}(C_{Ba} - C_{gt}/K_{p,gt}) \qquad (6.177)$$

脾臓：

$$V_{sp}(dC_{sp}/dt) = Q_{sp}(C_{Ba} - C_{sp}/K_{p,sp}) \qquad (6.178)$$

腎臓：

$$V_{kd}(dC_{kd}/dt) = Q_{kd}(C_{Ba} - C_{kd}/K_{p,kd}) - CL_{int,R}f_B C_{kd}/K_{p,kd} \qquad (6.179)$$

皮膚：

$$V_{sk}(dC_{sk}/dt) = Q_{sk}(C_{Ba} - C_{sk}/K_{p,sk}) \qquad (6.180)$$

脂肪：

$$V_{ft}(dC_{ft}/dt) = Q_{ft}(C_{Ba} - C_{ft}/K_{p,ft}) \qquad (6.181)$$

2) すべての臓器の物質収支式を連立微分方程式としてサブルーチンプログラムを作り，数値積分プログラムに組み込み，血液および各組織濃度や累積代謝薬物量や累積尿中排泄量など解析結果として出力したい数値積分値をプログラムに指定する．実際の数値積分には，物質収支式に

用いたパラメーターすべてを入力するとともに，投与した薬物量と，体内動態を計算する投与後の時間，数値積分のきざみ幅を設定する必要がある．きざみ幅は大きいと計算時間は短いが，近似計算による誤差が蓄積して真の値が得られない可能性がある．特に，単位時間当たりに劇的に変化する臓器ではきざみ幅が大きいと誤差が発生する．きざみ幅を小さくしても数値積分結果が変わらないとき，誤差が無視できると判断する．また，投与後の各時間における全組織中薬物量と代謝や排泄の累積量の総和が投与量に等しいことを確認することも物質収支式やパラメーターの間違いをチェックする上で有用である．なお，市販の数値積分プログラム iThink は，プログラム内に臓器の物質収支式を連結するフローチャートを作成し，必要なパラメーターを入力するだけで数値積分が可能であり，ノートパソコンレベルで比較的簡単に計算できるソフトとして有用である．

表 6.1　生理解剖学的パラメーター

動物種 体重（kg）	ラット （0.25）		イヌ （8.5）		ヒト （50）	
	組織容積 （mL）	血流速度 （mL/min）	組織容積 （mL）	血流速度 （mL/min）	組織容積 （mL）	血流速度 （mL/min）
静脈血液	13.6	44.5	284.0	958.2	2570	4165
動脈血液	6.8	44.5	141.0	958.2	1290	4165
肺	1.2	44.5	85.0	958.2	430	4165
肝臓	11.0	14.7	212.5	340.0	1070	1190
腎臓	2.0	11.4	42.5	170.0	214	952
心臓	1.0	4.2	42.5	42.5	214	179
消化管	11.1	12.0	204.0	255.0	714	833
筋肉	125.0	6.8	4250.0	170.0	21430	893
皮膚	43.7	4.5	364.3	18.2	2143	107
脳	1.2	1.1	50.4	145.6	1070	536
脂肪	10.0	1.0	1502.0	50.0	8714	179

　3）血液中薬物濃度時間曲線の実測値と計算結果が一致していない場合，以下について検討して，モデルやパラメーターの修正などを行う．

　3-1）面積(AUC)が大きく異なる場合：　数値積分に用いた固有クリアランスや血流速度が適当でなかったか，無視できない消失経路が他にあると推察される．パラメーターの修正には消失の律速過程になっているパラメーターの妥当性を重点的に吟味する必要がある．すなわち，実測した血中濃度時間曲線から AUC を見積もり，式(6.92)，(6.104)，(6.109)から臓器クリアランスを求める．数値積分に用いた f_B，CL_{int}，Q を式(6.124)，(6.145)，(6.150)などに代入し臓器クリアランスを推定する．両臓器クリアランスが大きく異なる場合，消失の律速段階がどこであるか考察し，固有クリアランスや血流速度の値や消失経路としてさらに加えるものがないかどうかを再検討する．

　3-2）AUC はほぼ等しいが血中薬物濃度時間曲線の形が実測値と異なる場合：　組織血液間分配係数が妥当でなかったか，無視できない分布量の臓器が他にあると推定される．

　3-3）血液中薬物濃度時間曲線は実測値と計算値が一致しているが臓器によって薬物濃度時間曲線が実測値と計算値が異なる場合：　組織血漿間分配係数か血流速度が妥当でなかったか完全攪拌状態の近似が妥当でなかったと推定される．組織細胞膜透過速度が分布過程の律速になっている時，細胞膜透過過程をモデルに組み込む必要がある．モデルに含めるべき臓器として必要なものが含まれているかどうか吟味するには，静脈内投与後の血中濃度時間曲線をモーメント理論かコンパートメント理論を用いて $V_{d,ss}$ を求め，数値積分に用いたパラメーターを次式に代入し

> て $V_{d,ss}'$ を求める．$V_{d,ss} - V_{d,ss}'$ が大きい場合，組み込むべき臓器が不足しているのでモデルを修正する．
>
> $$V_{d,ss}' \fallingdotseq V_p + \Sigma K_{p,i} V_{T,i} \tag{6.182}$$
>
> 4) 薬物の血液中および臓器中薬物濃度の経時変化の実測値と数値積分の各値が一致したとき，基本的にはその生理学的モデルとパラメーターによって体内動態を説明することができたことになる．見掛け上，実測値と積分値が一致したことは，分布と消失の各々の律速過程のパラメーターが妥当であったことを示唆している．消失過程については，特に，律速過程でないパラメーターが真の値と多少異なっていても積分値は実測値と一致する．

6.2.11 ▶▶ その他の処理臓器モデル

クリアランス理論や生理学的薬物速度論では，一般的に完全攪拌モデルが用いられる．しかし，肝臓や腎臓などの処理臓器の複雑な構造に消失過程が影響されて完全攪拌モデルで近似できない場合もある．抽出率が大きい薬物ほど，流入血液中薬物濃度と流出血液中薬物濃度の差が大きいことから，解析に用いるモデルの影響を受けやすい．その他の処理臓器モデルとして，Parallel Tube モデル，Tank-in-Series モデル，Distributed モデル，Dispersion モデルなどがある．ここでは Parallel tube モデルについて詳しく述べ，他は概要のみにとどめる．

1) Parallel Tube（円管）モデル

図 6.29 に示すように，処理臓器を平行に並んだ同じ長さの均一なシリンダーの集合と近似し，

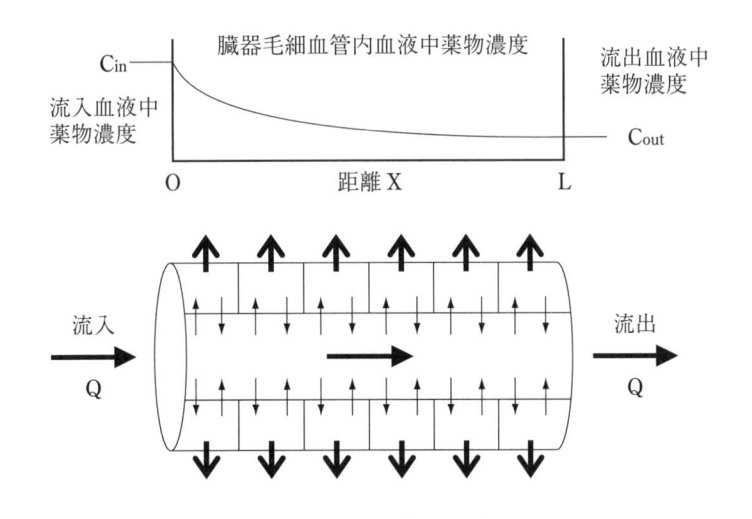

図 6.29　円管モデルと薬物濃度勾配

臓器の毛細血管内の薬物の濃度勾配を入り口からの距離の関数として減少する様子を組み込んだものである．臓器の入り口から出口までの長さを L，その間の臓器の単位長さあたりの固有クリアランスを CL_{int}/L，入り口からの距離 x における毛細血管内薬物濃度を $C_{(x)}$ とする．さらに，毛細血管内の f_B は常に一定であり，血管内の血流方向と直角方向の薬物の拡散は瞬間的であり，臓器の細胞内への分布は血流律速であると仮定する．ここで，血液の流れる方向の位置 x から $(x + \Delta x)$ の間の物質収支式を立てると，

$$Q(C_{(x)} - C_{(x + \Delta x)}) = (CL_{int}/L) f_B C_{(x + \Delta x)} \Delta x \tag{6.183}$$

ここで，$\Delta x \to 0$ とすると，

$$dC_{(x)}/C_{(x)} = -(f_B CL_{int}/L Q) dx \tag{6.184}$$

式（6.184）を $x = 0$ から L まで積分して，$C_{(0)} = C_{in}$, $C_{(L)} = C_{out}$ の関係を用いて，

$$C_{out}/C_{in} = e^{-f_B CL_{int}/Q} \tag{6.185}$$

が得られる．式（6.113）へ代入すると，臓器クリアランスとして

$$CL_{org} = Q(1 - e^{-f_B CL_{int}/Q}) \tag{6.186}$$

が得られる．さらに，抽出率（E）と利用率（F）は，

$$E = 1 - e^{-f_B CL_{int}/Q} \tag{6.187}$$

$$F = e^{-f_B CL_{int}/Q} \tag{6.188}$$

が得られる．血中非結合率の変動による肝臓の臓器クリアランスの変動を解析したところ，ジアゼパムが，完全攪拌モデルよりも Parallel Tube モデルを用いたほうが肝臓の消失過程より高精度で説明できることが報告されている．どちらのモデルを用いるのが妥当であるかということは，単なる理論的な興味にとどまるだけでない．消失過程が肝臓の代謝のみの場合，式（6.141）に示したように，経口投与後の非結合形血中薬物濃度時間曲線下面積 $f_B AUC_{po}$ に対して血流速度は影響しないことを前述したが，これは完全攪拌モデルの場合である．Parallel Tube モデルでは，

$$f_B AUC_{po} = f_B F D/CL_{tot}$$

$$= \frac{f_B D\ e^{-f_B CL_{int}/Q}}{Q(1 - e^{-f_B CL_{int}/Q})} \tag{6.189}$$

となり，分母と分子で Q が相殺されることはない．つまり，経口投与後の血中非結合形薬物濃度時間曲線は，形も面積も肝血流速度の変動を受ける．

2）Tank-in-Series モデル

1個の臓器を各々が十分に攪拌された N 個のコンパートメントが直列に並んだ集合として扱うモデルである．N = 1 の時が，完全攪拌モデルであり，N が ∞ の時が Parallel Tube モデルである．

3）Distributed モデル

Parallel Tube モデルを拡張したもので，毛細血管の長さや酵素の量を血流方向への統計的分

布を考慮したモデルである．

4） Dispersion モデル

処理臓器内での薬物の挙動を酔歩運動と対向流により表現したモデルであり，薬物の臓器内での動きを確率過程として捉える．

（寺崎　哲也）

6.3 モデルによらない解析法

　薬物の体内動態を解析する際に用いられるコンパートメントモデルに基づいた手法，生理学的モデルを用いた手法に共通するのは，いずれも数学的なモデルを仮定している点である．コンパートメントモデルであれば，対象とする薬物が分布する臓器，組織，細胞を1個ないし数個のコンパートメントで記述できるものと仮定している．一方，生理学的モデルにおいても，臓器や血流などの解剖学的な位置関係に合わせた数学的なモデルを組み立てている．これに対し，モデルを一切仮定しない体内動態の解析手法が考案されており，モデルによらない解析法，非コンパートメント解析法，もしくはモデル非依存性の解析法などと総称される．モデルによらない解析法は，得られた実測データ（主に血中濃度推移や尿中排泄推移）のみに基づいて薬物動態特性を把握しようとするものであり，数学的なモデルを構築し速度定数を求める必要がない，実用的な解析手法として汎用されている．モデルによらない解析法として，モーメント解析法とデコンボリューション法とが知られている．

6.3.1 モーメント解析法

1） モーメント解析法の理論 [1,2]

　モデルに依存せず，薬物の体内動態を巨視的にとらえ，投与された薬物が，ある確率に従った挙動を示すと考えて解析する手法をモーメント解析法 moment analysis と呼ぶ．今，薬物が体内に投与された後の血中薬物濃度の時間推移を考えてみよう．単回経口投与後の血中濃度推移であれば，薬物分子の吸収が進むにつれて血中濃度は上昇すると同時に，薬物の体内からの消失が起こり，やがて血中濃度は低下する（図 6.30）．ここで，このような血中濃度推移に対する見方を変え，濃度推移を時間的に広がりをもった確率分布として捉えてみよう．すなわち，ある時間 t_1 において血中に存在する薬物分子が C_1，時間 t_2 において血中に存在する薬物分子が C_2，といった具合に，縦軸の濃度が横軸の時間に対して広がる分布曲線として捉えるのである（図 6.30）．これはちょうど，さまざまな頻度分布（例えば，サイコロの目の出てくる頻度や，年齢別の人口の分布など）と同様な考え方である．このように考えると，元来は確率分布曲線に対して定義されるモーメントと呼ばれる概念を，血中濃度推移に対しても適用することができる．

　確率変数 X がある値 x をとる確率を f(x) で表すとき，その確率分布に対して定義される n 次のモーメントは一般に，

$$S_n = \int_0^\infty x^n \cdot f(x) dx \tag{6.190}$$

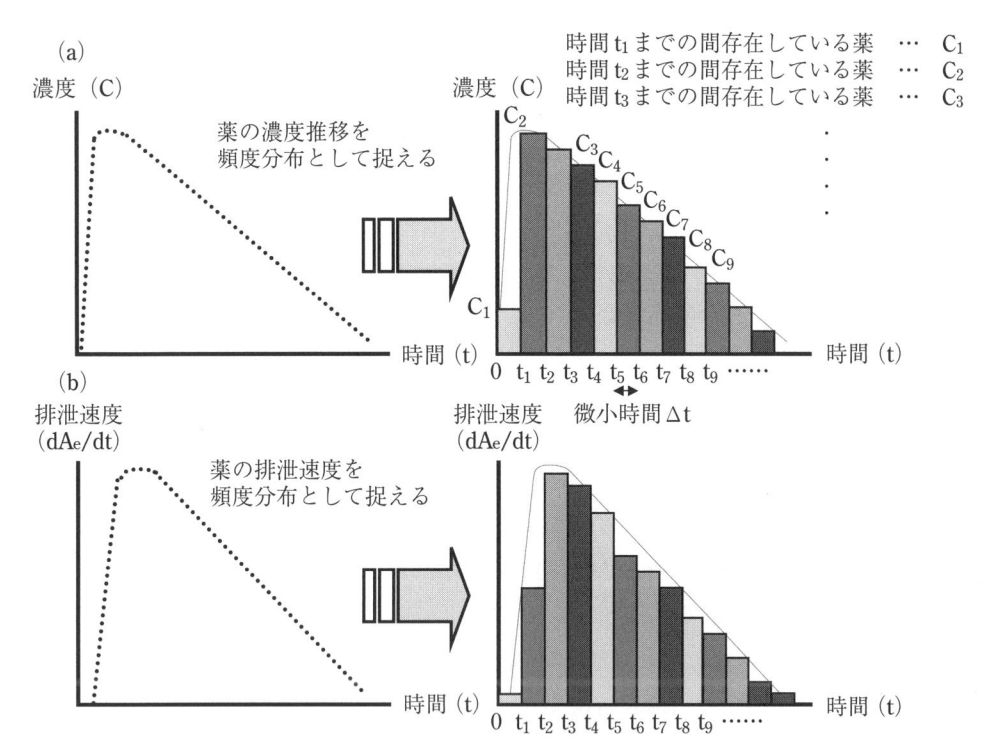

図 6.30 薬物の血中濃度や尿中排泄速度の時間推移に対するモーメント解析の考え方

血中濃度（a）や尿中排泄速度（b）を確率分布として捉えることにより，本来，確率分布に対して定義されるモーメントを定義することができる．

で表される．式（6.190）の n に 0，1，2 を代入したものを，それぞれ 0 次，1 次，2 次モーメントと呼ぶ．このようにモーメントとは，確率分布の特徴を表すパラメータであり，0 次，1 次，2 次モーメントはそれぞれ量，平均，分散を表す．

ここで確率分布を血中濃度推移に置き換えてみよう．式（6.190）で，x を時間（t）で，f(x) を血中濃度（C）で置き換えれば，0 次，1 次，2 次モーメント（それぞれ S_0，S_1，S_2 とおく）はそれぞれ，

$$S_0 = \int_0^\infty C dt \equiv AUC \tag{6.191}$$

$$S_1 = \int_0^\infty t \cdot C dt \equiv AUMC \tag{6.192}$$

$$S_2 = \int_0^\infty t^2 \cdot C dt \tag{6.193}$$

で表される．これらのモーメントは非規格化モーメントとも呼ばれる．血中濃度に対する 0 次モーメントは AUC に等しい（式（6.191））．ここで，1 次モーメントのことを特に AUMC（area under the moment curve）と呼ぶ．

上記の非規格化モーメントが得られれば，下記に示すモーメントを計算することができる．

$$0\text{次モーメント}: \text{AUC} = S_0 = \int_0^\infty C \, dt \tag{6.194}$$

$$1\text{次モーメント}: \text{MRT} = \frac{S_1}{S_0} = \frac{\text{AUMC}}{\text{AUC}} = \frac{\int_0^\infty t \, C \, dt}{\int_0^\infty C \, dt} \tag{6.195}$$

$$2\text{次モーメント}: \text{VRT} = \frac{S_2}{S_0} - \left(\frac{S_1}{S_0}\right)^2 = \frac{\int_0^\infty (t-\text{MRT})^2 C \, dt}{\int_0^\infty C \, dt} \tag{6.196}$$

ここで MRT は平均滞留時間 mean residence time，VRT は滞留時間の分散 variance of residence time として定義される．

同様な考え方は尿中排泄速度についても同様に適用できる．すなわち，単回投与開始直後から，ある時間ごとに尿を回収し，そこに含まれる未変化体排泄量（A_e）をそれぞれの回収時間で除することにより，尿中排泄速度（dA_e/dt）の時間推移が得られる．血液空間に存在する薬物の一部が，やがて尿中に排泄されると考えれば，（dA_e/dt）もまた，血中濃度推移にやや遅れた，同様な形の時間推移が得られることが予想される（図6.30）．このときにモーメントの概念を（dA_e/dt）に対して適用すれば，非規格化モーメントは，

$$S_0 = \int_0^\infty \left(\frac{dA_e}{dt}\right) dt \tag{6.197}$$

$$S_1 = \int_0^\infty t \left(\frac{dA_e}{dt}\right) dt \tag{6.198}$$

$$S_2 = \int_0^\infty t^2 \left(\frac{dA_e}{dt}\right) dt \tag{6.199}$$

よって，血中濃度推移の場合と同様に，0次，1次，2次モーメントを S_0，S_1，S_2 から計算すると，

$$S_0 = \int_0^\infty \left(\frac{dA_e}{dt}\right) dt = A_{e(0-\infty)} \tag{6.200}$$

$$\frac{S_1}{S_0} = \frac{\int_0^\infty t \left(\frac{dA_e}{dt}\right) dt}{\int_0^\infty \left(\frac{dA_e}{dt}\right) dt} = \frac{\int_0^\infty t(CL_R \cdot C) \, dt}{\int_0^\infty (CL_R \cdot C) \, dt} = \text{MRT} \tag{6.201}$$

$$\frac{S_2}{S_0} - \left(\frac{S_1}{S_0}\right)^2 = \frac{\int_0^\infty (t-\text{MRT})^2 \left(\frac{dA_e}{dt}\right) dt}{\int_0^\infty \left(\frac{dA_e}{dt}\right) dt}$$

$$= \frac{\int_0^\infty (t-\text{MRT})^2 (CL_R \cdot C) \, dt}{\int_0^\infty (CL_R \cdot C) \, dt} = \text{VRT} \tag{6.202}$$

ここで，（dA_e/dt）は血中濃度に比例する（比例定数は腎クリアランス CL_R）と考えれば，式

(6.201), (6.202) はともに, 式 (6.195), (6.196) と同様に MRT および VRT を表すことがわかる. また, 尿中排泄速度から求められる 0 次モーメント $A_{e(0-\infty)}$ は, ∞時間までの未変化体尿中排泄量を示す (式 (6.200)). 以上は, 尿中に現れる未変化体排泄量だけの情報から血液空間における薬物の挙動を表すパラメータ (MRT および VRT) が計算できる点で有用である.

2) モーメント解析法の理解

モーメント解析から得られる MRT, VRT の意味をわかりやすく解説するため, 図 6.31 の (a) に示すように, 静脈内に薬物が投与された後の各時間に, 薬物分子が循環血液中に残存する場合を考えてみよう. このとき, 平均滞留時間は, それぞれの分子が何分間, 循環血中に存在するかの平均であるから, 1 次モーメントである MRT は,

$$\text{MRT} = \frac{\Sigma(\text{分子の数} \times \text{滞留した時間})}{\Sigma(\text{分子の数})} = \frac{(9 \times 5 + 6 \times 10 + 2 \times 15)}{(9 + 6 + 2)}$$
$$= 7.9 \text{ [min]} \tag{6.203}$$

すなわち, 図 6.31 の場合, 1 つの薬物分子当たり, 平均 7.9 分間, 循環血に存在したことがわかる. 一方, VRT は滞留時間の分散であるから, 各薬物分子の滞留時間とその平均値である

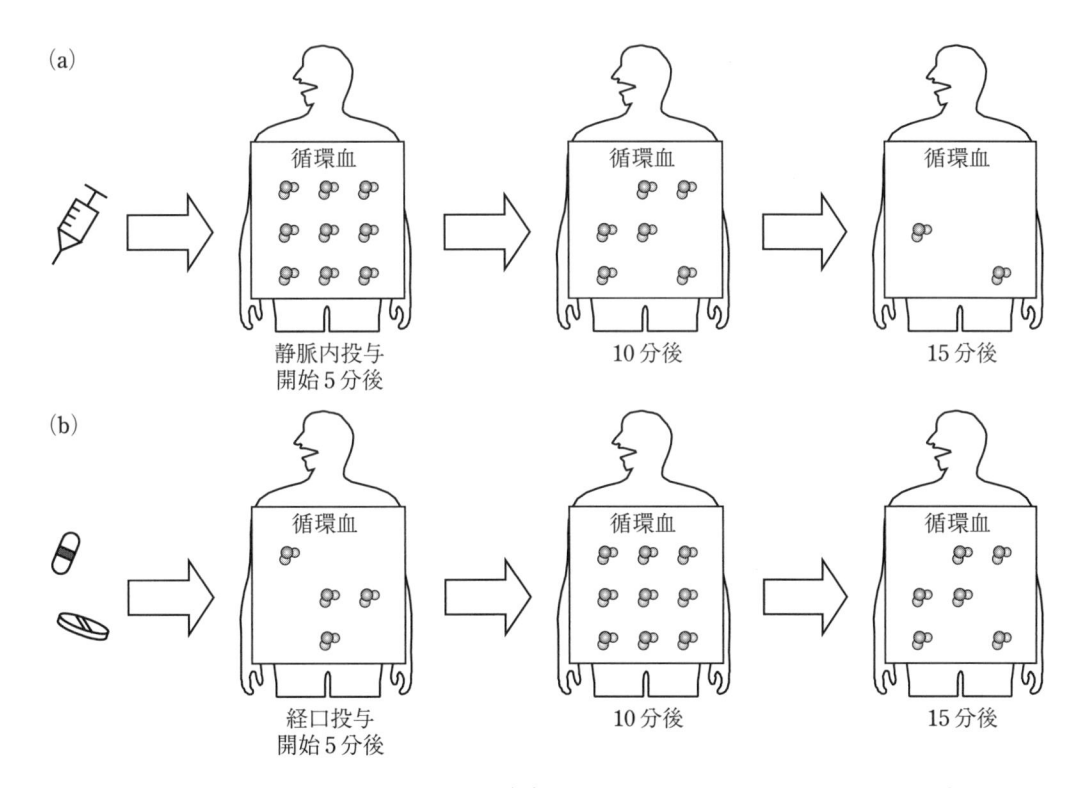

図 6.31 静脈内 (a) もしくは経口 (b) 単回投与後に循環血中に観察される薬物分子
それぞれの薬物分子がある確率論に従って循環血中に現れ, やがて消えていく.

MRT との差に着目することにより

$$\begin{aligned}\text{VRT} &= \frac{\Sigma(\text{滞留した時間}-\text{滞留した時間の平均値(MRT)})^2 \times (\text{その滞留時間を示す分子の数})}{\Sigma(\text{分子の数})} \\ &= \frac{(5-7.9)^2 \times 9 + (10-7.9)^2 \times 6 + (15-7.9)^2 \times 2}{(9+6+2)} \quad (6.204) \\ &= 11.9 \ [\text{min}]\end{aligned}$$

VRT は,式(6.203)で求められた 7.9 分という平均滞留時間が,どのくらいのばらつきをもっているか(VRT が大きいほど,ばらつきも大きい)ということを意味する.

さて,以上の計算は薬物分子が時間ゼロで循環血内に投与された場合,すなわち単回静脈内投与を考えている.一方で,循環血ではないところに投与された場合,例えば経口投与の場合を次に考えてみよう.この場合,時間ゼロにおいて薬物は消化管腔内に投与される.一方で我々が薬物分子を観察できるのは循環血であるので,投与されてから実際に薬物分子が観察されるまでには,図 6.31 の(b)に示すように,少し時間がかかることが推定される.このような場合にも式(6.203)と同様に MRT を計算してみると,

$$\begin{aligned}\text{MRT} &= \frac{(4 \times 5 + 9 \times 10 + 6 \times 15)}{(4+9+6)} \\ &= 10.5 \ [\text{min}]\end{aligned} \quad (6.205)$$

となり,静脈内投与の場合に比べ,MRT は大きくなる.静脈内投与に比べ経口投与での MRT が長いのは,経口投与で観察される薬物分子が静脈内投与で観察されるものよりも,より長い時間をかけて,測定地点である循環血にまで到達していることを意味する.ここでいう「より長い時間」とは,錠剤やカプセル剤などの固形製剤であれば,消化管腔内での崩壊,溶出と,溶出された薬物分子の消化管粘膜の透過,ならびに肝臓や肺を通過して循環血に到達するまでの時間である.また仮に,溶液として薬物を経口投与した場合には,崩壊と溶出過程は必要ないので,薬物の消化管粘膜の透過から循環血に到達するまでの時間を示す.したがって,逆に,静脈内投与時の MRT(MRT_{iv})と経口投与時の MRT(MRT_{po})の差をとれば,経口投与された薬物が循環血に到達するまでにかかる平均的な時間を計算することができる(図 6.32).平均吸収時間 mean absorption time(MAT)は,溶液として経口投与したときの MRT($\text{MRT}_{po, solution}$)を用い,

$$\text{MAT} = \text{MRT}_{po, solution} - \text{MRT}_{iv} \quad (6.206)$$

で計算することができる.また,固形製剤が崩壊,溶出するのにかかる時間の平均値を平均溶出時間 mean dissolution time(MDT)と呼び,固形製剤の MRT($\text{MRT}_{po, product}$)と溶液製剤の MRT の差から求めることができる.

$$\text{MDT} = \text{MRT}_{po, product} - \text{MRT}_{po, solution} \quad (6.207)$$

したがって,種々の固形製剤と溶液製剤との MRT の比較,あるいは固形製剤間での MRT を比較することにより,消化管腔内での平均溶出時間,すなわち製剤の溶けやすさを,製剤間で比較することができる.

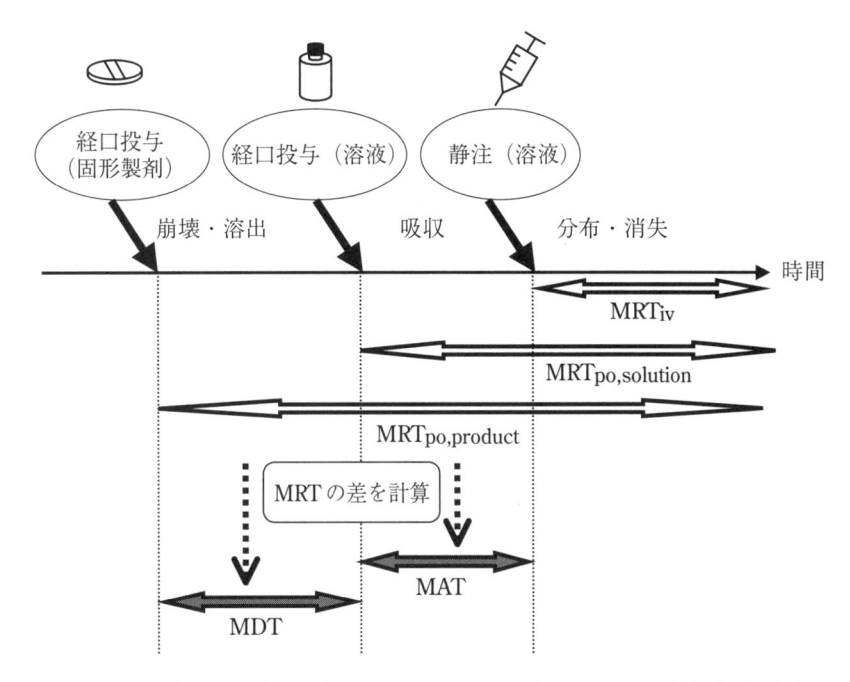

図 6.32 平均滞留時間（MRT），平均吸収時間（MAT），平均溶出時間（MDT）の関係
MRT は薬物の血中濃度推移から求めることができるのに対して，MAT と MDT は各 MRT の差から求める．

3）モーメント解析法の実際

a）台形公式による AUC の計算

AUC は血中濃度推移の時間に対する積分値であるから，その曲線下面積に等しい．モデルによらない AUC の計算方法として台形公式を用いるのが一般的である（図 6.33）．この場合，1つ1つの測定点の間を直線で結び，2点の濃度下面積を台形として計算し，それらを合算して AUC を計算する（図 6.33）．ここで，AUC が時間 0 から ∞ までとして定義されるのに対し，血中濃度の時間推移は，被験者の負担や定量限界などの理由から，ある有限の時間内でしか測定することができない．したがって，測定開始点より以前の時間 0 までと，最終の測定点から先の無限大時間までは，何らかの方法で外挿する必要がある．静脈内単回投与の場合，図 6.34 に示すように，それぞれ直線性の保たれている数点を選び，それらを直線で結ぶことによって外挿する．時間 0 まで外挿された部分の面積は，台形公式を用いれば，

$$\mathrm{AUC}_{(0-t_1)} = \frac{(C_0 + C_1)t_1}{2} \tag{6.208}$$

で計算できる．ここで，静脈内投与以外の投与経路の場合には，時間 0 での血中濃度（C_0）を 0 と仮定する．

一方，時間 ∞ まで外挿された部分の面積は，

$$\mathrm{AUC} = \mathrm{AUC}_{(0-t_1)} + \frac{C_1 + C_2}{2}(t_2 - t_1) + \frac{C_2 + C_3}{2}(t_3 - t_2) + \cdots$$
$$+ \cdots \frac{C_6 + C_7}{2}(t_7 - t_6) + \mathrm{AUC}_{(t_7-\infty)}$$

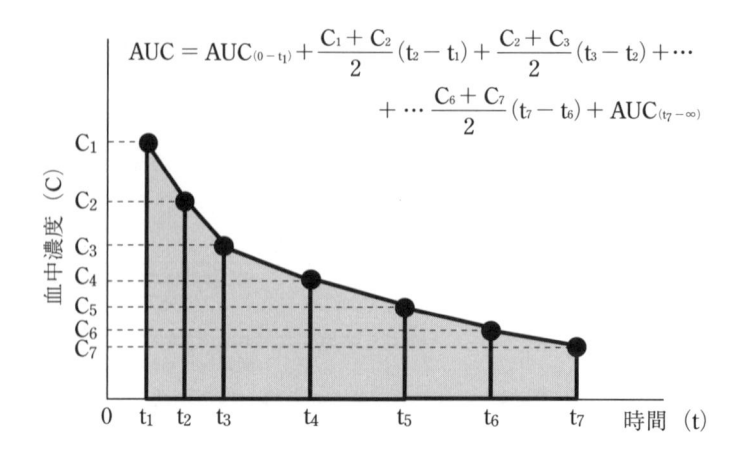

図 6.33　台形公式を用いた AUC の算出

AUC を台形の集まりとして考える．時間 0 から t_1 と，t_7 から ∞ は，図 6.34 に示すように，外挿して求める必要がある．

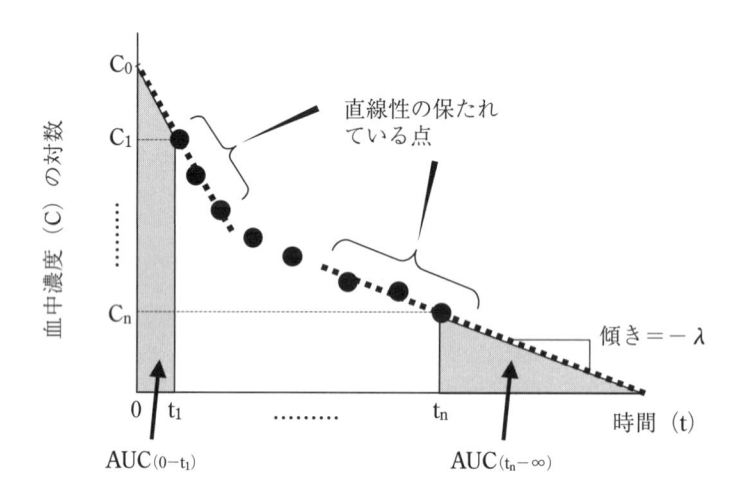

図 6.34　時間 0 および ∞ までの外挿

血中濃度の対数が直線的に減少すると仮定して外挿する．

$$\mathrm{AUC}_{(t_n-\infty)} = \int_{t_n}^{\infty} C_n \exp(-\lambda(t - t_n))\,dt = \frac{C_n}{\lambda} \tag{6.209}$$

したがって，図 6.34 に示す AUC は一般式で記述すると，

$$\mathrm{AUC} = \sum_{i=0}^{n-1}\left(\frac{(C_{i+1} + C_i)}{2}(t_{i+1} - t_i)\right) + \frac{C_n}{\lambda} \tag{6.210}$$

により求めることができる．

b）台形公式による AUMC と MRT の計算

式（6.192）に示すように，AUMC は血中濃度と時間の積の，曲線下面積に等しい．したがって，それぞれの測定時間における血中濃度と測定時間の積を計算し，時間に対してプロットした後に，図 6.33 と同様な台形の集まりとして近似する．時間 t_n までの AUMC は，

$$\text{AUMC}_{(0-t_n)} = \sum_{i=0}^{n-1} \left(\frac{(t_{i+1} \cdot C_{i+1} + t_i \cdot C_i)}{2} (t_{i+1} - t_i) \right) \tag{6.211}$$

さらに時間 t_n から ∞ までの AUMC は，

$$\text{AUMC}_{(t_n - \infty)} = \int_{t_n}^{\infty} t_n \cdot C_n \exp(-\lambda(t - t_n)) dt = \frac{t_n \cdot C_n}{\lambda} + \frac{C_n}{\lambda^2} \tag{6.212}$$

よって，AUMC は式（6.211）と式（6.212）の和として求めることができる．

$$\text{AUMC}_{(0-t_n)} = \sum_{i=0}^{n-1} \left(\frac{(t_{i+1} \cdot C_{i+1} + t_i \cdot C_i)}{2} (t_{i+1} - t_i) \right) + \frac{t \cdot C_n}{\lambda} + \frac{C_n}{\lambda^2} \tag{6.213}$$

式（6.209）と式（6.212）とを比較すると，AUC に比べ AUMC のほうが，外挿部分がより大きく見積もられることがわかる．すなわち，AUC に比べ AUMC は，無限大時間まで外挿した際の傾きである λ の大きさによって，より大きく変動する．このようにモーメントは 0 次，1 次，2 次と高次になればなるほど，得られる値の信頼性が低下する点に注意が必要である．

4）コンパートメントモデルとの比較によるモーメント解析法の理解

モーメント解析法は体内動態を巨視的にとらえる性質上，得られるパラメータの表す意味を明確に理解することが難しい．モーメント解析では本来，モデルを仮定しないが，ここでは，各モーメントの表す意味をより直感的に理解するために，あえてコンパートメントモデルとの比較を行ってみよう．

図 6.35 に示す吸収付き 1-コンパートメントモデルを仮定した場合，静脈内もしくは経口単回投与したときの血中濃度の時間推移は，それぞれ，

$$C = \frac{D}{V} \exp(-kt) \tag{6.214}$$

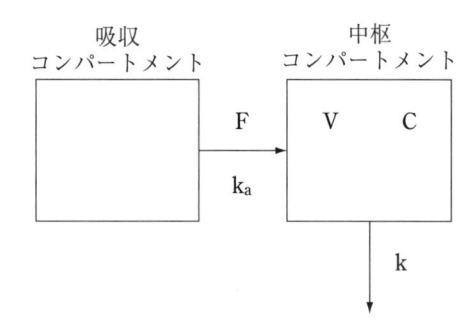

図 6.35　吸収付き 1-コンパートメントモデル

$$C = \frac{FDk_a}{V(k_a - k)}(\exp(-kt) - \exp(-k_at)) \tag{6.215}$$

で表される（第6章1．コンパートメントモデル解析法を参照）．したがって，静脈内投与後のAUC，MRT，VRTは，それぞれ式（6.200），（6.201），（6.202）の定義に従って計算すれば，

$$AUC_{iv} = \frac{D}{kV} \tag{6.216}$$

$$MRT_{iv} = \frac{1}{k} \tag{6.217}$$

$$VRT_{iv} = \frac{V}{k^2} \tag{6.218}$$

として得られる．同様に経口投与した後のAUC，MRT，VRTを計算すると，

$$AUC_{po} = \frac{FD}{kV} \tag{6.219}$$

$$MRT_{po} = \frac{1}{k} + \frac{1}{k_a} \tag{6.220}$$

$$VRT_{po} = \frac{1}{k^2} + \frac{1}{k_a^2} \tag{6.221}$$

が得られる．ただし，k，k_a，V，Fはそれぞれ消失速度定数，吸収速度定数，分布容積，吸収率である．ここで，式（6.217）と式（6.220）からMATを計算すると，

$$MAT = MRT_{po} - MRT_{iv} = \frac{1}{k_a} \tag{6.222}$$

したがって，式（6.217）と式（6.222）より，1-コンパートメントモデルを仮定したときのMRT$_{iv}$とMATは，それぞれ消失速度定数kと吸収速度定数k_aの逆数に等しい．また，式（6.222）を使えば，

$$k_a = \frac{1}{MRT_{po} - MRT_{iv}} \tag{6.223}$$

となるので，k_aはMRT$_{iv}$とMRT$_{po}$よりモデル非依存的に計算することができる．

以上は単回投与の場合であるが，静脈内定速投与の場合には，投与時間をTとすれば，

$$MRT_{inf} = \frac{T}{2} + MRT_{iv} \tag{6.224}$$

で表される．

5）モーメント解析法による定常状態分布容積（V_{ss}）の算出

V_{ss}は定常状態における体内の薬物量を血中濃度（C_{ss}）で除した値として定義される．今，静脈内定速投与によって定常状態にあると仮定すると，体内からの薬物の消失速度は$CL_{tot} \cdot C_{ss}$で表される．CL_{tot}は全身クリアランスである．一方，定常状態において体内に残存する薬物量は，V_{ss}の定義に従えば，$C_{ss} \cdot V_{ss}$に等しいはずである．ここで，1つ1つの薬物分子に着目し，それらの平均滞留時間MRTを考えると，MRTは体内に残存する薬物量をそのときの消失速度で割った値であるから，

$$\mathrm{MRT} = \frac{V_{ss}\, CL_{ss}}{CL_{tot}\, CL_{ss}} \tag{6.225}$$

ゆえに，

$$V_{ss} = CL_{tot}\, \mathrm{MRT} = \frac{D_{iv} \cdot \mathrm{AUMC}_{iv}}{(\mathrm{AUC}_{iv})^2} \tag{6.226}$$

が得られる．したがって，V_{ss} は静脈内単回投与時のモーメント解析からモデルによらず求めることができる．

6.3.2 ▶▶ デコンボリューション解析法

1) デコンボリューションとは

モーメント解析法では，薬物の体内への暴露，滞留時間や吸収時間の平均値と分散など，体内動態を巨視的に捉えたパラメータを算出できる反面，体内動態の経時的な推移を求めることができない．これに対して，デコンボリューションとは，血中濃度推移など2つの体内動態情報をそれぞれ入力関数および出力関数とした後に，それらをつなぐブラックボックス（重み関数）からなる線形ネットワークを考え，吸収の速さなど体内動態の経時的な変化を，数学的な解析から求めることをいう．

ここで，入力関数を静脈内単回投与後の血中濃度推移 $C_{iv}(t)$，出力関数を経口単回投与後の血中濃度推移 $C_{po}(t)$ とし，両者をつなぐブラックボックスを経由した線形ネットワークを仮定する（図6.36）．この時，$C_{iv}(t)$ と $C_{po}(t)$ のラプラス変換型（裏関数とも呼ぶ）をそれぞれ，$\tilde{C}_{iv}$,

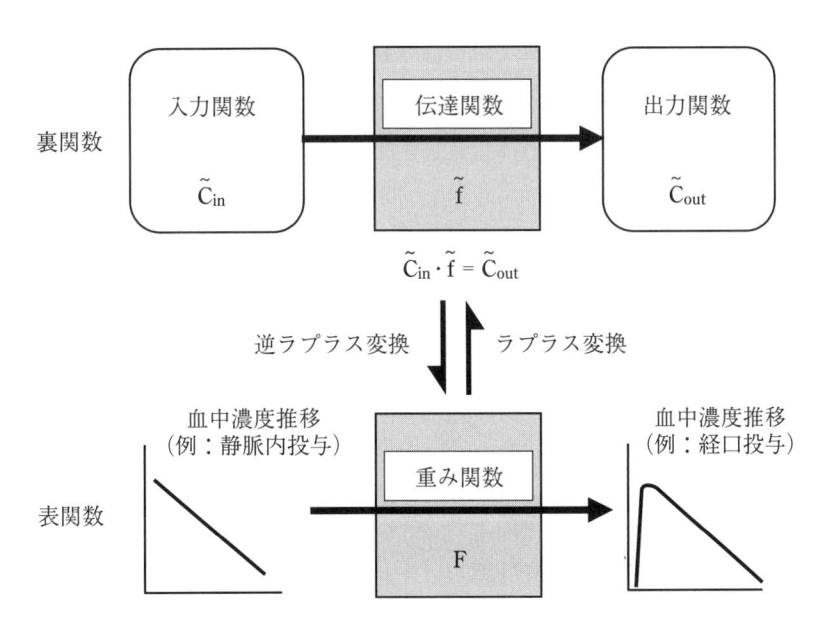

図 6.36 デコンボリューションの概念図
入力関数と出力関数から，それらをつなぐ重み関数を求めるのがデコンボリューションである．

$\tilde{C}_{po}$ とすると,

$$\tilde{C}_{po} = \tilde{f} \cdot \tilde{C}_{iv} \tag{6.227}$$

が得られる.ここで $\tilde{f}$ は伝達関数と定義され,これを逆ラプラス変換したもの(表関数)を重み関数(F)と呼ぶ.静脈内投与に比べ,経口投与された薬物分子は消化管吸収に関わるプロセス(崩壊,溶出,消化管粘膜の透過,肝臓や肺の通過など)の分だけ多く経由しているが,経口投与された薬物でも一度循環血に入ってしまえば,あとは静脈内投与と同じ挙動をとるはずである.したがって,ここで定義される伝達関数や重み関数は,このような消化管吸収に関わるプロセス全体の時間推移を表すものと考えられる.式(6.227)で,入力関数と出力関数から伝達関数を求めることをデコンボリューション,入力関数と伝達関数から出力関数を求めることをコンボリューションと呼ぶ.

2) デコンボリューションから得られる情報

ラプラス変換の定義から,式(6.227)を表関数にすると,

$$C_{po}(t) = \int_0^t F(\theta) \cdot C_{iv}(t-\theta) d\theta = \int_0^t F(t-\theta) \cdot C_{iv}(\theta) d\theta \tag{6.228}$$

この式のことをコンボリューション積分(たたみ込み積分)と呼ぶ.したがって,このたたみ込み積分の式を用いることにより,重み関数を時間推移として計算することができる.

入力および出力関数をそれぞれ静脈内および経口投与後の血中濃度としたとき,このように時間推移として得られる重み関数は消化管吸収の速さの時間推移を表す(図6.37).ただし,それぞれの投与経路における投与量が異なる場合には,両者を単純に比較することはできないので,デコンボリューションをする際にそれぞれの濃度推移を投与量で除することにより規格化する.したがって,重み関数として得られる関数は吸収速度(単位時間当たりに吸収される薬物量)を投与量で除した値(吸収の比速度と呼ぶ)として得られる.また,重み関数を時間0からtまで積分すれば,吸収の比速度の積分値,すなわち時間0からtまでの吸収率(吸収された薬物量を投与量で除した値)が得られる(図6.37).これを横軸時間に対してプロットすると,吸収率は時間経過とともに上昇し,やがて一定値を示す.この一定値はバイオアベイラビリティに等しい(図6.37).

図6.37は入力関数と出力関数に静脈内および経口投与後の血中濃度推移を選んだ例である.表6.2にはこれ以外のデコンボリューションの応用例を示した.錠剤と溶液剤の比較,親化合物投与と代謝物投与の比較など,いずれも重み関数やその積分値として得られる情報は,入力関数と比較して出力関数にどのような情報が多く含まれるかを表すものである.

3) デコンボリューションの数値計算

式(6.228)に示すたたみ込み積分は,数値的に解くことができる.時間0からtまでの区間を微小区間 Δt でn等分すると,式(6.228)は次式のように変形することができる.

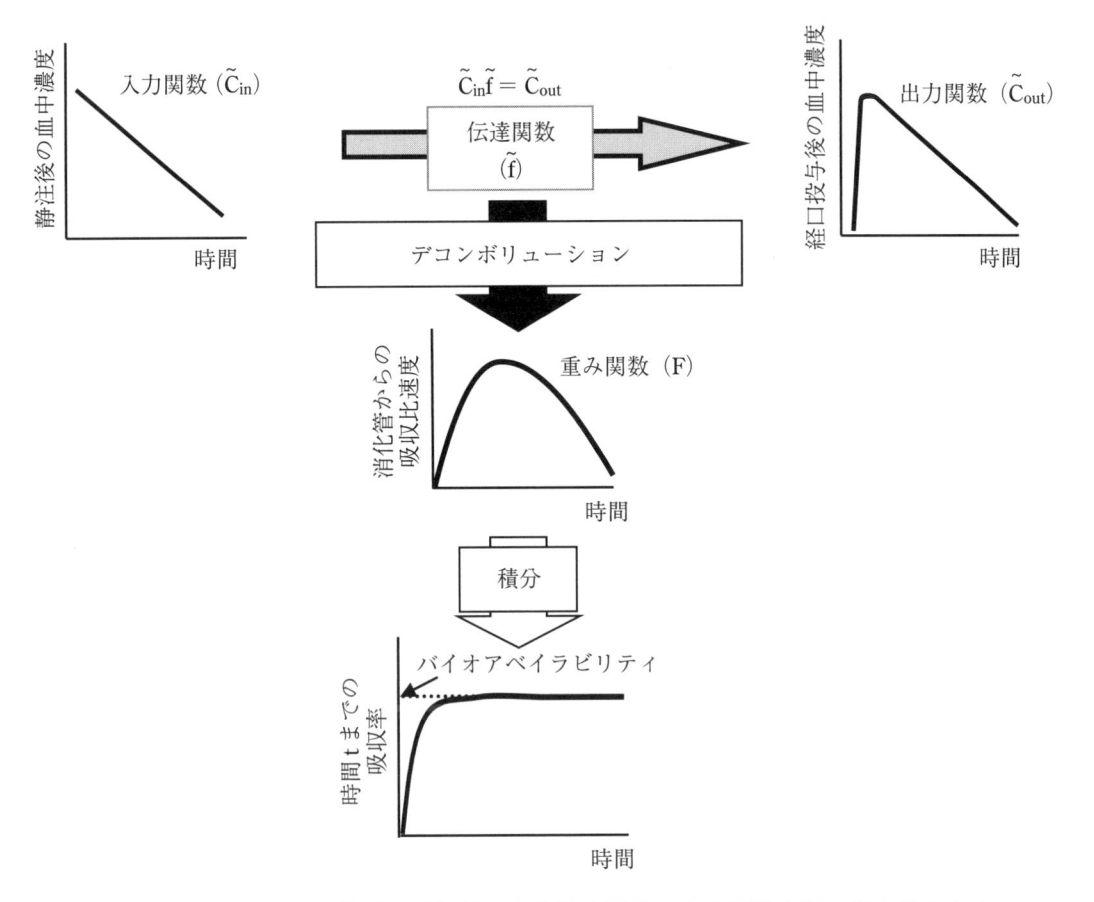

図 6.37 入力関数を静脈内投与後の血中濃度推移，出力関数を経口投与後の血中濃度推移とした際に，デコンボリューションから得られる情報

表 6.2 入力関数と出力関数からデコンボリューションによって得られる重み関数の例

入力関数（$\tilde{C}_{in}$）	出力関数（$\tilde{C}_{out}$）	重み関数（F）
静注後の血中濃度推移	経口投与後の血中濃度推移	消化管吸収の比速度 （積分すればバイオアベイラビリティ）
静注後の血中濃度推移	筋注後の血中濃度推移	投与部位からの吸収の比速度 （積分すれば累積吸収率）
溶液を経口投与後の血中濃度推移	錠剤を経口投与後の血中濃度推移	錠剤からの溶出の比速度 （積分すれば溶出率の時間推移）
代謝物投与後の代謝物の血中濃度推移	親化合物投与後の代謝物の血中濃度推移	代謝の比速度 （積分すれば代謝率の時間推移）

$$\begin{cases} C_{po}(\Delta t) = \int_0^{\Delta t} F(\Delta t-\theta)\cdot C_{iv}(\theta)\,d\theta \\ C_{po}(2\Delta t) = \int_0^{\Delta t} F(2\Delta t-\theta)\cdot C_{iv}(\theta)\,d\theta + \int_{\Delta t}^{2\Delta t} F(2\Delta t-\theta)\cdot C_{iv}(\theta)\,d\theta \\ C_{po}(3\Delta t) = \int_0^{\Delta t} F(3\Delta t-\theta)\cdot C_{iv}(\theta)\,d\theta + \int_{\Delta t}^{2\Delta t} F(3\Delta t-\theta)\cdot C_{iv}(\theta)\,d\theta \\ \qquad\qquad + \int_{2\Delta t}^{3\Delta t} F(3\Delta t-\theta)\cdot C_{iv}(\theta)\,d\theta \\ \cdots\cdots \end{cases} \quad (6.229)$$

ここで $t = n\cdot\Delta t$ である．重み関数 $F(t)$ は，微小区間内である時間 $0\sim\Delta t$, $\Delta t\sim 2\Delta t$, $2\Delta t\sim 3\Delta t\cdots$ の間においては一定であると仮定し，それぞれを F_1, F_2, F_3 ……とおけば，式 (6.229) はさらに，

$$\begin{cases} C_{po}(\Delta t) = F_1\int_0^{\Delta t} C_{iv}(\theta)\,d\theta \\ C_{po}(2\Delta t) = F_2\int_0^{\Delta t} C_{iv}(\theta)\,d\theta + F_1\int_{\Delta t}^{2\Delta t} C_{iv}(\theta)\,d\theta \\ C_{po}(3\Delta t) = F_3\int_0^{\Delta t} C_{iv}(\theta)\,d\theta + F_2\int_{\Delta t}^{2\Delta t} C_{iv}(\theta)\,d\theta + F_1\int_{2\Delta t}^{3\Delta t} C_{iv}(\theta)\,d\theta \\ \cdots\cdots \end{cases} \quad (6.230)$$

と変形できる．ここで，$C_{iv}(t)$ と $C_{po}(t)$ は測定されたデータであるから，式 (6.230) では，上の式から順に F_1, F_2, F_3 を求めることができる．ここで求められる F_1, F_2, F_3 は，それぞれ微小区間 $0\sim\Delta t$, $\Delta t\sim 2\Delta t$, $2\Delta t\sim 3\Delta t$ における吸収比速度であるから，さらにこれを積分して吸収率を求める（図 6.37）．

$$（累積吸収率）= F_1\Delta t + F_2\Delta t + F_3\Delta t + \cdots\cdots \quad (6.231)$$

以上，デコンボリューションはモーメント解析に比べ，吸収率などの時間推移が得られる点で優れている一方，式 (6.230) から F を求める方法では，静脈内投与と経口投与のサンプリング時間を同一とする必要が出てくるので，実際の体内動態試験においてもサンプリング時間を同一とするか，または，同一でないサンプリング時間の値については，図 6.34 に示すような外挿を行って求めておく必要がある．これに対し，モーメント解析ではこのようなサンプリング時間の制約は特に受けない．また式 (6.230) では，F_1 から順々に重み関数を計算していくため，途中で大きな誤差が生じた場合には正しい計算結果が得られないことがある．一方でモーメント解析では最終の測定点以降を補外するため（図 6.34），測定点が十分にないと AUC や AUMC の誤差が大きくなる．このようにそれぞれの解析法には長所と短所があり，それらを理解して用いる必要がある．

6.3.3 ▶▶ モデルによらないパラメータ

モデルによらないパラメータ（モデルに依存しないパラメータ，もしくはモデル非依存的なパ

ラメータとも呼ばれる）とは，コンパートメントモデルや生理学的モデルなどの数学的なモデルの構築を必要とせず，血中濃度推移など実測されたデータだけから求めることのできるパラメータのことである．前項のモーメント解析やデコンボリューションによって求められるものも含まれる．この項ではそれらパラメータをまとめる．

a）消失半減期（$t_{1/2}$）

消失半減期は血中濃度の減少する速さを示すパラメータである．血中濃度推移の消失相から，図6.34に示す方法で外挿することにより求めることができる．

b）血中濃度下面積（AUC）

血中濃度下面積は薬物に対する全身の暴露を表す指標として用いられるパラメータである．モーメント解析により求めることができる．

c）平均滞留時間（MRT）

一つの薬物分子が循環血中に平均的に存在しうる時間を表す．モーメント解析により求めることができる．

d）滞留時間の分散（VRT）

MRTの分散を表す．モーメント解析により求めることができる．

e）バイオアベイラビリティ（F）

静脈内投与もしくは各種の製剤を経口投与後の血中濃度推移について，モーメント解析から0次モーメント（AUC）を計算し，その比をとることによってバイオアベイラビリティを計算できる．AUCは薬物に対する全身の暴露を表す指標であるから，その比であるバイオアベイラビリティは，投与経路や投与される製剤間での薬物に対する全身の暴露の比を表す．

f）全身クリアランス（CL_{tot}）

静脈内投与後のAUCで投与量を除することにより求めることができる．

g）定常状態分布容積（V_{ss}）

モーメント解析よりAUC, AUMCを求め，式（6.226）より求めることができる．

h）最高血中濃度（C_{max}）

投与後，最も高い値を示した血中濃度を表す．

i) 最高血中濃度到達時間（t_max）

C_max を示した投与後の時間を表す．

j) 最低血中濃度（トラフ濃度）（C_min）

投与後，最も低い値を示した血中濃度を表す．繰り返し投与の場合には，投与直前の血中濃度である．臨床上，投与直前に採血できるメリットから，この値を指標にした投与設計が行われることが多い．

k) 蓄積率（R）

定常状態でのトラフ濃度と初回投与のトラフ濃度の比から求めることができる．

l) 剤形指標 dosage form index

C_max と C_min の比を示す．徐放性製剤など血中濃度の変動を最小限にすることを目的とした医薬品では，剤形指標が小さいほどすぐれた製剤であることを意味する．

参 考 文 献

1) Yamaoka, K., Nakagawa, T., Uno, T. (1978) Statistical moments in pharmacokinetics. *J. Pharmacokinet. Biopharm.* **6** (6): 547-558
2) Cutler, D. J. (1978) Theory of the mean absorption time, an adjunct to conventional bioavailability studies. *J. Pharm. Pharmacol.* **30** (8): 476-478

（加藤　将夫）

6.4 薬動力学（PK-PD）解説

6.4.1 ▶▶ 薬力学（PD）と薬動力学（PK-PD）解析とは何か

　投与された薬物は，局所投与される薬物を除いては，吸収後，全身に分布し作用部位に到達してそこで作用（薬効あるいは副作用）を発現する．作用部位は，酵素，受容体，イオンチャネルなどさまざまであるが，その近傍に到達した薬物量（濃度）と，そこでの薬効を発現するための感受性によって作用が決定される．ヒトでの薬物の作用には個人差があり，そのため個別の薬物投与量および投与間隔の設計が必要とされる．ここで個人差とひとくくりにしているが，個人差は，薬物動態に由来して発生しているか，薬物の感受性が個々に違うことによって発生しているかは，薬物動態だけをみていてはわからない．そこで，薬物の作用の変化を定量化すること，および，薬物を投与してから作用が発現するまでの関係を明らかにすることが求められる．

　ここで，薬物投与から作用が発現するまでを以下のように区別する．

　まず，投与量（D）と血中濃度（C_P）または組織内濃度（C_T）の関係を定量的に明らかにする分野．この関係を扱うのが薬物動態学 pharmacokinetics（PK）である．薬動学ともいわれる．また，作用部位での薬物濃度（C_e）と作用を定量的に関連づける分野．これが薬力学 pharmacodynamics（PD）である．さらに，PKとPDを薬物の血中濃度を介在させて結合し，その全体を扱うのが薬動力学（PK-PD：PK/PD）である．図6.38に，薬物動態学，薬力学，薬動力学の関係を概念的に示す．また，PK-PD解析と同様な概念として Exposure-Response（E-R）解析がある．前者が，薬力学について，血糖値や血圧など連続変数を扱う場合，後者が有効/無効や生存率など不連続変数を扱う場合を対象とするが，厳密な区別があるわけではない．

　薬動力学の概念に基づいた薬物のPK-PD解析は，個々の患者の薬物作用を定量的に扱うことを可能にするため，薬物の個別変動のメカニズムを説明するために役立つ．さらに，患者個々の投与設計に有用であり，最近では，医薬品開発時の効率的な臨床試験の立案にも有用性を発揮し始めている．2001年6月に「医薬品の臨床薬物動態試験について」（医薬審発796号）が通知され，第6項にPK-PD試験が記載された．さらに，2003年4月にはFDAからGuidance for Industry "Exposure-Response Relationships-Study Design, Data Analysis, and Regulatory Application" が公表されている．

　薬効または副作用の個人差はPK-PDに基づいて以下のように整理できる．ある薬剤が常用量ではある患者にあまり効かない場合，その原因としてその患者の薬物吸収性が低いため，あるいは代謝能力が通常よりも早いために血中濃度が低くなっている可能性と，血中濃度は十分に有効濃度範囲にあるが，受容体あるいは酵素レベルでの薬物作用が何らかの原因で低下している可能

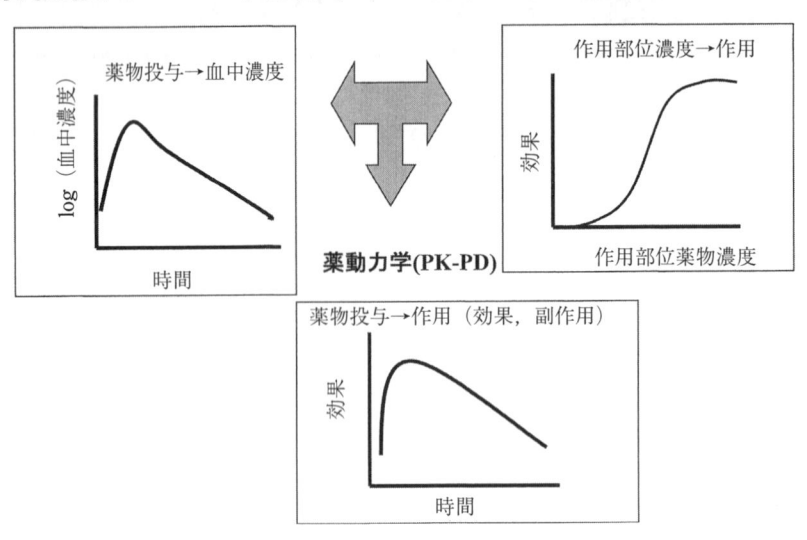

図 6.38 薬物動態学（薬動学），薬力学，薬動力学の関係

性の 2 通りが考えられる．逆に，ある薬剤が常用量で作用が強すぎるというとき，患者の代謝または排泄能力が低下していて血中濃度が高すぎる可能性と，血中濃度は通常のレベルであるが，薬物に対する感受性が何らかの原因で亢進している可能性の 2 通りが考えられる．図 6.39 には，PK 変動（血中濃度変化）によって効果の変動が生じる様子を概念的に示す．また，図 6.40 には，PD 変動（感受性変化）によって効果の変更が生じる様子を概念的に示す．ただし，C_e は，瞬時に C_p と平衡に達するとする．

薬の作用は，薬効だけでなく，副作用として現れる場合もある．その副作用の発現に対しても PD の考え方は応用可能である．例えば，副作用発現に PD 的因子が影響を与える例として，低カリウム血症や先天性 QT 延長症候群の患者や心疾患のある患者では，フェノチアジン系のヒスタミン H_1 受容体拮抗薬による重篤な副作用である倒錯型心室頻拍 torsades de pointes がより起こりやすいことが知られている．低カリウム血症は，ループ利尿薬フロセミドなど他の薬物の影響で起こる場合もあるので，外的要因としての薬物間相互作用の影響も十分考慮しなければならない．また，抗がん薬投与後の副作用である白血球減少症の PK-PD の解析例がある[1]．

6.4.2 ▶▶ 治療効果の代替指標の選び方

PK-PD 解析を行う上で，薬物治療で目標とする指標を明確にすることは重要である．ここでいう薬物治療の指標とは，臨床的指標（クリニカルエンドポイント），つまり，その医薬品が適

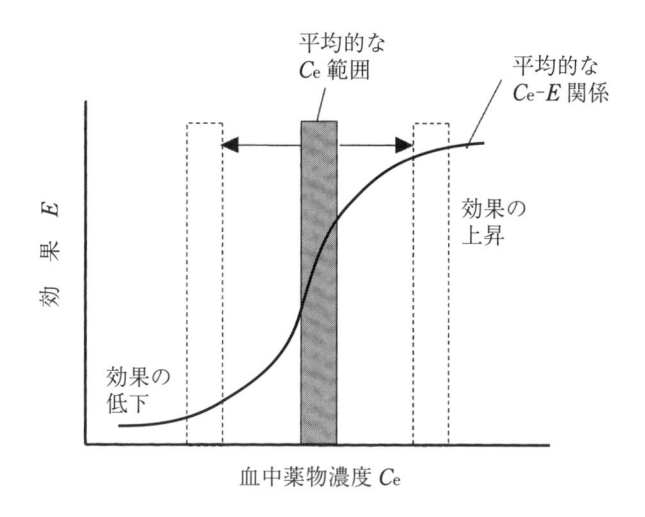

図 6.39 PK 変動（血中濃度変化）による効果の変動

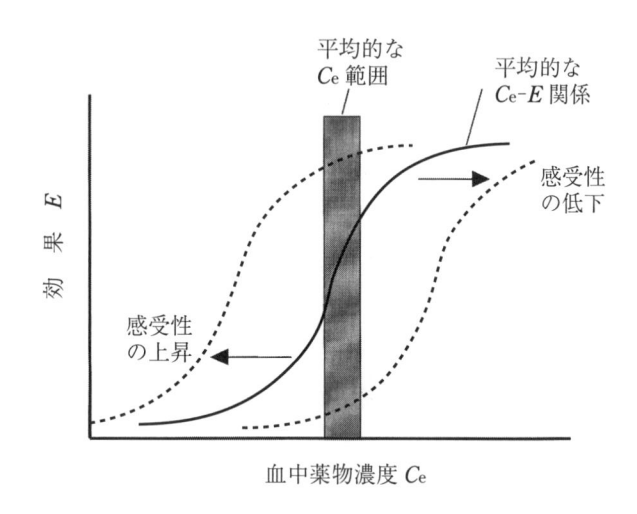

図 6.40 PD 変動（感受性変化）による効果の変動

応となる特定の疾患に対する治療効果（疾患の改善率など）を指す．しかし，クリニカルエンドポイントの中には，リアルタイムの評価が困難な物（疾患の改善率など）や，統合失調症の指標である簡易精神症状評価尺度 Brief Psychiatric Rating Scale（BPRS：症状あり，なしを7段階で評価）など定量的測定が困難なものもあり，定量的かつ迅速な医薬品評価を目的とする臨床試験においては，指標となりにくいものがある．そこで，代わりに，通常の PK-PD 解析においては，短時間で定量的に測定可能な薬物作用そのものや生物学的指標 biomarker（バイオマーカー）を用いることが多い．臨床評価の代わりとして用いることから，代替指標 surrogate endpoint（サ

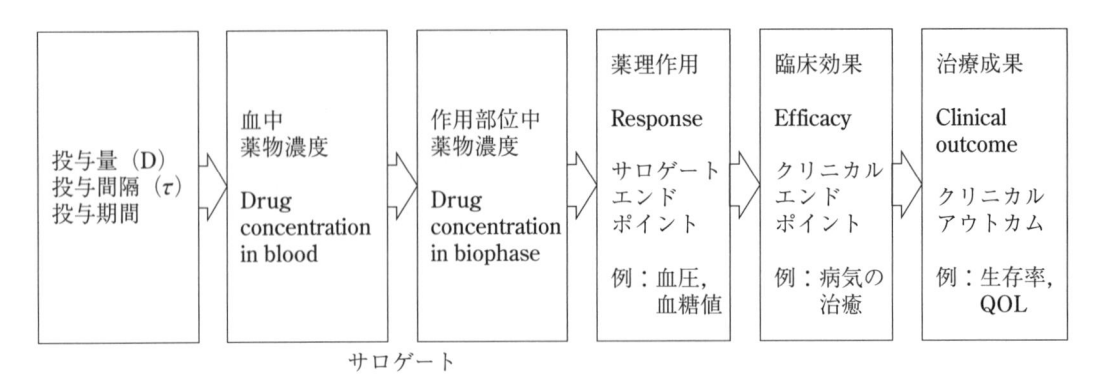

```
┌─────────┐   ┌──────────┐   ┌──────────┐   ┌─────────┐  ┌─────────┐  ┌──────────┐
│投与量(D) │   │血中      │   │作用部位中│   │薬理作用 │  │臨床効果 │  │治療成果  │
│投与間隔(τ)│⇒│薬物濃度  │⇒│薬物濃度  │⇒│Response │⇒│Efficacy │⇒│Clinical  │
│投与期間 │   │Drug      │   │Drug      │   │サロゲート│  │クリニカル│  │outcome   │
│         │   │concentration│concentration│エンド   │  │エンド   │  │クリニカル│
│         │   │in blood  │   │in biophase│  │ポイント │  │ポイント │  │アウトカム│
│         │   │          │   │          │   │例:血圧, │  │例:病気の│  │例:生存率,│
│         │   │          │   │          │   │ 血糖値  │  │ 治癒    │  │ QOL      │
└─────────┘   └──────────┘   └──────────┘   └─────────┘  └─────────┘  └──────────┘
                              サロゲート
```

図 6.41 薬物投与から治療成果に至る薬物治療の流れ

ロゲートエンドポイント）とも呼ぶ[2,3]．バイオマーカーとしては，薬物投与後に現れる薬理反応，病理反応，生化学反応などが用いられる．血圧降下薬であれば血圧値，血糖降下薬であれば血糖値，肝機能改善薬ならば血漿 AST（GOT）値や ALT（GPT）値，骨粗鬆症治療薬であれば骨密度，抗 HIV 薬であれば CD4 陽性細胞数，利尿薬であれば尿量，抗凝固薬であれば PT（プロトロンビン時間）があげられる．一方で，作用の直接的なマーカーではないが薬物作用に随伴して変動するもの，例えば，β_2 受容体作用薬（気管支拡張薬）であれば Na^+/K^+-ATPase 刺激作用による血漿中カリウム値の低下，抗パーキンソン病薬であれば片側黒質線条体路を破壊した動物モデルにおける薬物誘発性回転運動頻度を測定しマーカーとする方法もある．PK-PD 解析の対象とするバイオマーカーは 1 つとは限らず，クリニカルエンドポイントとの相関性を強めるために複数のバイオマーカーを用いる場合もある．さらに，最近，プロテオーム解析法を用いて新たなバイオマーカー探索の努力も行われている．

6.4.3 ▶▶ 薬効と作用部位薬物濃度の関係

薬効を表す指標が決まると，次にそれを定量的に表すモデルが必要となる．PD における作用部位薬物濃度（C_e）と薬物作用（E）の関係を表すモデル（PD モデル）を以下にあげる[4]．

1）シグモイド型最大効果モデル sigmoid E_{max} model（Hill 式）

古典的受容体占有理論を用いて薬理学者が確立してきた関数式が準用されている．ただし，厳密な意味で，リガンドと受容体などの関係を表すわけではなく，作用部位中薬物濃度と最終的に観察された薬効との間に介在するすべての過程を包括した関係を表す近似式と考えたほうがよい．

まず，薬物-受容体複合体濃度に比例して薬物作用（E）が発現し，すべての受容体が占有されたときに最大効果 E_{max} が得られると仮定すると次式が得られる．

$$E = \frac{E_{max} \cdot C_e^\gamma}{C_e^\gamma + EC_{50}^\gamma} \tag{6.232}$$

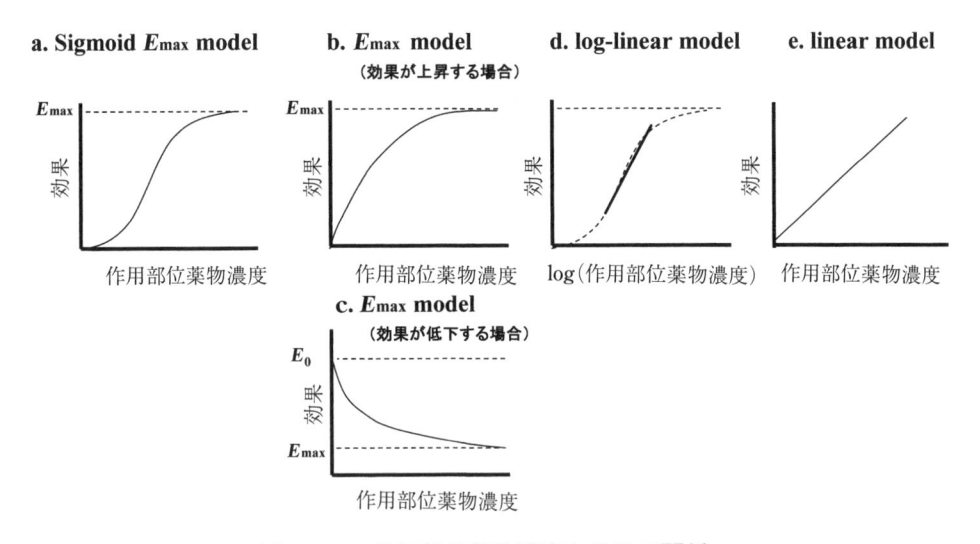

図 6.42 作用部位薬物濃度と効果の関係

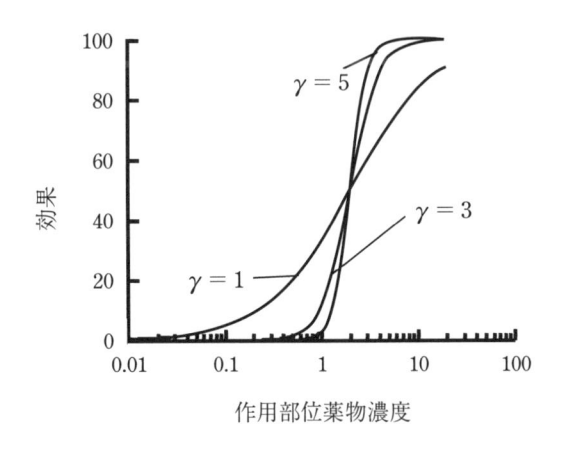

図 6.43 シグモイド型最大効果モデルにおける作用部位濃度-効果曲線と γ の関係

　本式を用いて表される場合をシグモイド型最大効果モデルと呼ぶ．図 6.42a のような薬物濃度-効果曲線が描かれる．ただし，EC_{50} は，E_{max} の 50 %の効果（E）を与える濃度，γ は，薬効と濃度の直線（曲線）の傾斜度を表す定数で Hill 係数とも呼ばれる．図 6.43 に，γ の値を 1 から 5 に変化させた場合の効果と薬物濃度の関係の変化を示す．γ については，値が大きくなると，直線の傾斜が急になる．薬物の治療濃度域が EC_{50} 付近にある場合は，γ が大きいと小さな濃度変化でも効果の変化は大きくなる．したがって，γ の値は薬物の治療濃度域が曲線のどの部分に位置するかとあわせて，効果の変化の鋭敏さを示す重要な指標となる．

2）最大効果モデル E_{max} model（Langmuir 式）

式（6.232）において，$\gamma = 1$ とした場合を最大効果モデルと呼び，式（6.233）が用いられる．

$$E = \frac{E_{max} \cdot C_e}{C_e + EC_{50}} \tag{6.233}$$

図 6.42b のような薬物濃度-効果曲線が描かれる．また血圧低下作用を表す場合など，効果が，C_e の上昇に伴って低下する場合は，薬物投与前の効果を E_0，EC_{50} の代わりに IC_{50} を用いて，式（6.233）ではなく式（6.234）のように表す．その際は，図 6.42c のような薬物濃度-効果曲線が描かれる．

$$E = E_0 - \frac{E_{max} \cdot C_e}{C_e + IC_{50}} = \frac{E_0 \cdot IC_{50}}{C_e + IC_{50}} \tag{6.234}$$

3）対数線形モデル log-linear model

式（6.232）で表される濃度と効果のうち最大効果の 20 ～ 80 % の範囲内では薬物濃度の対数値に対して，効果はほぼ直線の関係を示す．この関係が成り立つ場合，式（6.235）が利用される．薬物濃度と効果の関係は図 6.42d のような直線（実線部分）で描かれる．

$$E = a \cdot \log C_e + b \tag{6.235}$$

ただし，a は直線の傾き，b は，切片を表す．

4）線形モデル linear model

式（6.233）について，$C_e \ll EC_{50}$ の場合，$a \fallingdotseq E_{max}/EC_{50}$ と近似され，式（6.236）が成り立つ．薬物濃度と効果の関係は図 6.42e のような直線で描かれる．

$$E = a \cdot C_e + b \tag{6.236}$$

6.4.4 ▶▶ 薬物動態（PK）モデルと薬力学（PD）モデルの結合

図 6.38 に示すような，薬物効果の時間推移を可能にするためには，薬物動態（PK）モデル（1-, 2-, 3-コンパートメントモデルなど）と薬力学（PD）モデル（シグモイド型最大効果モデルなど）を結合した PK-PD モデルを構築する必要がある．具体的には，PK モデルによる血中薬物濃度（C_p）推移をいずれかの PD モデル中の作用部位薬物濃度（C_e）推移に変換することが必要である．

この際問題となるのは，血中薬物濃度推移と薬効推移との時間的なずれである．図 6.44 には，ずれのない例（A）と，ある例（B）を示す．

図 6.44 中の A-1,2 では，薬物投与後の C_p と薬効（E）を経時的に測定すると，C_p が増加している場合は E も増加し，C_p が減少しているときには E も減少し，濃度と薬効の関係に時間的ず

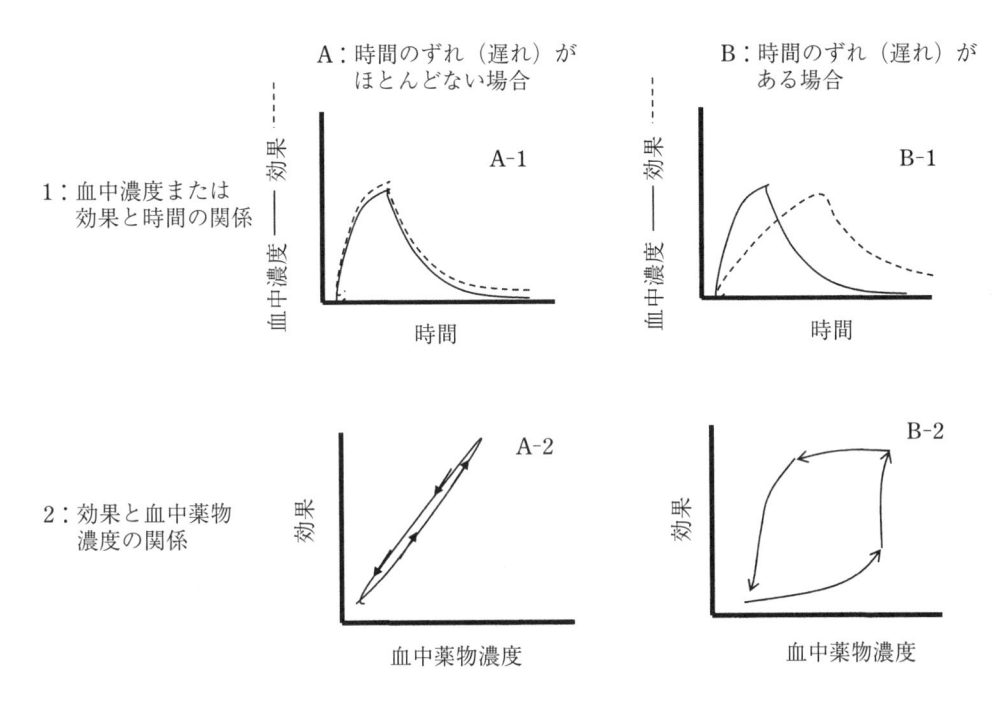

図 6.44 血中濃度推移と薬効推移の時間的ずれ

れがない．このような場合は，「直接反応モデル」の適応となる．一方，薬物によっては，C_p の上昇に比べて E の上昇が遅れる場合がある（図 6.44 中の B-1,2）．このような遅れが起こる原因としては，遅い生体内移行，活性代謝物の生成，遅いレセプター結合解離，遅いレセプター反応（シグナリング），生理物質の阻害または促進，細胞増殖サイクル特異的な効果を示すことなどが考えられる．そして，このように薬効推移に時間的な遅れがある場合，C_p-E の関係は1対1の関係が得られない．B-2 のような関係を反時計回りのヒステリシス anticlock-wise hysteresis と呼ぶ．この現象がみられた場合は，PK と PD を関連づけるためには「薬効コンパートメントモデル」または「間接反応モデル」を用いる必要がある．

1）直接反応モデル

直接反応モデルとは，血中濃度（C_p）と効果（反応：E）を直接的に結合（リンク）した PD モデルである（図 6.45）．通常は，作用メカニズムを考慮しないで単純に C_p と E を関連付けたい場合に用いる．

この場合の E は，先の式（6.232）〜（6.236）の C を C_p に置き換えるだけでよい．

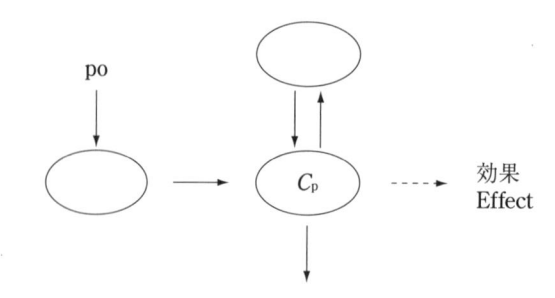

図 6.45 直接反応モデル
―――→ ：物質の移動
----→ ：物質の移動を伴わない薬力学的リンク

a) シグモイド型最大効果モデル sigmoid E_{max} model（Hill 式）

$$E = \frac{E_{max} \cdot C_p^\gamma}{C_p^\gamma + EC_{50}^\gamma} \tag{6.232}'$$

b) 最大効果モデル E_{max} model（Langmuir 式）

$$E = \frac{E_{max} \cdot C_p}{C_p + EC_{50}} \tag{6.233}'$$

c) 対数線形モデル log-linear model

$$E = a \cdot \log C_p + b \tag{6.235}'$$

d) 線形モデル linear model

$$E = a \cdot C_p + b \tag{6.236}'$$

2) 薬効コンパートメントモデル

血液（血漿）コンパートメントとは速度論的に異なる仮想の作用部位を考え，その作用部位の薬物濃度（C_e）と薬効（E）を関係づける PD モデルを，薬効コンパートメントモデルと呼ぶ（図 6.46）．Sheiner ら[5] によって 1979 年に提唱された解析方法である．薬物が血液コンパートメントから薬効コンパートメントに移行する速度定数を k_{e0} とする．平衡状態において $C_e = C_p$ となるとすると，薬効コンパートメントへ移行する速度定数とそこから外へ出ていく速度定数は同じ値となる．そこで，k_{e0} を薬効発現の平衡定数 equilibrium constant とも呼ぶ．したがって，C_e と C_p とは以下のような簡単な微分方程式によって既述される．

$$\frac{dC_e}{dt} = k_{e0}(C_p - C_e) \tag{6.237}$$

C_p を既述するための PK 式と式（6.237），さらに，C_e と E との関係式を式（6.232）〜（6.236）

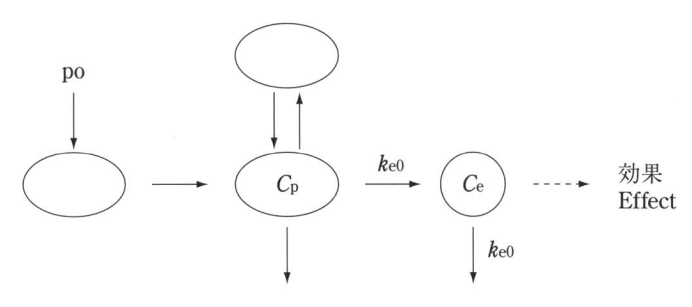

図 6.46 薬効コンパートメントモデル
───▶：物質の移動
----▶：物質の移動を伴わない薬力学的リンク

の中から採用して解析することにより薬効の経時変化を既述することが可能となる．ただし本解析では，PKモデル側からみた場合は，薬効コンパートメントの分布容積は非常に小さく，血液コンパートメントから薬効コンパートメントに移行する薬物移行は無視できるとしている．

ここでk_{e0}の値が大きい場合には，薬効は早く現れ，早く消える傾向を示し，血中濃度の変化に即応する．一方，k_{e0}が小さい場合には，血中濃度の変化に比べ効果が遅れて現れる．血中濃度と効果のずれから生じるヒステレシスは，k_{e0}が小さくなると大きくなる．このようにk_{e0}は，薬効の発現や持続時間と反比例する指標となるので，薬効発現時間を同効薬で比較するときなどk_{e0}は有用である．

3) 間接反応モデル

薬物の効果が生体調節系の反応物質（生理活性物質）やメディエーターを介して発揮される場合，薬物は，生理活性物質の生成（k_{in}）/消失過程（k_{out}）に対して阻害 inhibition/促進 stimulation して薬効を調節している場合がある．これを薬動力学的に説明するために Jusko ら[6]は，間接反応モデルを導入した（図 6.47）．

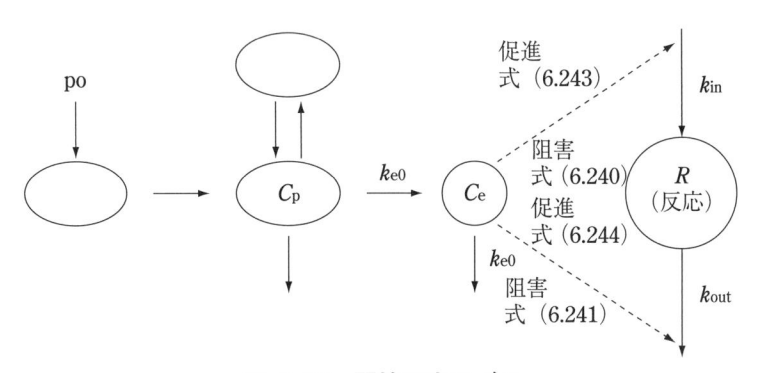

図 6.47 間接反応モデル
───▶：物質の移動
----▶：物質の移動を伴わない薬力学的リンク
　　　それぞれの関係式は，本文中の各式に対応

薬物投与前は，生理活性物質の表す効果（反応）R の変化速度は次式で表される．

$$\frac{dR}{dt} = k_{in} - k_{out} \cdot R \tag{6.238}$$

  R ：生理活性物質の薬理効果のレベル
  k_{in} ：生理活性物質の産生に関するゼロ次速度定数
  k_{out} ：生理活性物質の消失に関する一次速度定数

そして，生理活性物質が生成/消失のどちらに，どのように（阻害/促進）作用するかによって以下の4つのモデルに分類される．

a）生成を阻害するモデル

R の生成を阻害する薬物が生体内に投与された場合，次の抑制関数 $I(t)$ を k_{in} に乗ずればよい．

$$I(t) = 1 - \frac{C_p}{IC_{50} + C_p} \tag{6.239}$$

ただし，C_p は血中濃度で，IC_{50} は R の生成速度を50％阻害するのに必要な C_p の値である．

$$\begin{aligned}\frac{dR}{dt} &= k_{in} \cdot I(t) - k_{out} \cdot R \\ &= k_{in}\left(1 - \frac{C_p}{IC_{50} + C_p}\right) - k_{out} \cdot R\end{aligned} \tag{6.240}$$

本モデルが適用されるものとして，以下のような薬物がある．
- 抗凝固薬ワルファリンによる血漿中プロトロンビン複合体活性の低下[7]．
- アルドース変換酵素阻害薬による赤血球中のソルビトール濃度の減少[8]．
- トロンボキサン合成酵素阻害薬による血清中トロンボキサン濃度の低下[9～11]．

b）消失を阻害するモデル

薬物が R の消失を阻害する場合は，式（6.239）の抑制関数を k_{out} に乗ずればよい．

$$\begin{aligned}\frac{dR}{dt} &= k_{in} - k_{out} \cdot I(t) \cdot R \\ &= k_{in} - k_{out}\left(1 - \frac{C_p}{IC_{50} + C_p}\right) \cdot R\end{aligned} \tag{6.241}$$

この場合，R は薬物投与によって上昇することになる．本モデルが適用されたものとして，以下のような薬物がある．
- ピリドスチグミンによる重症筋無力症患者に対する筋収縮力増強作用を，コリンエステラーゼ阻害によるアセチルコリン上昇で説明[12]．

c) 産生を促進するモデル

R の産生を促進する薬物が生体に投与された場合，次の促進関数 $S(t)$ を k_{in} に乗ずればよい．

$$S(t) = 1 + \frac{E_{\max} \cdot C_{\mathrm{p}}}{EC_{50} + C_{\mathrm{p}}} \tag{6.242}$$

ただし，EC_{50} は，R の産生を促進する薬物が生体に投与された場合，最大値 $E_{\max}$ の 50％まで上昇させるのに必要な C_{p} の値である．R の変化を既述する式は以下のようになる．

$$\begin{aligned}\frac{\mathrm{d}R}{\mathrm{d}t} &= k_{\mathrm{in}} \cdot S(t) - k_{\mathrm{out}} \cdot R \\ &= k_{\mathrm{in}}\left(1 + \frac{E_{\max} \cdot C_{\mathrm{p}}}{EC_{50} + C_{\mathrm{p}}}\right) - k_{\mathrm{out}} \cdot R\end{aligned} \tag{6.243}$$

本モデルが適用されたものとして，以下のような薬物がある．
- クロルプロマジンがカテコラミン遊離を促進することによる血漿中グルコース濃度の上昇[13]．
- 顆粒球-コロニー刺激因子（G-CSF）が幹細胞から好中球への分化を促進することによる血中好中球数の増加[14,15]．

d) 消失を促進するモデル

薬物の作用が R の消失を促進する場合，促進関数 $S(t)$ を k_{out} に乗ずればよい．

$$\begin{aligned}\frac{\mathrm{d}R}{\mathrm{d}t} &= k_{\mathrm{in}} - k_{\mathrm{out}} \cdot S(t) \cdot R \\ &= k_{\mathrm{in}} - k_{\mathrm{out}}\left(1 + \frac{E_{\max} \cdot C_{\mathrm{p}}}{EC_{50} + C_{\mathrm{p}}}\right) \cdot R\end{aligned} \tag{6.244}$$

本モデルが適用されたものとして，以下のような薬物がある．
- 喘息治療薬テルブタリンが血漿カリウム消失速度を促進することによる血漿カリウム低下[12]．

4）薬効コンパートメントモデルと間接反応モデルの比較

特定の薬効発現メカニズムを考慮しないで構築した薬効コンパートメントモデルは，多くの場合，薬効と血中濃度をリンクさせるための数学的手法と割り切って使う必要がある．モデル計算が容易なので，臨床応用などの実用的な用途には適していると考えられる．一方，間接反応モデルを応用するには，まず，関与している生体調節系のモデル化から取り組まなければならない．しかし，メカニズムに基づいたモデルから得られた情報は生理・生化学的な意味をもっているため，PK-PD 解析のアニマルスケールアップを行ったり，正常から病態時に外挿したりすることが可能となり，薬効のモデリング過程を通して薬効種差に関するより深い考察を得ることができるという大きなメリットがある．また，間接反応モデルは，生理作用物質の調節メカニズム（生

成，消失）を考慮するので，薬物投与前の効果（ベースライン）の個体間・個体内変動をモデル化することも可能である．一方，間接反応モデルを実測値に当てはめようとする場合，一般的に解析的に解くことができないため，微分方程式のまま当てはめ計算ができる適当なソフトウェアを用いる必要がある（数値解法）．

6.4.5 ▶▶ PK-PD解析の応用例

　PDモデルを複雑にする要因を表6.3に示したが，薬効は生体恒常性によって影響を受けやすいため，一般的にPKモデルに比べるとより多くの要因を考慮しなければならない．しかし，複雑化の要因を適切にモデル化することによって，薬効や副作用の発現と消失の個人差，薬物間の差を定量化できる可能性があるともいえる．従来は，薬物動態学の基盤に立って医薬品の臨床薬理学特性（メカニズム）に対する理解を深めることにPK-PD解析が用いられてきた．例えば，抗凝固薬ワルファリンの薬効の遅れ（抗凝固作用：プロトロンビン時間）を間接反応モデル（生成の阻害）を用いて説明された例がよく知られている[16]．ワルファリンの単回経口投与時の血漿中濃度推移は約5時間でピークに達し，その後減衰するが，プロトロンビン活性の低下は12時間から数日間持続する（図6.48）．これをワルファリンがビタミンK依存性凝固因子であるプ

表6.3　PK-PD解析を複雑にする要因

1. 活性代謝物の生成
2. 耐性（トレランス）の成立
3. フィードバック機構の関与
4. リバウンド現象
5. 病態（疾患）の進行
6. 成長・加齢・疾病に伴う生理機能の変化

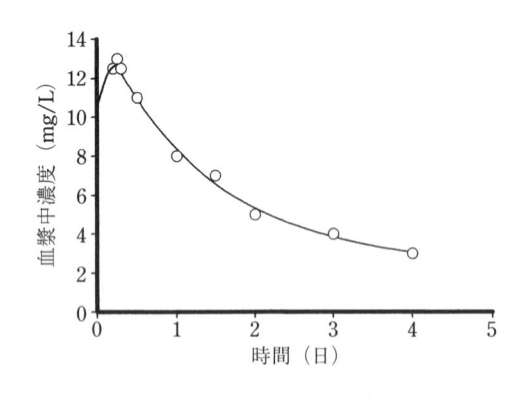

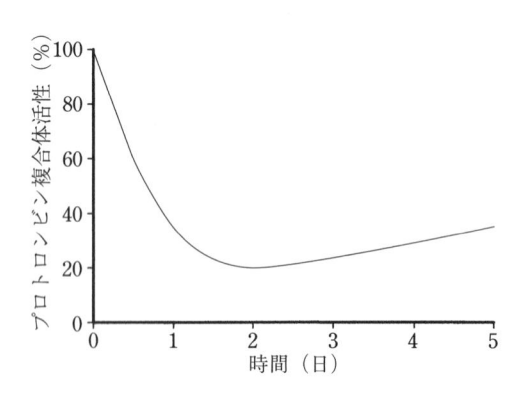

図6.48　ワルファリンの血漿中濃度と効果の関係

ヒトにワルファリンナトリウムを1.5 mg/kg投与した後の，血漿中ワルファリン濃度（左図）とプロトロンビン複合体活性（右図）の経時変化

(R. Nagashima *et al.* (1969) *Clin. Pharmacol. Ther.* **10**, 22-35 より引用)

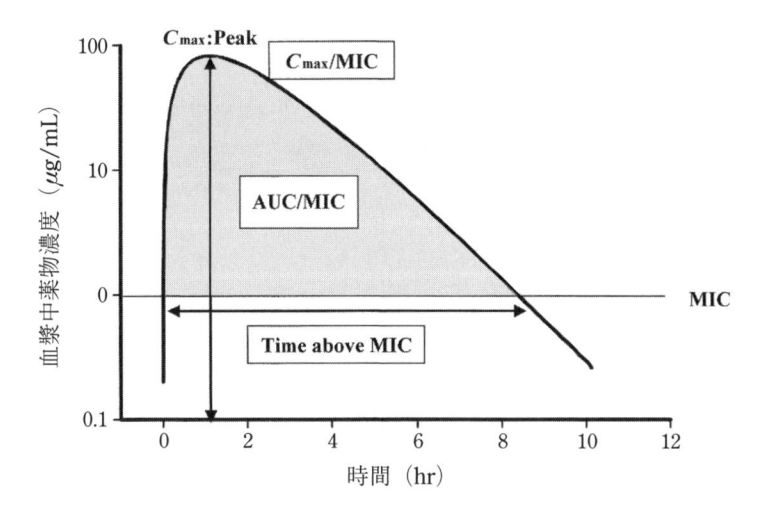

図 6.49　抗菌薬の血漿中濃度推移と PK-PD パラメーター
☐内が PK-PD パラメーター
C_{max}, C_{min} を薬効（殺菌力）の指標とするより，上記 PK-PD パラメーターを使用することにより，より臨床効果を反映することがわかってきている．どのパラメーターによく相関するかは薬剤ごとに異なる．
これらは PK-PD 解析によって得られた成果を臨床にフィードバック（投与設計の指標）する試みの 1 つである．

ロトロンビンの生合成のみを阻害することに着目して PK-PD 解析を行い，そのメカニズムを説明している．

　一方で，有効な治療上の指標を探索するために，PK-PD 解析が用いられるようになってきた．例えば，抗菌薬は，*in vitro* において効果（殺菌作用）を測定しやすいことから，その値（MIC：最小発育阻止濃度 minimum inhibitory concentration）を指標とした種々の解析が盛んである．その結果，キノロン，アミノグリコシドのように濃度依存性の殺菌作用を示す抗菌薬には，治療薬物モニタリング（詳細は，6.5 節参照）の指標として AUC/MIC（AUC を MIC 値で割った値）または C_{max}/MIC を，β ラクタム抗菌薬のように時間依存性の抗菌作用を示す抗菌薬には time above MIC（MIC を C_p が超えている時間）が有用であることが示されている（図 6.49）[17]．

　そして，最近では，多大な労力を必要とする医薬品の開発，特に臨床試験において，PK-PD 解析を駆使して，開発医薬品の臨床用法，用量を的確に予測し，臨床試験を立案することにより，臨床開発期間の短縮と開発医薬品の価値の最大化（副作用を最小にして，薬効を最大に発揮）に役立っている例が，抗菌薬，抗体医薬などで報告されるようになってきた[3]．

参　考　文　献

1) H. Minami, Y. Sasaki, N. Saijo, et al. (1998) Indirect-response model for the time course of leucopenia with anticancer drugs, *Clin. Pharmacol. Ther.* **64** : 511-521
2) 緒方宏泰編著 (2004) 医薬品開発における臨床薬物動態試験の理論と実践，丸善
3) 中出進，三好聡，寺尾公男，谷河賞彦 (2006) 医薬品開発における臨床 PK/PD 研究の重要性，創薬動態（玉井郁巳編），日本薬物動態学会
4) 杉山信，森野昭 (1990) 薬物体内動態/薬効の速度論，医薬品の開発 第 19 巻 薬動学（小泉保編集），廣川書店
5) L.B. Sheiner, D.R. Stanski, S.Vozeh, et al. (1979) Simultaneous modeling of pharmacokinetics and pharmacodynamics : application to d-tubocurarine, *Clin. Pharmacol. Ther.* **25** : 358-371
6) N.L. Dayneka, V. Garg, W.J. Jusko (1993) Comparison of four basic models of indirect pharmacodynamic responses, *J. Pharmacokin. Biopharm.* **21** : 457-478
7) J.M. Svec, R.W. Coleman and D.R. Mungall (1985) Pharmacokinetic/Phamracodynamic forecasting of prothrombin response to warfarin therapy : preliminary evaluation, *Ther. Drug Monit.* **7** : 174-180
8) J.M.T. Van Griensven, W.J. Jusko, H.H.P. Lemkes, et al. (1995) Tolrestant pharmacokinetic and pharmacodynamic effects on red blood cell sorbitol levels in normal volunteers and in patients with insulin-dependent diabeties, *Clin. Pharmacol. Ther.* **58** : 631-640
9) N.X. Zheng, H. Sato, I. Adachi, et al. (1995) Pharmacokinetics and pharmacodynamics studies of a thromboxane synthetase inhibitor, ozagrel, in rabbit, *Bio. Pharm. Bull.* **18** : 1783-1743
10) N.X. Zheng, H. Sato, I. Adachi, et al. (1995) Pharmacokinetics and pharmacodynamics studies of a novel thromboxane synthetase inhibitor, DP-1904, in human, *Xenobio. Metabol. Dispos.* **10** : 799-807
11) N.X. Zheng, H. Sato, I. Adachi, et al. (1996) Pharmacokinetics and pharmacodynamics studies of a thromboxane synthetase inhibitor, ozagrel, in human, *Jpn. J. Hosp. Pharm.* **22** : 26-37
12) W.J. Jusko and H.C. Ko (1994) Physiologic indirect response models characterize diverse types of pharmacodynamic effects, *Clin. Pharmacol. Ther.* **56** : 406-419
13) S. Sato, K. Katayama, M. Kakemi, et al. (1988) A kinetic study of chlorpromazine on the hyperglycemic response in rats. I. Effect of chlorpromazine on plasma glucose, *J. Pharmacobio-Dyn.* **11** : 492-503
14) M. Sugiura, K. Yamamoto, Y. Sawada and T. Iga (1997) Pharmacokinetic/pharmacodynamic analysis of neutrophile proliferatin induced by recombinant agranulocyte colony-stimulation factor (rhG-CSF) : comparison between intravenous and subcutaneous administration, *Bio. Pharm. Bull.* **20** : 684-689
15) W. Krzyzanski, R. Ramakrishnan and W.J. Jusko (1999) Basic pharmacodynamic models for agents that alter production of natural cells, *J. Pharmacokinet. Biopharm.* **27** : 467-489
16) R. Nagashima, R.A. O'Reilly and G. Levy (1969) Kinetics of pharmacologic effects in man : the anticoagulant action of warfarin, *Clin. Pharmacol. Ther.* **10** : 22-35
17) 戸塚恭一 (2007) 抗菌薬の PK/PD, 日本臨牀 **65** suppl. 2 : 311-314

（松下　良・佐藤　均）

6.5 治療薬物モニタリング

6.5.1 概 説

　患者個々に対して，科学的根拠に基づいた薬物療法を計画・実施するのが薬物治療管理 therapeutic drug monitoring（TDM）である．1980年，薬物の投与計画，すなわち薬物動態と薬理効果あるいは副作用を評価し，的確な投与計画を実施した場合に保険請求（特定薬剤治療管理料）が可能となり，リチウム製剤に対して実施され，翌年にはジギタリス製剤，抗てんかん薬が認められた．1988年に薬剤管理指導料＊が診療報酬として認められたこともあって，現在では約40種類の薬剤（表6.4）がその対象となっている．この背景には，測定技術，解析手段がハード，ソフトの両面で格段に進歩したことがある．TDM業務はルーチン化し，投与設計が容易になった．また，この間，多くの患者において，治療効果や患者の服薬コンプライアンス向上に結果として現れたことで，薬物血中濃度が作用部位の濃度を表現でき，薬物動態学的解析による投与計画の構築が可能であると認識されてきたためと考えられる．医療の高度化で，薬物療法もより複雑になってきているが，患者個々への対応，いわゆるテーラーメード医療では，TDMはいまや欠くことのできない手段となっている．「薬物血中濃度」という客観的なデータを通して，患者の服薬状況の把握，薬物の効果・副作用を評価し，処方設計の指針として，患者により適切な薬物療法を提供する重要な役割を担っている．

6.5.2 薬物療法とTDM

　TDMの実施は，必ずしもすべての薬物に対して必要なわけではない．薬物療法では期待する効果とともに副作用が発現する可能性があり，時には服薬を中止せざるを得ない場合がある．表6.5にはTDMを実施することが望ましい薬物の条件を示したが，TDMの実施により，薬物療法の薬学的な評価を行うことができ，その情報が臨床の場で有効性・安全性の面で反映できれば，薬物の減量や治療期間の短縮につながり，医療経済にも十分に貢献できるものである．
　多くの成書に薬物個々の有効血中濃度の範囲が示されているのでここでは示さないが，それら

＊ 薬剤師が医師の同意を得て入院患者の薬物治療のために，薬剤管理指導記録に基づき，直接患者に服薬指導を行う場合に算定できる．TDMは処方設計に必要な情報提供に含まれる．1988年に入院調剤技術基本料，いわゆる100点業務として開始，現在は週1回350点，月4回まで算定できる．特定薬剤治療管理料については該当する薬物の血中濃度を測定し，その結果に基づいて投与量を精密に管理した場合に，原則として月1回算定できる．

表 6.4 特定薬剤治療管理料が認められている薬物

対象薬剤名		対象疾患
ジギタリス製剤	ジゴキシン，ジギトキシン	心疾患
テオフィリン製剤	テオフィリン	気管支喘息，喘息性気管支炎，慢性気管支炎，肺気腫
不整脈用剤	プロカインアミド，N-アセチルプロカインアミド，ジソピラミド，キニジン，アプリンジン，リドカイン，ピルジカイニド，プロパフェノン，メキシレチン，フレカイニド，シベンゾリン，ピルメノール，アミオダロン	不整脈
ハロペリドール製剤またはブロムペリドール製剤	ハロペリドール，ブロムペリドール	統合失調症
リチウム製剤	リチウム炭酸塩	躁うつ病
抗てんかん薬	フェニトイン，フェノバルビタール，カルバマゼピン，ゾニサミド，プリミドン，エトスクシミド，アセタゾールアミド，トリメタジオン，クロナゼパム，クロバザム，ニトラゼパム，スルチアム，バルプロ酸など	
サリチル酸系製剤	サリチル酸	若年性リウマチ，リウマチ熱，慢性関節リウマチ
メトトレキサート	メトトレキサート	悪性腫瘍
免疫抑制剤	シクロスポリン	臓器移植後の拒否反応の抑制，ネフローゼ症候群，重症の再生不良性貧血，赤芽球癆，ベーチェット病，尋常性乾癬，膿疱性乾癬，乾癬性紅皮症，関節症性乾癬
	タクロリムス	臓器移植後の拒否反応の抑制，全身型重症筋無力症，関節リウマチ
アミノ配糖体抗生物質	アミカシン，アルベカシン，イセパマイシン，ゲンタマイシン，ストレプトマイシン，トブラマイシン	
グリコペプチド系抗生物質	バンコマイシン，テイコプラニン	

参考：アセトアミノフェン，アルコールは薬物中毒処置のために測定する（血液化学的検査）．

がすべての患者に当てはまるわけではない．治療を開始した結果，より低い濃度で治療が成功する患者もいれば，患者すべてにおいて副作用の発現を覚悟しなければならない場合もある．近年，薬物の副作用に対しては，ゲノム解析やプロテオーム解析が進み，核酸（DNA，RNA）やタンパク等に関連したバイオマーカーがみつかったことで，遺伝子診断等に基づいた治療の個別化に

表 6.5　TDM の実施が望ましい薬物の条件

1. 治療域が狭い場合（有効薬物濃度と中毒発現濃度が近接している）
2. 体内動態に個人差のある場合
3. 体内動態に非線形現象が認められる場合
4. 薬物相互作用が予想される場合
5. バイオアベイラビリティが問題となる場合（溶解性，剤形変更など）
6. 病態の変化の影響を受けやすい場合
7. ノンコンプライアンスが考えられる場合
8. 投与量が効果に反映していない，あるいは中毒が疑われる場合

も利用できるようになっている．抗てんかん剤のフェニトインは投与量に依存して非線形現象を示すため，TDM の対象となっている．まれにではあるが，薬物代謝酵素の CYP2C9 や 2C19 の遺伝子変異により血中濃度が上昇することが知られ，遺伝子多型をバイオマーカーとして使用できる薬物の 1 つである．重篤な副作用が問題となる抗がん剤においても，すでに副作用を予測するための単塩基多型（SNPs）診断システムが開発され，実用化に入っている．

　TDM の実施は患者個々への薬物の適正使用を目的としているが，できるかぎり多くの患者からの，有効濃度の範囲や体内動態などの情報を集約することができれば，母集団解析が可能となる．その結果，その薬物のより安全で有効な投与設計に結びつく場合もあり，TDM 実施の中心である薬剤師は医療チーム内での理解を得，情報収集・提供（発信）に関わっていく必要がある．

　TDM が望ましい薬物については，短期間に治療効果を上げることが期待されるが，一方で重大な副作用が起こる可能性のある場合もある．感染症を合併した患者や易感染性の患者においては，的確な抗生物質の使用による短期間の治療は必須である．アミノ配糖体抗生物質やグリコペプチド系抗生物質では腎毒性を恐れるあまり，有効量に到達しない投与量を漫然と繰り返せば，治療効果を期待できないことは十分に予測できる．適正な使用がなされなかった結果，低感受性菌，耐性菌の出現といった，きわめてやっかいな問題を引き起こしている．このことに関しては，多くの医療機関で，院内感染対策が進められ，抗菌剤の適正使用に向けて努力が続けられている．血中濃度の測定データとともに感染菌の陰性化，炎症の改善などの基準を設けること，投与量と腎障害発生率に関する情報など，治療効果ならびに安全性の評価をしっかりと判定できればTDM の実施は意味のあるものになる．

　一方，抗てんかん薬フェニトインなどのように長期間にわたって薬の服用を余儀なくされる場合がある．病態のみならず，患者の成長や生活環境の変化によっても薬物動態が影響を大きく受けることが知られている．代謝能の変化といった生体側の要因，剤形変更による生物学的利用率の変化など製剤側の要因など，さまざまな角度から投与計画をたてることが必要になる．フェニトインによる治療の目標は「服薬によって発作を起こさない」ことであるが，数値目標を設定できないため，効果の把握が難しいことを理解しておかなかればならない．的確な管理で，副作用の防止や減量につながるケースもある．また，ジゴキシンのように疾病の症状悪化と過量によ

表 6.6 TDM 実施時に収集すべき情報

薬歴
　　薬物名，投与量，剤形，投与経路，投与時間，コンプライアンス，外来か入院患者か
血液採取時間（前回投与からの経過時間）
前回および（可能であれば）今回の血漿中薬物濃度
患者の臨床症状
　　体重，年齢，性，治療条件，喫煙，現在の病状（特に心疾患，腎および肝疾患）
臨床検査値
　　腎機能（血清クレアチニン，クレアチニンクリアランス）
　　肝機能（プロトロンビン時間，血清アルブミン，血清ビリルビン）
　　タンパク結合（アルブミン，全血清タンパク質）
薬物療法の背景
　　併用薬物，活性代謝物の有無
分析方法（再現性，感度，特異性，分析障害となる物質の有無）
対象となる患者に関連する薬物動態学的パラメータ
　　生物学的利用率，吸収速度定数，分布容積，血漿中の非タンパク結合率，全身クリアランス，腎クリアランス

（辻　彰編（1997）ローランド・トーザー医療薬学 臨床薬物動態学，p.275，表 18-3，廣川書店を参考）

　る中毒症状の区別がつきにくい薬物では，治療効果だけでなく，血中の薬物濃度を指標とすることで，薬物の適正使用が実現できることになる．薬物の血中濃度を用いたモニタリングでは，対象となる薬物の血中薬物濃度と効果あるいは副作用の関係が明らかになっていること，薬効あるいは副作用の対象となる分子種（薬物あるいは代謝物）が特定できていること，血中での測定方法が確立していること，有効血中濃度，副作用発現濃度，臨床的薬物動態学的データがある程度蓄積されていることが前提である．そういった条件が整えば，モニタリングを実施することは患者個々の薬物療法を進めていくうえで，有用な方法となる．表 6.6 には，TDM 実施にあたって必要な情報を例示してある．TDM の実施は，患者の QOL に大きく貢献すると考えられる．

6.5.3　▶▶　TDM と薬物学

　これまでは主に TDM 実施の意義について述べてきたが，ここでは具体例をあげながら薬物療法における位置付けを考えていくことにする．
　メチシリン耐性黄色ブドウ球菌 methicillin-resistant *Staphylococcus aureus*（MRSA）は易感染性患者や小児，特に新生児に問題になることが多い．さらに近年，院内感染型の MRSA とは異なった市中感染型 MRSA の増加が指摘[1,2]されている．多くの場合，その感染者は健康な小児や青年期の学生である．家庭や職場において感染が拡大するという問題もあり，的確な予防対策が必要である．現在のところ，国内で認可されている抗 MRSA 薬はアミノ配糖体抗生物質のアルベカシン，グリコペプチド系抗生物質のバンコマイシン，テイコプラニン，オキサゾリジノン系抗生物質リネゾリドの 4 剤（表 6.7）である．前 3 剤は腎毒性，聴覚障害など重篤な副作用を

表 6.7 国内で認可されている抗 MRSA 薬

一般名	アルベカシン	バンコマイシン	テイコプラニン	リネゾリド
区 分	アミノ配糖体抗生物質	グリコペプチド系抗生物質		オキサゾリジノン系抗生物質
作用機序	細菌のタンパク合成阻害,殺菌的	細胞壁合成阻害,殺菌的		細菌のタンパク合成阻害,静菌的
排 泄	大部分,未変化体として排泄	大部分,未変化体として排泄		尿中排泄率 30〜40 %(48 hr)
体内動態	$t_{1/2}$:2.1〜2.8 hr Vd:12.5〜12.7 L タンパク結合率:3〜12 %	$t_{1/2}$:4.3〜5.2 hr Vd:30.8〜33.2 L CL:1.4 mL/min/kg タンパク結合率:34.3 %	$t_{1/2}$:56 hr Vd:0.9 L/kg CL:14 mL/min/kg タンパク結合率:90 %	$t_{1/2}$:5.03 ± 0.77 hr Vd:39.3 ± 3.9 L CL:108 ± 24 mL/min タンパク結合率:31 %

(医薬品添付文書および 2007 年版常用医薬品情報集,廣川書店を参考)

起こす可能性があり,TDM の実施による投与設計が必須な薬物であり,特定薬剤管理指導料の対象となっている.これらの抗生物質は,主に腎排泄によって体内から消失することから,腎機能の評価が副作用回避の有用な指標となる.抗生物質を使用する場合,感受性菌か否かはいうまでもないが,最小発育阻止濃度(MIC),抗菌作用の特徴,体内動態などの因子の考慮が必要である.アミノ配糖体抗生物質では post antibiotic effect(PAE)が観察され,また,PAE は接触する薬物濃度が高いほど効果が延長する濃度依存性を示すことが知られているが,ピーク値,トラフ値が治療域の上限を超えると副作用(腎毒性,聴覚障害)の発生頻度が高くなることから,慎重に投与を行わなければならない.近年,PAE の観点から 1 日量を 1 回投与で治療する有用性が報告されている.反復投与による薬物療法では,1 日投与量を 1 回で投与したほうが,2 回分割投与に比較し,定常状態におけるピーク値 $C_{max,ss}$/トラフ値 $C_{min,ss}$ の比($e^{-k \cdot \tau}$)(k:消失速度定数,τ:投与間隔;図 6.50)が大きくなる一方,トラフ値を十分低く抑えることができる.効果,副作用の軽減からも理に適った方法といえる.なお,アミノ配糖体抗生物質は組織への分布平衡に時間を要するため,投与(点滴)直後の測定には注意が必要である.これまでにも文献データの集約・評価など,EBM 実施に向けての情報提供がなされており,ピーク値/最小発育阻止濃度(MIC)を参考に投与計画を実施している医療機関[3]があるが,わが国ではイセパマイシン以外のアミノ配糖体抗生物質については,いまだに 1 日 2 回の投与方法のみが承認されている.一方,バンコマイシンはその効果が時間依存性を示すため,治療域に血中濃度を維持することが必要である.抗菌性が時間依存性であるとして投与計画を考えると,治療域から投与間隔,投与量を決定すればよい.いま,目標のピーク値,トラフ値をそれぞれ C_{peak},C_{trough} として,患者の投与間隔 τ,投与量 Dose を求めることを考えてみる.バンコマイシンは急速静注や短時間の点滴静注で投与をした場合,red neck 症候群などの副作用が報告されており,60 分以上か

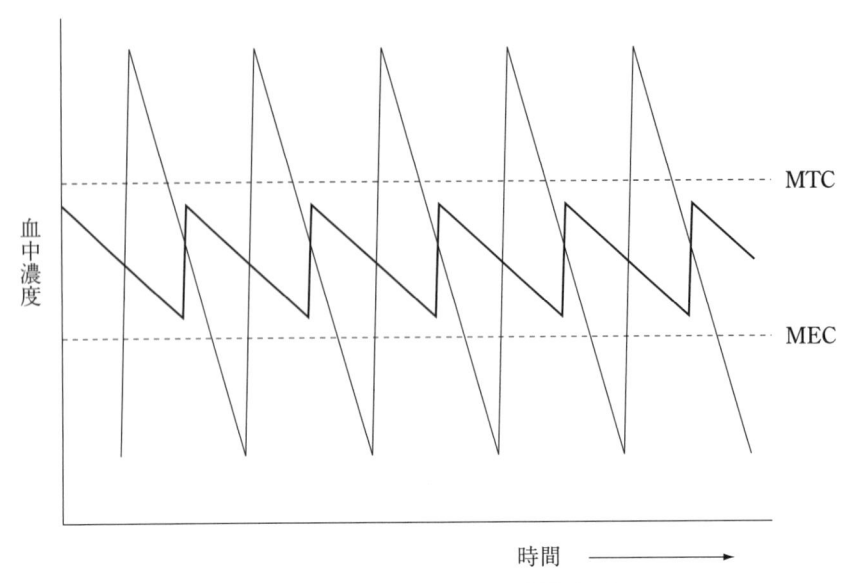

図 6.50　繰返し投与における血中濃度パターン
MTC：有効血中濃度上限，MEC：有効血中濃度下限．（───）：治療域内に血中濃度を維持する場合，（───）：ピーク値，トラフ値を目標値に設定する場合

けて点滴静注する．また，その体内動態は 2-コンパートメントモデルに近似できることが知られている．体内分布が平衡に到達したと考えられる点滴終了後 1 時間以降の血中濃度は 1-コンパートメントモデルで表現できることから，通常，1-コンパートメントモデルに当てはめて解析されている．間欠点滴静注を繰り返し，得られる定常状態の血中濃度，目標値の比（ln C_{peak}/C_{trough}）/kel から求めた τ を参考に，臨床上，投与しやすい間隔（12 時間，24 時間など）を選択する．ピーク値/トラフ値が治療域内であることを確認しながら，投与間隔，投与量を決定する．添付文書では，アミノ配糖体抗生物質同様に副作用の観点からピーク値（点滴終了後 1〜 2 時間）が 25 〜 40 μg/mL，トラフ値 10 μg/mL を超えないことを推奨している．また腎毒性については，トラフ値 30 μg/mL が継続することで発現の確率が高くなるとの記載があるが，10 μg/mL 程度に維持できることが効果・副作用の両面から望ましいと考えられる．投与量算出に用いる動態パラメータについては，バンコマイシンは主に腎で排泄され，全身クリアランスはクレアチニンクリアランスのおよそ 65 %[4] とされている．投与計画では，その他のパラメータも平均的な報告値[4] を用いて計算し，以後の測定値から投与量を調整していく．添付文書には，クレアチニンクリアランス（mL/min/kg）と投与量（mg/kg/日）を算出できるノモグラムも記載されているが，腎機能が低下した患者では，投与量が低く見積もられすぎ，有効濃度に到達しない点に注意を払うことが必要である．アルベカシン，バンコマイシンのように，腎排泄型の薬物の投与計画には糸球体ろ過速度 glomerular filtration rate（GFR）が腎機能評価に用いられている．クレアチニンクリアランスは，内因性クレアチニンを用いて求めることができるため，最も繁用されている．また，臨床の場では尿中への排泄を測定せず，血清クレアチニン濃度から以下

の式（Cockcroft & Gault の式）を使って推定するのが一般的である．

クレアチニンクリアランス（mL/min）
　　成人男性＝｛(140－年齢)×体重 kg｝/(72×血清クレアチニン（mg/dL）)
　　成人女性＝｛(140－年齢)×体重 kg｝/(85×血清クレアチニン（mg/dL）)
　　　　または，成人男性クリアランス×0.85

　上式では身長差，肥満といった体形については考慮されていないので，成人の場合，例えば身長では以下の式で理想体重 kg（IBW）を算出し，見積もっている．さらに肥満患者では，この理想体重を用いて補正体重を算出し，クリアランスを算出している．

　　IBW 男性（kg）＝ 50 ＋ 0.91（身長（cm）－ 152）
　　IBW 女性（kg）＝ 45 ＋ 0.91（身長（cm）－ 152）

　また，小児，若年層では体重より体表面積と良好な関係にあることから，

　　子供（1～20歳）＝｛0.48×身長（cm）/血清クレアチニン（mg/dL）｝×(体重 kg/70)$^{0.7}$

により予測されている．
　クレアチニンは外因性要因の影響をほとんど受けないものの，厳密にいえば，少量の尿細管分泌，再吸収のあることが知られている．そのため，血清クレアチニン濃度が低い場合の予測は不正確であること，また，患者の筋肉量などの影響を受けやすく，信憑性に欠けることもたびたび指摘されていることも留意する必要がある．なお，リネゾリドは 2006 年に MRSA に対する効能が追加された抗生物質であるが，耐性菌発現防止のため，使用については警告が出されている．経口投与が可能なことや腎毒性が小さいといった利点からもその有用性が期待されているが，今後，使用実績の積み重ねが必要である．
　抗菌薬については PK-PD（pharmacokinetics-pharmacodynamics）解析が進み，具体的にいえば，薬物の血中濃度の時間的推移と，薬理作用の時間的推移を関連づけて評価する方法が行われるようになっている（図 6.51）．先に述べたように，アミノ配糖体抗生物質のように濃度依存的に抗菌作用を示す場合にはピーク値/MIC を，β-ラクタム抗生物質のように時間依存的に抗菌作用を示す薬物では τ のうち，MIC 以上の濃度を示す時間 T の割合（％，T＞MIC）を，グリコペプチド系抗生物質のように，両者に関係するような場合には血中濃度-時間曲線下面積 AUC/MIC を評価するという考え方が取り入れられるようになっており，手法の確立が期待されている．
　先に述べたように，フェニトインはてんかんの治療薬として最も広く用いられているが，体内

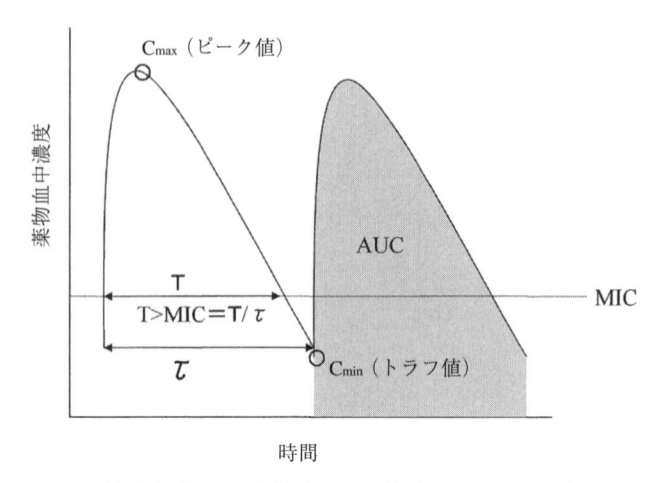

図 6.51 抗生物質の血中濃度-時間曲線と PK-PD パラメータ

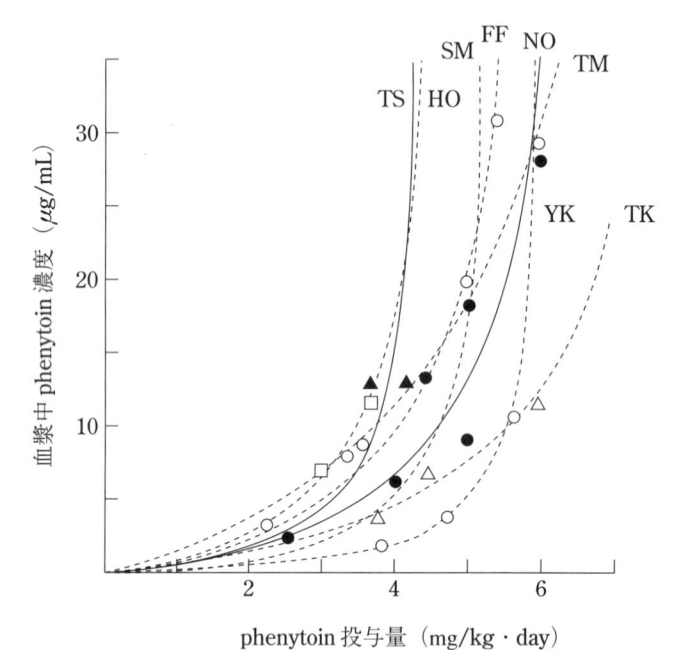

図 6.52 フェニトイン投与量と血中濃度の関係
（西原ら（1977）医学のあゆみ，**103**，810）[5]

動態が非線形性[5]（図 6.52）を示し，治療域（10 ～ 20 μg/mL）近くでも代謝に飽和がみられる．そのため，わずかな投与量の増加でもクリアランスが変化し，血中濃度の急激な上昇をもたらすため，中毒域に到達することが知られている（図 6.53）．このような薬物は通常，Michaelis-Menten 式によって解析される．

$$-dC/dt = V_{max} \cdot C/(K_m + C)$$

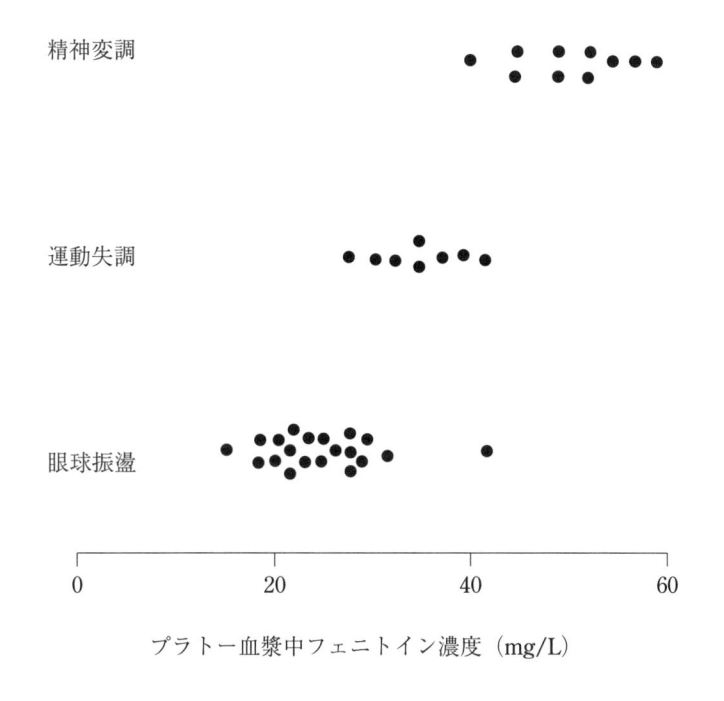

図 6.53 フェニトイン血中濃度と問題となる副作用
問題となるフェニトインの副作用の重篤度は血漿中濃度の大きさと比例している．
(辻　彰編 (1997) ローランド・トーザー医療薬学 臨床薬物動態学, p.68, 図 5-6, 廣川書店)

ここで，V_{max} はフェニトインの最大代謝速度，K_m は $1/2V_{max}$ を示す血中濃度 C である（ミカエリス定数）．定常状態では投与速度 $F \cdot Dose/\tau$ ＝消失速度であるので，定常状態での平均の血中濃度を $C_{ss,av}$ とすると，

$$F \cdot Dose/\tau = V_{max} \cdot C_{ss,av}/(K_m + C_{ss,av})$$

となり，V_{max}，K_m がわかれば維持量を決定できる．患者自身の V_{max}，K_m を算出するには，異なった用量を投与し $C_{ss,av}$ を得ることが必要である．1用量のみの測定値が得られている場合，すでに報告されているパラメータを用いて計算し，患者の状態の観察（発作），TDM 実施後，改めて用量を計算し，維持量の調整を行う方法がとられている．

フェニトインは，現在，散剤，錠剤，注射剤の3種の剤形が国内で市販されているが，製剤間における生物学的利用率の変動が報告されている．したがって，剤形の変更時の薬用量設定に十分な注意が必要な薬物である．図 6.54[6] はフェニトインの細粒から散剤への剤形変更時に認められた血中濃度の変動である．これまでも粒子径，主薬の濡れ，賦形剤によって生物学的利用率が影響を受けることが指摘されており，剤形変更時は TDM の実施により，慎重に投与量の調節を行うことが必要である．フェニトイン原末は生物学的利用率の低さから平成10年1月に，細

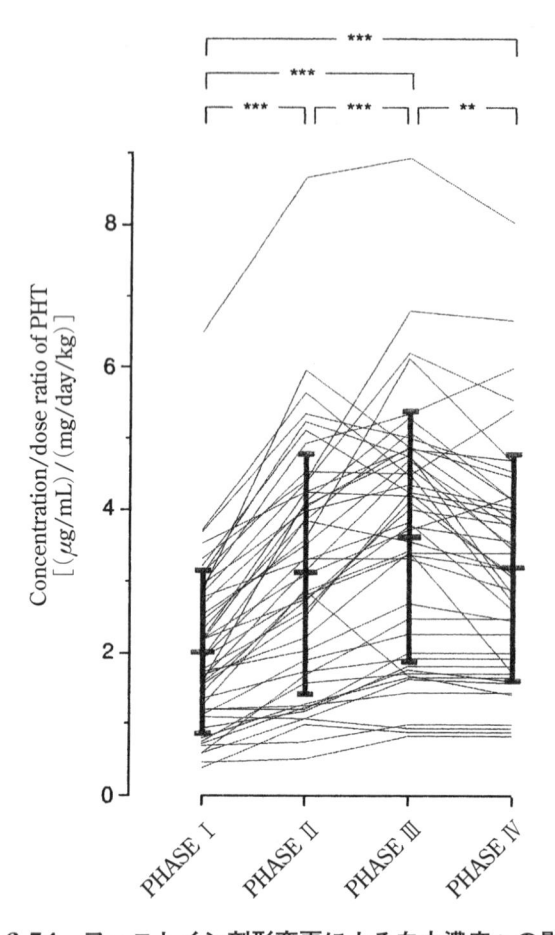

図 6.54 フェニトイン剤形変更による血中濃度への影響
PHASE I ：97 %含有細粒服用時の定常状態血中濃度
PHASE II ：97 %含有細粒 4 倍希釈散服用時の定常状態血中濃度
PHASE III：10 %散への剤形変更後 3 週間を経過した血中濃度
PHASE IV：10 %散への剤形変更後，用量調整 3 週間目の血中濃度
（山口ら（2002）日本薬学雑誌, **122**, 331）[6]

粒（97 %含有）は散剤との調剤過誤の回避から平成 14 年 6 月製造が中止され，剤形の変更が必要となった．しかしながら，患者によっては，服用時のかさ高さが難点となる場合もある．TDM の本来の目的はコンプライアンスも配慮し，患者に個々に応じた投与計画を遂行することである．血中濃度の測定・解析という狭義の処方設計に留まらず，剤形の選択や患者の服薬環境も含めた TDM の実施であることが望まれる．

ところで，フェニトインは先のテイコプラニンとともに血漿タンパク（アルブミン）結合率がおよそ 90 %と高い値を示す薬物である．アルブミン値の変化に伴い，総薬物濃度が変動することが予測されるため，血中濃度の補正が必要になる場合があることに留意しなければならない．

フェニトインに限ったことではないが，TDM 実施が必要な薬物を服用している患者は多いが，

医療機関によっては，さまざまな事情からその測定を外部に依頼している場合もある．1984年には日本TDM学会[7]がスタートしたが，インターネット上からのダウンロード可能なソフトの紹介や用語解説などを行っている．体内動態の解析はこれらを利用したり，安価に入手できる市販ソフト[3,8,9]の利用で容易に行えるようになったが，採血時間，保存条件などの確認や患者の状態，服用状況などの情報を適確に整理しておくことが必要である．

6.5.4 ▶▶ TDMと母集団

TDMを実施して適正な薬物療法を行うためには，当該の薬物の動態についての情報を知っておくことが必要であることは先にも述べたが，投与計画を作成する際，解析の対象となる患者データが少ない場合が多々ある．そのような場合でも，その薬物の特性を示すクリアランス，分布容積といった動態パラメータの平均値，平均値の分散（個体差），測定誤差（母集団パラメータ population pharmacokinetic parameters）が得られていれば，患者の動態を解析できる手段がある．従来の最小2乗法により，患者個々の測定値を用い，モデルに当てはめる方法とは異なり，複数の患者（被験者）を対象として集積された血中薬物濃度のデータから薬物動態パラメータを求め，その薬物特性を明らかにすることで患者データが1点しか得られない場合でも患者の薬物動態が予測可能となる．この方法はポピュレーションファーマコキネティクスと呼ばれ，近年，臨床の場で多くの薬物に対して繁用されている．患者の薬物療法は母集団の平均的パラメータから投与量，投与間隔を求めて開始される．そして，患者が服用開始した後に得られた血中濃度から，患者個人のパラメータを推定する（図6.55）．この解析には確率論的手法であるベイジアン法が用いられ，1点の測定値からでも患者のパラメータの推定が可能である．もちろん，母集団パラメータを求めるのに使われた測定値の数，採血時間や時期，当てはめた薬物動態モデルなどがその精度に影響することも理解しておかなければならないが，ベイジアン法では年齢，体重，性別，病態[10,11]などの情報で母集団を層別化して平均的動態パラメータを算出し，個体間変動因子についても解析できるなど，薬物療法の実施にとって有効な手段である．TDMは患者個々の投与計画を実施することであるが，ポピュレーションファーマコキネティクスでは，その患者個人から得られた情報が次の患者の有益なデータとして蓄積されていく．本節ではベイジアン法の理論的背景については述べなかった．成書において解析ソフトとともに紹介されているので参照されたい[9,13]．

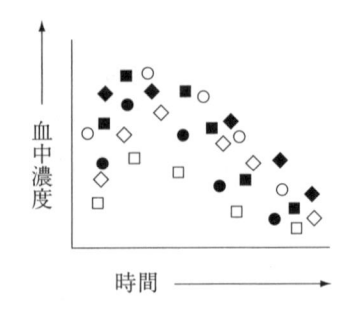

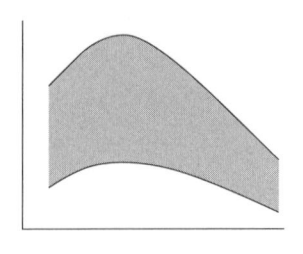

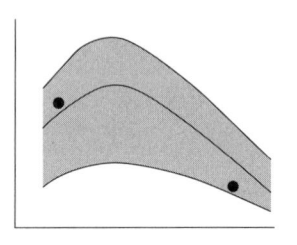

図 6.55　ポピュレーションファーマコキネティクスの概念図

複数の患者(被験者)の測定値 → 母集団パラメータの算出 クリアランス，分布容積，吸収速度定数など → ベイジアン法による患者のパラメータの推定，(●)：患者測定値

参 考 図 書

1) Moreno, F., Crisp, C., *et al.* (1995) *Clin. Infect. Dis.,* **21**：1308
2) Herold, B.C., *et al.* (1998) *Risk. JAMA,* **279** (8)：593
3) 矢後和夫監修，木村利美編著 (2004) 図解よくわかる TDM, じほう
4) Winter, M. E. (1988) Basic Clinical Pharmacokinetics, 2nd ed., Applied Therapeutic Inc.
5) 西原カズヨら (1977) 医学のあゆみ，**103**：810
6) 山口智子ら (2002) 日本薬学雑誌，**122**：331
7) http://jstdm.umin.jp/index.html
8) 松山賢治編，樋口駿，佐々木均，宮崎長一郎 (2004) PEDA による TDM の実際，じほう
9) 篠崎公一監修 (2003) だれにでもできる TDM の実践，テクノミック
10) Kiyoshi Yamaoka, *et al.* (1981) *J. Pharm. Dyn.,* **4**：879
11) 澤田康文ら編 (2000) 医薬品の適正使用のための臨床薬物動態，月刊薬事，**42**(4) (3月臨時増刊号)，じほう
12) 辻　彰編 (1997) ローランド・トーザー医療薬学 臨床薬物動態学，廣川書店
13) 伊賀立二，乾賢一編 (2004) 薬剤師・薬学生のための実践 TDM マニュアル，じほう

（宮本　悦子）

6.6 演習問題

問 6.1 ある薬物を静脈内注射後，経時的に血中濃度を測定し，片対数グラフにプロットしたとき次の図を得た．1-コンパートメントモデルで解析したとき，消失速度定数（hr^{-1}）に最も近い値はどれか．ただし，必要ならば log1.7 = 0.230，log3 = 0.477，log5 = 0.699 として計算せよ．

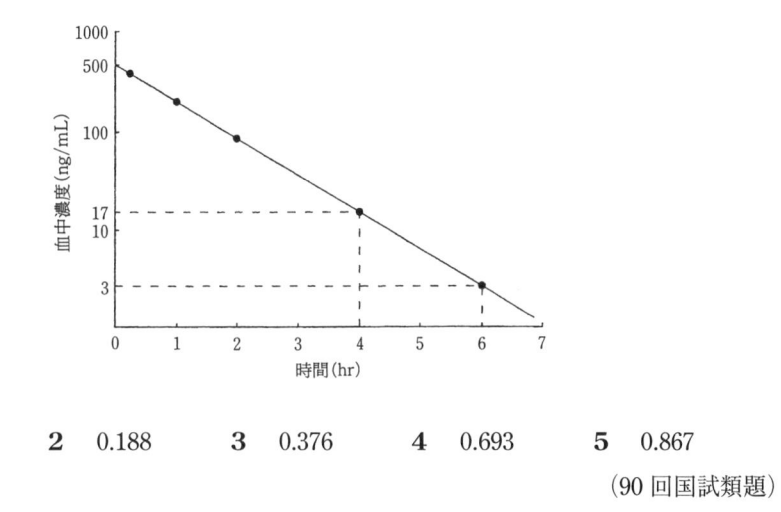

| 1 | 0.125 | 2 | 0.188 | 3 | 0.376 | 4 | 0.693 | 5 | 0.867 |

(90 回国試類題)

問 6.2 図1の実線は，薬物Aの静脈内投与後の尿中排泄速度を時間に対して片対数プロットしたものである．図2の実線は，同じ薬物Aの経口投与後の血中濃度を時間に対して片対数プロットしたものであり，1点鎖線（－・－）は十分長い時間経過した後の血中濃度曲線を時間0へ外挿したものである．また，破線（---）は，1点鎖線の値から実線の値を差し引いた値を時間に対して片対数目盛りで示したものである．薬物Aの吸収速度定数（hr^{-1}）として，最も近い値は次のどれか．ただし，この薬物の吸収及び消失過程は線形1-コンパートメントモデルに従うものとする．

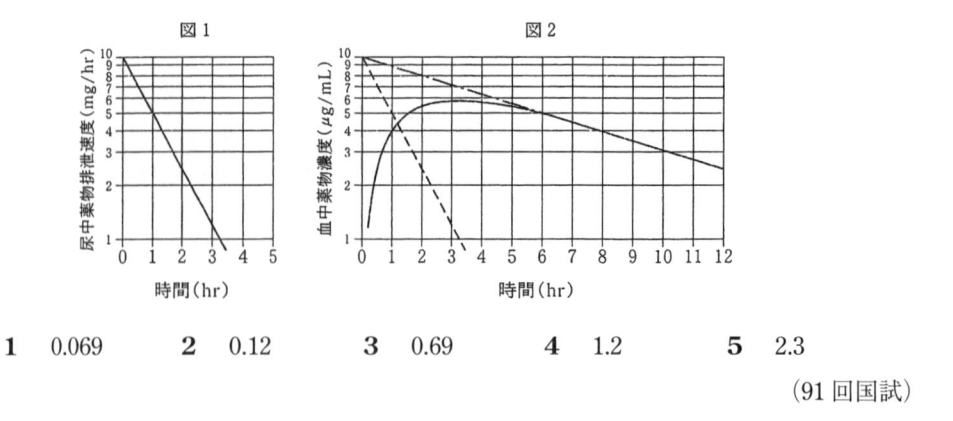

1	0.069	**2**	0.12	**3**	0.69	**4**	1.2	**5**	2.3

(91回国試)

問 6.3 ある薬物 300 mg をヒトに静脈内投与したところ，下の片対数グラフに示す血中濃度と時間の関係が得られた．この薬物を 6 時間ごとに 300 mg をくり返し急速静脈内投与して得られる定常状態での平均血中薬物濃度（μg/mL）に最も近い値はどれか．

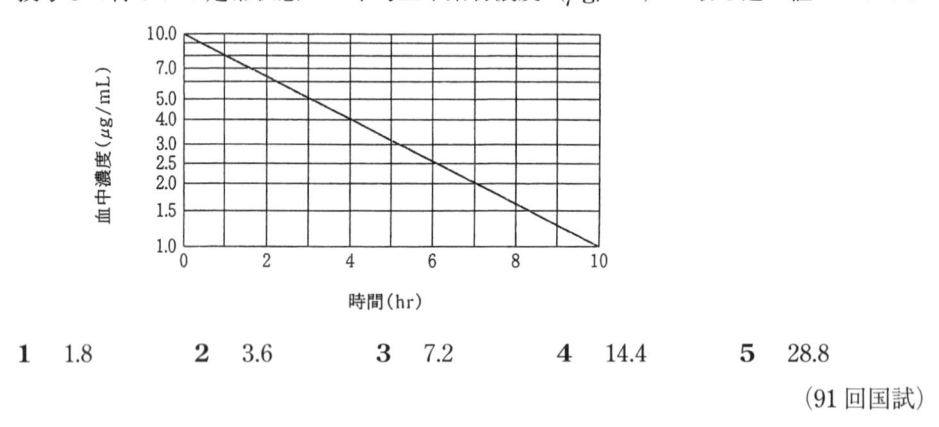

1	1.8	**2**	3.6	**3**	7.2	**4**	14.4	**5**	28.8

(91回国試)

問 6.4 薬物 1000 mg を患者に急速に投与し，2 時間後に 173 mg/hr の速度で定速静注を開始した．血漿中薬物濃度の時間推移をプロットしたとき，正しい図はどれか．ただし，薬物の体内動態は 1-コンパートメントモデルに従い，この患者の全身クリアランスは 17.3 L/hr，生物学的半減期は 2 hr であった．

第6章 薬物速度論

1

2

3

4

5

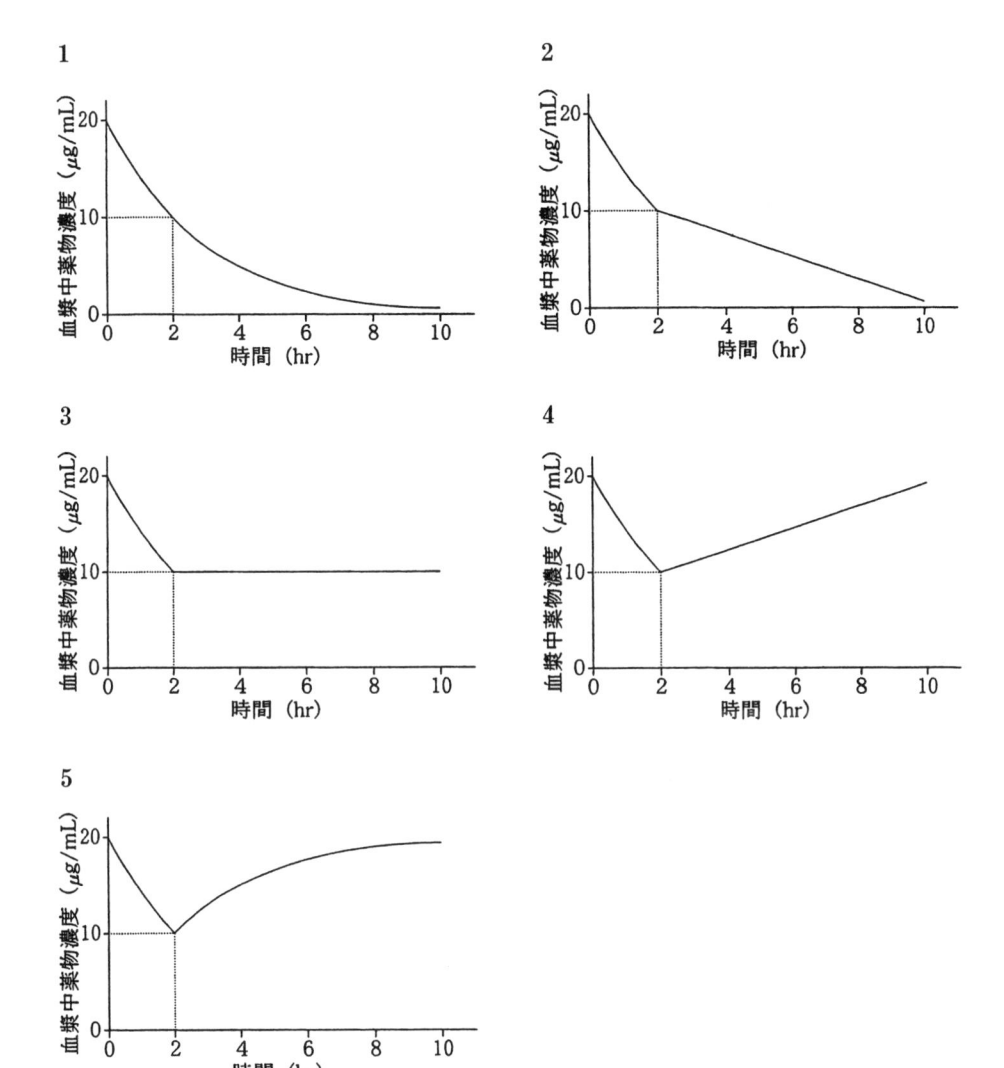

(89回国試)

問 6.5 抗てんかん薬フェニトインを 250 mg/day 服用中の患者の定常状態平均血中濃度（以下，血中濃度）は，15 μg/mL であった．定常状態におけるフェニトインの体内からの消失速度は Michaelis-Menten 式で表され，この患者の最大消失速度（V_{max}）は 400 mg/day であった．今，肝機能低下が起こり，患者の V_{max} が 340 mg/day に減少したとすると，250 mg/day で服用を続けた場合，予想される血中濃度（μg/mL）の値はどれか．なお，フェニトインのバイオアベイラビリティは 100 % とする．

1　15　　　　2　20　　　　3　25　　　　4　30　　　　5　35

(88回国試)

問 6.6 線形1-コンパートメントモデルで説明可能な薬物の点滴静注に関する次の記述の正誤を判断せよ．

a 注入速度が消失速度に等しくなったとき，薬物の血中濃度は定常状態となる．
b 生物学的半減期の長い薬物では，血中薬物濃度が近似的に定常状態に達するまでに長時間必要である．
c 定常状態に達する時間はその薬物の消失速度定数により決まる．そのため，急速静注より負荷投与することは，治療濃度に到達する時間を短縮する為には有効ではない．
d その薬物の全身クリアランスは，注入速度と定常状態の血中薬物濃度によって求められる．
e 一般に，注入を中止した後の血中薬物濃度の半減期は，注入中止時の血中薬物濃度に反比例する．

問 6.7 薬物の体内動態解析に関する記述の正誤を判断せよ．

a コンパートメントモデルは，体内動態が非線形性を示す薬物の解析には適用できない．
b 生理学的モデルでは，速度定数と分布容積を用いて薬物量（濃度）の時間的変化を解析する．
c モーメント解析法では，生体を特定のコンパートメントモデルで近似せずに体内動態を解析する．
d ポピュレーションファーマコキネティクス（母集団薬物速度論）では，患者集団における薬物動態や変動因子を評価する．

（90回国試）

問 6.8 クリアランス理論に関する以下の問題を解け．ただし，薬物Aは1コンパートメントモデルに従うとし，肝血流速度（Q_H）を 1500 mL/min，腎血流速度（Q_R）を 1000 mL/min，小腸血流速度（Q_G）を 1000 mL/min として計算せよ．

1 250 mg の薬物Aを静脈投与したときの AUC_{iv} は 0.500 (mg/mL)・min であった．CL_{tot} を求めよ．
2 薬物Aの分布容積（V_C）を 50.0 L とするとき，静脈投与後の生物学的半減期（消失半減期 $t_{1/2}$）を求めよ．
3 投与直後の血中濃度（C_0）を求めよ．
4 薬物Aを点滴静脈注射（定速注入）して 1.00 μg/mL にするために必要な投与速度を求めよ．
5 定速注入して定常状態に到達するまでに必要な時間（90 % 定常状態）を求めよ．

6 速やかに定常状態濃度に到達させるために必要な負荷投与量（D_L）を求めよ．

7 薬物 A の肝抽出率（E_H）は 0.200 であるとき，肝クリアランス（CL_H）を求めよ．

8 血液中非結合率を f_B = 0.150 であるとき，肝固有クリアランス（CL_int, H）を求めよ．

9 併用薬によって血中タンパク結合の追い出しがあったために f_B = 0.300 になったとき，肝クリアランス（CL_H′）を求めよ．

10 併用薬によって肝代謝固有クリアランスが 10 分の 1 になったとき，肝クリアランス（CL_H″）を求めよ．ただし，f_B = 0.150 とする．

11 薬物 A の小腸膜透過率が 80.0 %（F_A = 0.800），小腸上皮細胞における代謝過程の抽出率が 10.0 %（E_G = 0.100）である．この薬物の経口投与後のバイオアベイラビリティ F を求めよ．

12 薬物 A の腎クリアランス（CL_R）を求めよ．

13 薬物 A を 250（mg）静脈投与後の尿中未変化累積排泄量（U_{iv}^{∞}）を求めよ．

14 薬物 A を 250（mg）経口投与後の血中濃度時間曲線下面積（AUC）を求めよ．

15 薬物 A を 250（mg）経口投与後の尿中未変化累積排泄量（U_{po}^{∞}）を求めよ．

問 6.9 クリアランス理論に関する記述のうち，正しいものの組合せはどれか．ただし，いずれの場合にも腸肝循環は無視できるものとする．

a 肝抽出率が 90 % の薬物の肝クリアランスは，肝血流速度の変動の影響をほとんど受けない．

b 静脈内投与後，未変化体として尿中に排泄された量が投与量に等しい薬物の腎クリアランスは，全身クリアランスと等しい．

c 肝抽出率が 10 % の薬物の肝クリアランスは，血漿たん白非結合率の変動の影響をほとんど受けない．

d 経口投与後，未変化体として尿中に排泄された量が投与量に等しい薬物は，肝初回通過効果を受けない．

1 (a, b)   2 (a, d)   3 (b, c)
4 (b, d)   5 (c, d)

(87 回国試)

問 6.10 薬物 A の血中たん白非結合率（f_u）は 0.02 で，定速静脈内投与によって定常状態に達したときの血中全薬物濃度は 2 μg/mL であった．この状態で薬物 B を併用し両薬物ともに定常状態になったとき，薬物 A の f_u は，0.06 に上昇し，その血中全薬物濃度は 0.67 μg/mL となった．薬物 A の薬理効果は血中非結合形薬物濃度に比例し，

薬物Aと薬物Bの間には薬理学的相互作用はない．薬物Bを併用することによって，薬物Aの薬理効果はどのように変化すると予測されるか．

1　1/5に減少する．
2　1/3に減少する．
3　ほとんど変化しない．
4　1/5だけ増加する．
5　1/3だけ増加する．

(85回国試)

問 6.11　次の図は，ヒトに塩酸アミトリプチリンの50 mg経口投与後及び25 mg筋肉内投与後の血漿中のアミトリプチリン濃度及びその活性代謝物ノルトリプチリン濃度の時間推移を示している．次の記述のうち正しいものはどれか．

1　塩酸アミトリプチリンの経口投与後の量的バイオアベイラビリティは，筋肉内投与後の量的バイオアベイラビリティとほぼ等しい．
2　塩酸アミトリプチリンの経口投与では，肝または消化管における初回通過効果の関与が考えられる．
3　塩酸アミトリプチリンを経口投与したときも筋肉内投与したときも，アミトリプチリン血漿中濃度と薬理効果の関係は同じである．
4　ノルトリプチリンの全身クリアランスは，塩酸アミトリプチリンの投与部位の影響を受けて変化している．
5　血漿中のノルトリプチリン濃度から考えると，塩酸アミトリプチリンの経口投与後の量的バイオアベイラビリティは筋肉内投与後の量的バイオアベイラビリティより大きい．

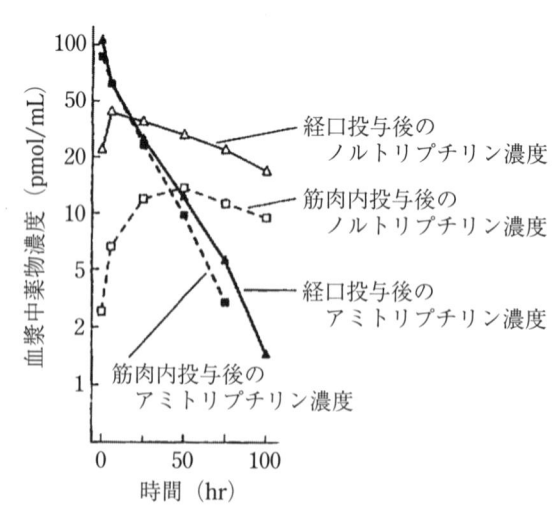

(88回国試)

第6章 薬物速度論

問 6.12 抗てんかん薬フェニトインを 250 mg/day 服用中の患者の定常状態平均血中濃度（以下，血中濃度）は，15 μg/mL であった．定常状態におけるフェニトインの体内からの消失速度は Michaelis-Menten 式で表され，この患者の最大消失速度（V_{max}）は 400 mg/day であった．今，肝機能低下が起こり，患者の V_{max} が 340 mg/day に減少したとすると，250 mg/day で服用を続けた場合，予想される血中濃度（μg/mL）の値はどれか．なお，フェニトインのバイオアベイラビリティは 100 ％とする．

1 15　　**2** 20　　**3** 25　　**4** 30　　**5** 35

(88 回国試)

問 6.13 ある薬物が単一のシトクロム P450 分子種で代謝されたとき，図に示す関係が得られた．酵素反応のミカエリス定数（mmol/L）と最大代謝速度（μmol/min）として最も適当な組合せはどれか．ここで，図中の V（μmol/min）は代謝速度，S（mmol/L）は基質となる薬物濃度とする．

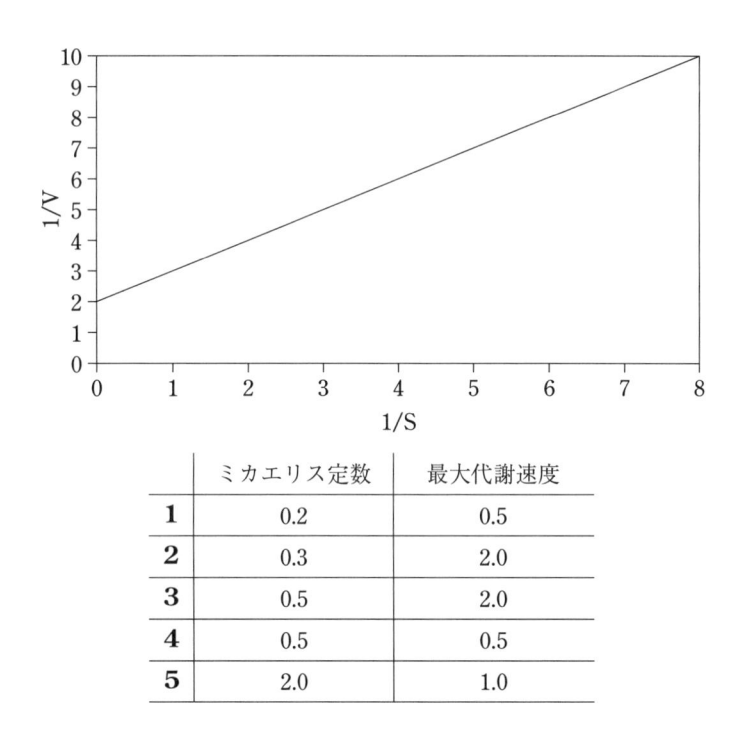

	ミカエリス定数	最大代謝速度
1	0.2	0.5
2	0.3	2.0
3	0.5	2.0
4	0.5	0.5
5	2.0	1.0

(90 回国試)

問 6.14 薬物の体内動態解析に関する記述の正誤を述べよ．

a コンパートメントモデルは，体内動態が非線形性を示す薬物の解析には適用できない．

b 生理学的モデルでは，各臓器の重量や血流速度，血液中タンパク結合率や組織血液間分配係数などを考慮して解析することができる．

c モーメント解析法では，生体を1つないし複数のコンパートメントと仮定して体内動態を解析することもある．

d 吸収率の時間変化を求めたい場合には，モーメント解析法ではなく，デコンボリューション法を選択すべきである．

モーメント解析法によれば，平均滞留時間（MRT）は次式で表される．

$$\mathrm{MRT} = \frac{\int_0^\infty t \cdot C_p \, dt}{\int_0^\infty C_p \, dt}$$

問 6.15 ここで，Cpは時間tにおける血中薬物濃度である．次の記述の正誤について，正しい組合せはどれか．

a 式の右辺の分母は血中濃度時間曲線下面積（AUC）と呼ばれることがある．

b MRTはモデル非依存性パラメータの一種である．

c 線形1-コンパートメントモデルに従う薬物を静注したとき，MRTは生物学的半減期に比例する．

d 吸収及び体内動態が線形である薬物を経口投与するとき，投与量が多いほどMRTは大きくなる．

	a	b	c	d
1	正	正	正	誤
2	正	誤	正	正
3	誤	正	誤	誤
4	誤	誤	正	誤
5	正	正	誤	正

（87回国試）

問 6.16

血中薬物濃度（C_p）と薬効（E）の関係に関する次の記述のうち，正しいものの組合せはどれか．

a C_p が上昇しても，薬効がほとんど変化しない場合がある．

b 薬物に対する感受性が通常よりも高い患者においては，C_p を横軸に，E を縦軸にプロットした際の曲線（concentration-response curve）が通常よりも左側にずれている．

c C_p と E の関係を表す Hill 式で用いられる Hill 係数（γ）は，値が小さくなると，曲線（concentration-response curve）の傾きは急になる．

d 薬物併用によって C_p が変化しなければ，薬物併用時に有害事象が発生することはない．

1　(a, b)　　2　(a, c)　　3　(a, d)
4　(b, c)　　5　(b, d)　　6　(c, d)

問 6.17

ある薬物の血中濃度（C_p）と薬効（E）の関係は，対数線形モデルで表され，モデル式（6.235）の各パラメータ a, b はそれぞれ 40 %，10 % とする．

また，この薬物は E が 40〜60 % の時に治療効果が現れる．さらに，この薬物の静注後の C_p は，one compartment model に従い，消失半減期 $t_{1/2}$ は 2.5 時間，投与直後の血中濃度 $C_p(0)$ は，投与量 200 mg で，17.78 μg/mL であった．この薬物を 200 mg 単回静注したときについて次の問に答えよ．ただし，C_p と作用部位薬物濃度は等しいとする．

1 治療効果を表す濃度範囲を求めよ．

2 治療効果が消失する時間を求めよ．

3 患者の $t_{1/2}$ が 2.5 時間から 5 時間となった．この時，治療効果が消失する時間を求めよ．

問6.18 血中薬物濃度モニタリング（TDM）に関する記述のうち，正しいものの組合せはどれか．

a バンコマイシンを経口で投与する場合は，TDMの対象とならない．
b ゲンタマイシンを点滴投与した患者の最高血中濃度の測定では，点滴終了3hr後に採血を行う．
c テオフィリンのTDMとして，最高血中濃度の測定を行うことがある．
d 炭酸リチウムのTDMでは，血清を分離せずに全血中濃度として測定する必要がある．

1 (a, b)　　2 (a, c)　　3 (a, d)
4 (b, c)　　5 (b, d)　　6 (c, d)

(91回国試)

問6.19 肝機能障害により肝臓での薬物代謝能や肝血流量が低下している患者において，投与量の調節が必要となる薬物の組合せはどれか．

a バンコマイシン　b フェニトイン　c リドカイン　d ジゴキシン

1 (a, b)　　2 (a, c)　　3 (a, d)
4 (b, c)　　5 (b, d)　　6 (c, d)

(92回国試)

問6.20 血中薬物濃度モニタリング（TDM）に関連する記述のうち，正しいものの組合せはどれか．

a バンコマイシン投与時には腎毒性の発現に注意する．
b ゾニサミドは，臨床的に用いられる投与量の範囲で血中濃度が投与量に対して非線形性を示す．
c 腎機能正常者におけるジゴキシンの消失半減期は8～9日である．
d 血中薬物濃度と薬効または副作用の現れ方に相関が認められない薬物では，TDMの実施が望まれる．

1 (a, b)　　2 (a, c)　　3 (a, d)
4 (b, c)　　5 (b, d)　　6 (c, d)

(90回国試)

問6.21 アミノグリコシド系抗生物質の投与法に関する記述のうち，正しいものの組合せはどれか．

a 腎機能障害患者において投与間隔を調節する場合，一般に消失半減期が長い患者では，投与間間隔を長くする．
b 腎機能障害患者において投与量を調節する場合，患者のクレアチニンクリアランスを指標に投与量を決定する．
c 投与直後の最高血中濃度が投与前の最低血中濃度の2倍以上を示せば，副作用の危険性は高くなる．
d 新生児では，腎機能が未発達であるため，投与間隔を短縮する必要がある．

| 1 (a, b) | 2 (a, c) | 3 (a, d) |
| 4 (b, c) | 5 (b, d) | 6 (c, d) |

(92回国試)

問6.22 薬物（a～e）の血中濃度モニタリング上の留意点（ア～オ）について正しい組合せはどれか．

〈薬物〉
a シクロスポリン　b ジゴキシン　c フェニトイン
d テオフィリン　e バンコマイシン

〈留意点〉
ア 血清分離剤に吸着されることが知られているので，血清分離剤を含む採血管の使用は避けた方が良い．
イ 主としてCYP1A2により代謝される本薬物の全身クリアランスは，年齢により変動することが知られている．
ウ 内因性の免疫反応陽性物質が存在することがあり，測定法によっては実際の薬物濃度以上の値を示すことがある．
エ 血球と血漿間の薬物分配平衡が，室内温度や採血後の放置時間により変動することが知られている．
オ 血中濃度のトラフ値が10 μg/mLを超えないように注意する．

	a	b	c	d	e
1	ア	エ	ウ	オ	イ
2	ア	ウ	オ	イ	エ
3	エ	ウ	ア	イ	オ
4	エ	ア	イ	ウ	オ
5	ウ	イ	エ	オ	ア
6	ウ	オ	ア	エ	イ

(87回国試)

問 6.23 アミノグリコシド系抗生物質の血中濃度モニタリングに関する次の記述の正誤について，正しい組合せはどれか．

a 高齢者ではクレアチニンクリアランスが低下するため，血中消失半減期が延長する．
b 点滴（静脈内定速注入）終了 10 分前の血中濃度が最高血中濃度の指標とされる．
c 腎障害と聴器障害は，血中濃度に依存した副作用である．
d 血中濃度測定用の試料としては，ヘパリンを含まない血清が用いられる．

	a	b	c	d
1	誤	正	誤	誤
2	正	誤	誤	正
3	誤	正	誤	正
4	誤	正	正	誤
5	正	誤	正	誤
6	正	誤	正	正

(84 回国試)

問 6.24 喫煙歴 10 年の男性患者（年齢 35 歳）の気管支ぜん息治療のためテオフィリンを投与することになった．医師は，目標血中テオフィリン濃度を 15 µg/mL とし，100 mg のアミノフィリン普通錠（テオフィリンとして 80 mg 含有）4 錠を負荷量として与えた．その後は，15 µg/mL を平均血中濃度とし，最高血中濃度/最低血中濃度の比が 2 になるような維持量をアミノフィリン普通錠で処方した．患者のテオフィリン全身クリアランスを 4.0 L/hr とし，次の問に答えよ．

問 1 アミノフィリン普通錠による適切な維持量（mg/day）として最も近い値は次のどれか．

1　900　　　　2　1200　　　　3　1500　　　　4　1800　　　　5　2100

問 2 適切な投与間隔（hr）として最も近い値は次のどれか．

1　2　　　　2　4　　　　3　6　　　　4　8　　　　5　12

(84 回国試)

問 6.25 ぜん息患者（体重 65 kg）にアミノフィリン 0.80 mg/kg/hr（テオフィリンとして 0.64 mg/kg/hr）の投与速度で静脈内定速注入した．この患者における定常状態の血中テオフィリン濃度（µg/mL）として最も近い値は次のどれか．ただし，テオフィリンの血中消失半減期は 10 hr，分布容積は 500 mL/kg とする．

1　4　　　　2　9　　　　3　18　　　　4　24　　　　5　36

(92 回国試)

問 6.26

薬物の血中濃度測定方法に関する以下の記述のうち，正しいものはどれか．

a 薬物血中濃度の測定法には，免疫学的測定法が広く用いられている．

b 免疫学的測定法は薬物特異性が高く，代謝物や他の併用薬などの影響が小さく，また，迅速性，簡便性においても優れた測定方法である．

c HPLC を用いた分離分析方法は特定薬剤治療管理料が認められているすべての薬物の測定に使用でき，また，多剤併用時でも同時測定が可能である．

	a	b	c
1	誤	正	誤
2	正	誤	誤
3	誤	正	誤
4	誤	正	正
5	正	誤	正

7 薬物相互作用

本章の到達目標

1. 薬物動態に起因する相互作用の代表的な例をあげ，回避のための方法を説明できる．
2. 薬効に起因する相互作用の代表的な例をあげ，回避のための方法を説明できる．

薬は単独で使用されることは少なく，効果の増大や副作用の軽減のため，あるいは合併症の治療のため多剤併用されるのが一般的である．しかしながら，抗癌薬 5-フルオロウラシルと帯状疱疹治療薬ソリブジン，アゾール系抗真菌薬ケトコナゾールやイトラコナゾールと抗アレルギー薬テルフェナジンの例にみられるように，複数の薬剤が併用されることにより，単独では考えられないような重篤な副作用が生じる場合がある．ある薬物によって他の薬物の効果や副作用が増減することを薬物相互作用 drug interaction という．また薬物間以外にも，飲食物やサプリメントが医薬品の薬効を変化させる例も認められる．

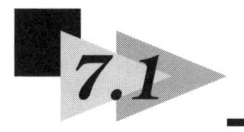

7.1 薬物動態学的相互作用と薬力学的相互作用

薬物相互作用は，その発現機構の違いから薬物動態学的相互作用 pharmacokinetic interaction と薬力学的相互作用 pharmacodynamic interaction に大きく分けることができる（図 7.1）．薬物動態学的相互作用は，薬物の吸収，分布，代謝，排泄（ADME）といった薬物動態に関わる過

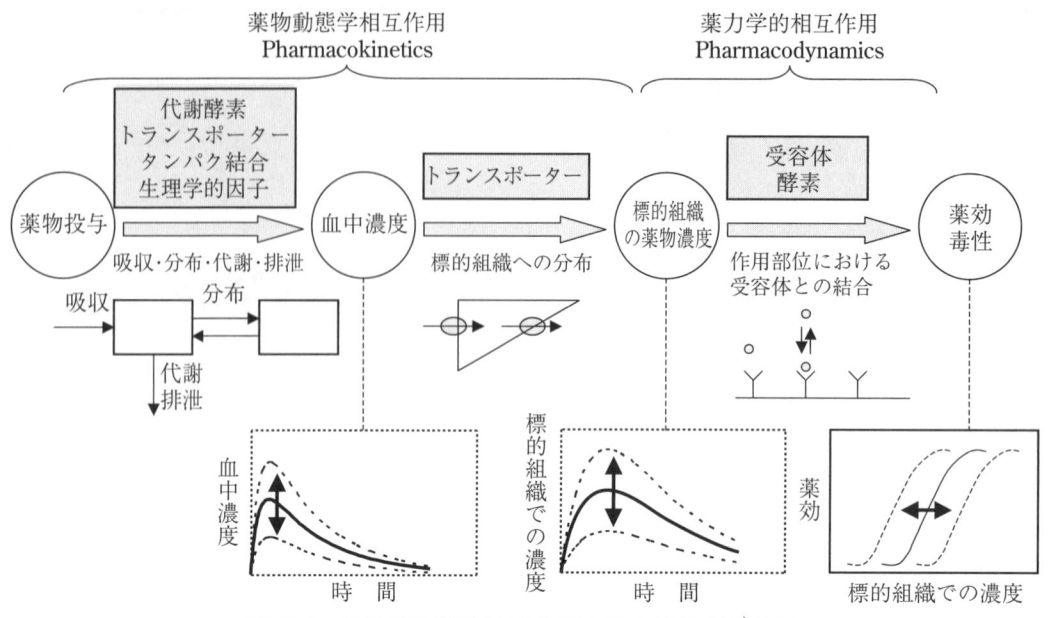

図 7.1　薬物動態学的相互作用と薬力学的相互作用

程において併用薬が影響を及ぼし，薬物血中濃度が上昇したり，減少することにより薬効が増強あるいは減弱する相互作用である．また，必ずしも血中濃度の変化は伴わないが，標的組織への取り込み過程における相互作用の結果，標的部位での薬物濃度や薬物の滞在時間が変化することによる相互作用も起こりうる．一方，薬力学的相互作用は薬効発現の作用部位（受容体）で生ずるものであり，薬物濃度は変化しない．

図 7.2 に示すように，薬物動態学的相互作用の原因のうち，分布や排泄過程における相互作用

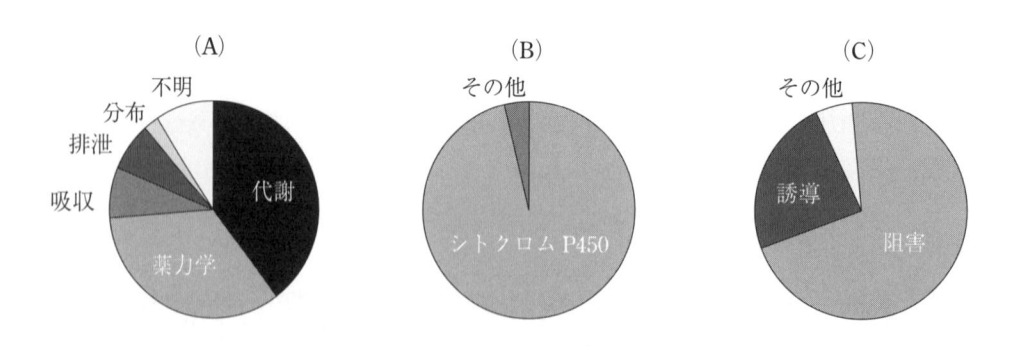

図 7.2　薬物相互作用の原因の分類
（A）「医薬品相互作用ハンドブック」に記載されている相互作用（N = 256）を機構別に分類した結果
（B）代謝部位における相互作用（N = 100）を代謝酵素別に分類した結果
（C）シトクロム P450 を介した相互作用（N = 96）を機構別に分類した結果
（加藤隆一（1995）臨床薬物動態学 改訂 3 版，p.168，南江堂［原図千葉寛］）

例は比較的少なく，吸収および代謝過程が原因である場合が多い．なかでも薬物代謝に関するものが最も多く，そのうちシトクロム P450（cytochrome P450, CYP）の阻害が関係する場合が特に頻度として高い．薬力学的な相互作用もこれに次いで多い．

7.2　吸収過程における薬物相互作用

　吸収過程での相互作用の原因の主なものは，1）消化管 pH の変化，2）吸着・結合，キレートおよび複合体の形成，3）消化管運動機能の変化，4）小腸上皮細胞における代謝酵素およびトランスポーター transporter の阻害・誘導がある．

7.2.1　消化管内 pH 変化による薬物相互作用

　消化管内 pH の変化は，薬物の解離度，溶解性ならびに安定性に影響する．したがって，消化管内 pH を変化させる薬物（制酸薬，抗コリン薬，H_2 受容体拮抗薬，プロトンポンプ阻害薬など）と併用すると吸収が変化する可能性がある．例えば，制酸薬は消化管 pH を上昇させるので，サリチル酸などの弱酸性薬物では分子形（非解離形）の割合が減少し，消化管からに吸収が低下する．また，酸性 pH で溶解しやすいアゾール系抗菌薬のケトコナゾールやイトラコナゾールは，ラニチジンなどの H_2 受容体拮抗薬と併用投与すると，消化管吸収が低下する（図 7.3）．同様に，

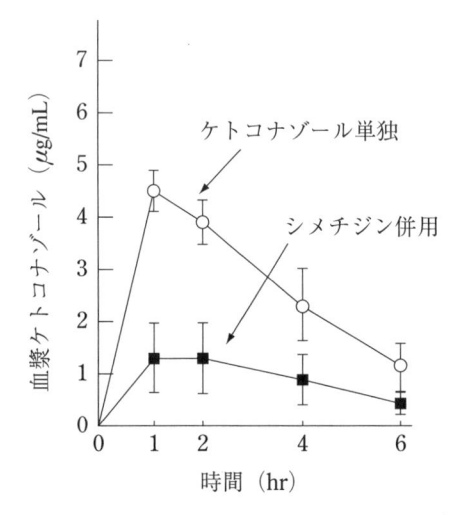

図 7.3　ケトコナゾールの吸収に及ぼすシメチジンの影響
（Van der Meer, *et al.*（1980）*J. Antimicrob. Chemother.*, **6**, 552 を一部改変）

ニューキノロン系抗菌薬エノキサシンもラニチジンにより吸収が低下する．さらに，強心配糖体ジゴキシンのような胃酸で分解しやすい薬物では，消化管 pH を上昇させる薬物と併用すると，分解が抑制されて吸収量が増加する場合がある．

したがって，このような相互作用を回避するためには，同時服用を避け，両者の服用時間を 2 ～ 4 時間空ける必要がある．

7.2.2 ▶▶ 吸着・結合，キレートおよび複合体形成による相互作用

消化管内で併用薬物どうしが物理化学的に反応して，吸着・結合したり，キレートが生じ，薬物の吸収量が変化する場合がある．

水酸化アルミニウムゲル，水酸化マグネシウム，ショ糖硫酸エステルマグネシウム，天然ケイ酸アルミニウムなどの多価金属イオンを含有する制酸薬や活性炭製剤は，非特異的に薬物を吸着するため，併用した薬物の消化管吸収を低下させ，薬効を減じる．たとえば，アルミニウムやマグネシウム含有の制酸薬とフェキソフェナジンを同時に服用すると，抗ヒスタミン薬フェキソフェナジンのバイオアベイラビリティは約 40 ％低下する．また，高コレステロール治療薬コレスチラミンやコレスチラミドなどの陰イオン交換樹脂製剤は他の薬物（特にアニオン性薬物）と結合しやすいので同時投与は避けるべきである．例えば，コレスチラミンと HMG-CoA 還元酵素阻害薬プラバスタチンの併用で，プラバスタチンのバイオアベイラビリティが低下したという報告がある．これらを併用する場合は，プラバスタチンをコレスチラミンの 1 時間以上前に服用するか，あるいは 4 時間以上後に服用させる．

ニューキノロン系抗菌薬，テトラサイクリン系抗生物質，ビスホスホネート系薬やペニシラミンは，キレート形成能を有するため，多価金属イオンを含む製剤と併用すると，難溶性のキレートが形成され，消化管吸収が著しく阻害される．例えば，ニューキノロン系抗菌薬のノルフロキサシン，レボフロキサシンやシプロフロキサシンはアルミニウム塩，マグネシウム塩を含む制酸薬と同時投与すると，消化管からの吸収が低下し，十分な抗菌作用が得られない（図 7.4）．同様に，テトラサイクリン，ミノサイクリン，ドキシサイクリンも多価金属イオン含有製剤，総合ビタミン剤などとの併用でキレートを生成し，吸収が低下する．

7.2.3 ▶▶ 消化管の運動機能の変化による薬物相互作用

一般に，ほとんどの薬物は小腸から吸収されるので，消化管の運動機能の変化による胃内容排泄速度 gastric empting rate（GER）または胃内容排泄時間 gastric empting time（GET）の変化は，小腸への到達時間を変え，吸収速度が変化する．また，胃で分解されやすいレボドパなども GER の変化によって吸収量が変化する．さらに，小腸の上皮細胞で CYP による初回通過代謝 first-pass metabolism を受けやすい薬物では，小腸への到達時間が代謝を受ける割合を変化させ

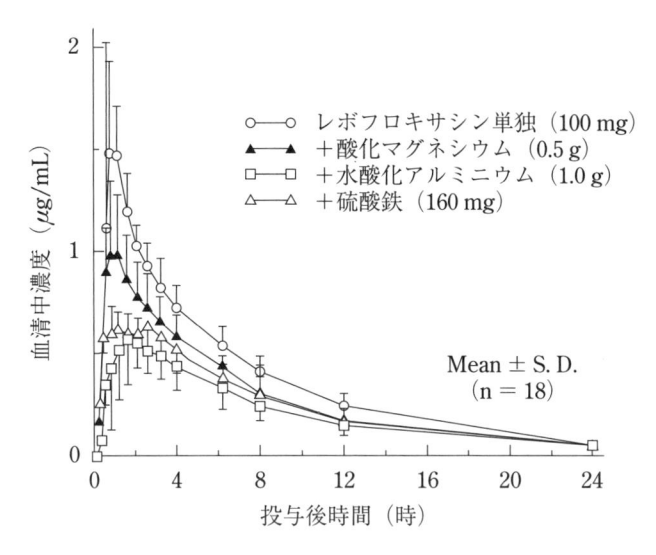

図 7.4 レボフロキサシンの血中濃度に及ぼす金属含有製剤の影響
(柴 孝也他 (1992) *Antimicrob. Agents Chemother.*, **36**, 2270；杉山正康編著，薬の相互作用としくみ 第7版，医歯薬出版より引用)

る可能性がある．

　コリン作動薬（シサプリド）や抗ドパミン薬（メトクロプラミド）は消化管運動を亢進するため，GER を速める．逆に，抗コリン作用薬（アトロピン，プロパンテリン），中枢性鎮痛薬（モルヒネ），三環系抗うつ薬（イミプラミン），抗ヒスタミン薬などは消化管運動を抑制し，GER を遅くする．そのため，例えば解熱鎮痛薬アセトアミノフェンをメトクロプラミドと併用すると，消化管吸収は促進され，プロパンテリンの併用により吸収は遅延する（図 7.5）．

　リボフラビン（ビタミン B_2）は担体輸送により十二指腸から吸収される．したがって，GER

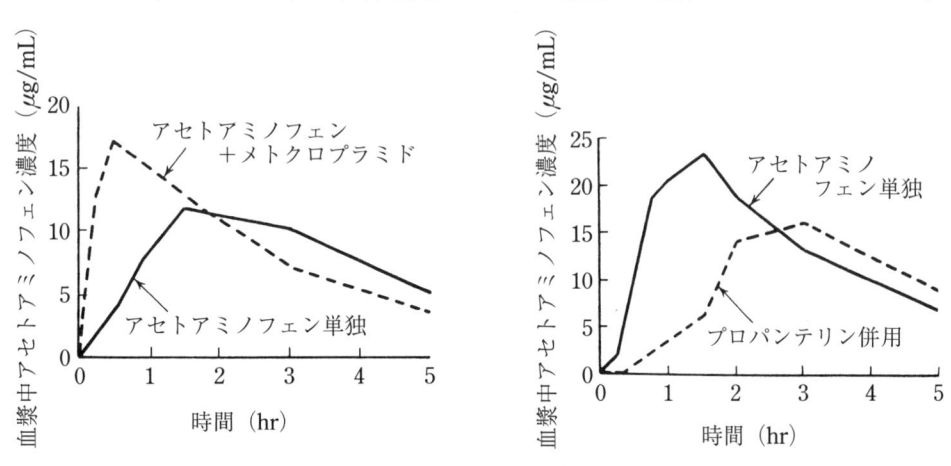

図 7.5 アセトアミノフェン（1.5 g）の血漿中濃度に及ぼすメトクロプラミド（10 mg）およびプロパンテリン（30 mg）の影響
(J. Nimmo, *et al.* (1973) *Brit. Med. J.*, **1**, 587 & J.A. Clements, *et al.* (1978) *Clin. Pharmacol. Therap.*, **24**, 420 より引用)

を遅くする薬物との併用では，十二指腸をゆっくりと通過することになるので，吸収は増大する．

7.2.4 ▶▶ トランスポーターを介した相互作用

小腸上皮細胞には，消化管から種々の物質を効率よく吸収するための，さまざまなトランスポーターが発現している（図7.6）．消化管からの吸収では，オリゴペプチドトランスポーター（PEPT1, SLC15A1）のように吸収方向に働くトランスポーターが併用薬により阻害される場合，薬物の消化管からの吸収が減少する．また，P-糖タンパク質 P-glycoprotein（MDR1, ABCB1）や BCRP breast cancer resistance protein（ABCG2）のように消化管腔側（刷子縁膜側）に存在し，吸収バリアとして分泌方向に働くトランスポーターが阻害される場合は，消化管での CYP3A4 の阻害と同様に薬物の吸収が増大する（図7.7）．現在までに，この種の相互作用が報告されているトランスポーターは P-糖タンパク質，PEPT1，アミノ酸トランスポーター（LAT2, SLC7A8），有機アニオントランスポーティングポリペプチド（OATP-B, OATP2B1, SLCO2B1）などである．

P-糖タンパク質を介した相互作用として，P-糖タンパク質の基質であるタリノロールをエリスロマイシンと併用すると，最高血中濃度が上昇するという報告がある（図7.8）．したがって，P-糖タンパク質の基質になる薬物どうし，あるいは P-糖タンパク質阻害作用を有する薬物と併用すると吸収が増大する可能性がある．この例以外にも，マクロライド系抗生物質エリスロマイシンやケトコナゾールとフェキソフェナジンを経口投与した場合に，フェキソフェナジンの消化

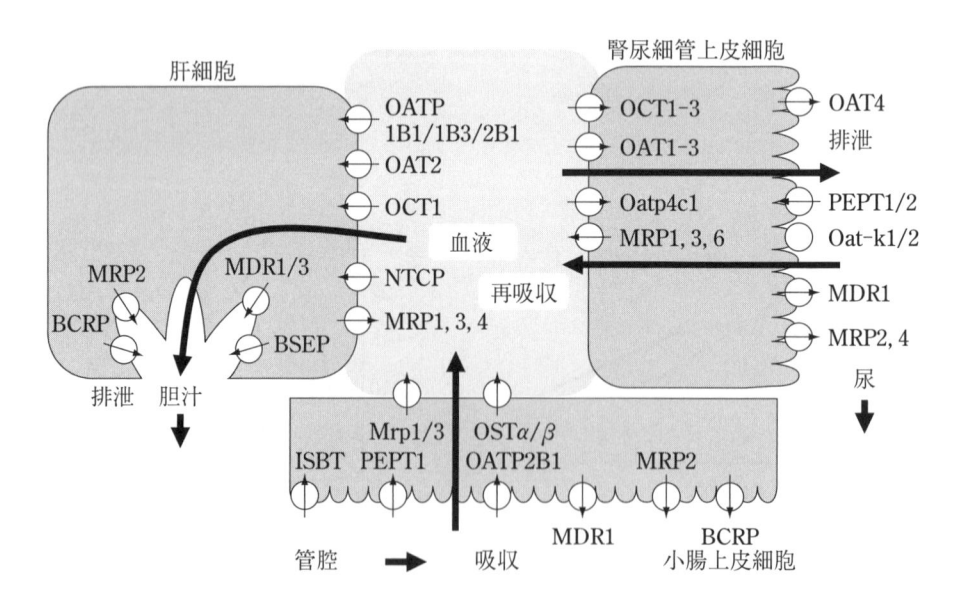

図 7.6 薬物の吸収および排泄に関与するトランスポーター
(Shitara, et al. (2006) Eur. J. Pharm. Sci., **27**, 425 より一部改変)

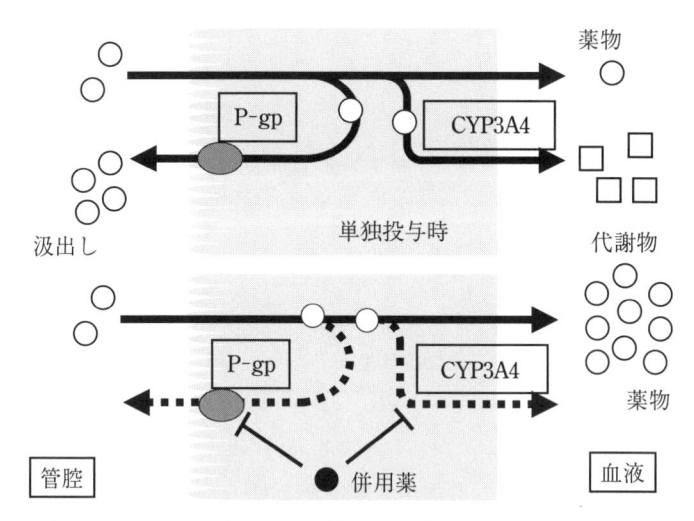

図 7.7 併用薬による小腸上皮細胞 P-糖タンパク質および CYP3A4 阻害による吸収の増加

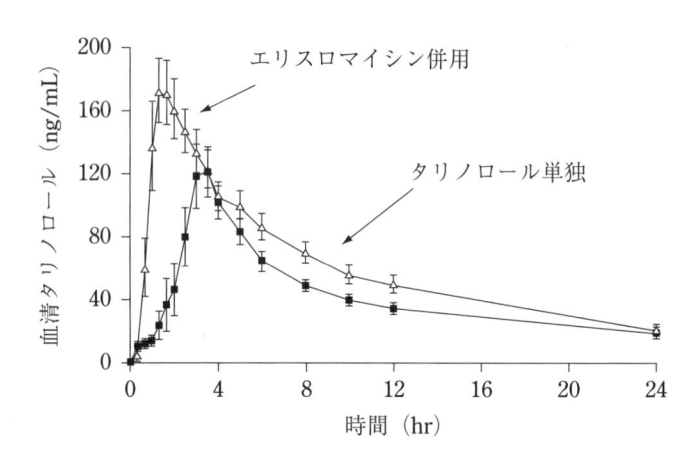

図 7.8 タリノロールの血清中濃度に及ぼすエリスロマイシンの影響タリノロール（50 mg）とエリスロマイシン（2 g, 経口）を併用

(Scjwarz, U.I. *et al.*（2000）*J. Clin. Pharmacol. Ther.*, **38**, 161；加藤隆一（1995）臨床薬物動態学改訂 3 版, 南江堂より引用)

管腔側への排出が阻害されフェキソフェナジンの AUC が約 2 倍上昇する例や, 抗不整脈薬ベラパミルあるいはキニジンとジゴキシンを併用すると, ベラパミルやキニジンによる P-糖タンパク質阻害の結果, ジゴキシンの消化管吸収が増大する例がある. ただし, 小腸上皮細胞の P-糖タンパク質は CYP3A4 と協奏して異物のバリアー機能として働いており, 吸収時に P-糖タンパク質が関与する相互作用では, CYP3A4 が関与している場合もある. 小腸上皮細胞の CYP の阻害や誘導による相互作用については, 代謝における相互作用の項 7.4.3 で後述する.

これとは逆に, P-糖タンパク質が誘導（活性化）されると, 薬物の吸収は抑制される. 抗結核薬リファンピシンは CYP3A4 を誘導するとともに, P-糖タンパク質の誘導作用も有する. そ

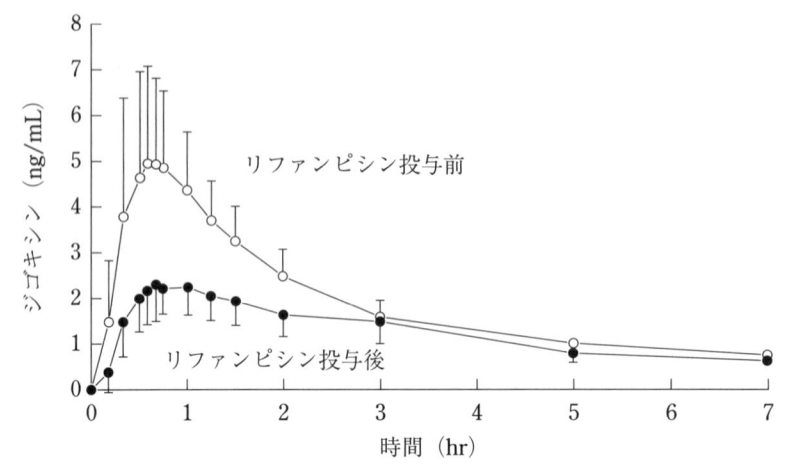

図7.9 ジゴキシンの血中濃度に及ぼすリファンピシンの影響
リファンピシン（600 mg）を1週間前投与後，ジゴキシン（1 mg）を経口投与．
（Greiner, B. et al.（1999）*J. Clin. Invest.*, **104**, 147 より引用）

のため，リファンピシンを投与されている患者にジゴキシンを経口投与すると，ジゴキシンの消化管への汲出しが亢進し，ジゴキシンのAUCは低下する（図7.9）．また，セイヨウオトギリソウ（セント・ジョーンズ・ワート）含有食品もP-糖タンパク質の誘導能を有し，ジゴキシンや免疫抑制剤シクロスポリンの吸収を減少させる．

　分子内にペプチド類似構造を有するβラクタム系抗生物質やACE阻害薬は，ペプチドトランスポーターPEPT1を介して消化管吸収される．したがって，PEPT1の基質になる薬物どうしを併用すると，競合阻害により吸収の低下が生ずる可能性がある．例えば，βラクタム系のセファドロキシルとセファレキシンを併用すると，セファドロキシルの最高血中濃度が約半分に低下する．

　抗パーキンソン病治療薬レボドパは，アミノ酸トランスポーターを介して吸収されるため，高タンパク食と一緒に服用すると吸収が減少し，抗パーキンソン作用が減弱する．

　OATPs（ヒトの場合，消化管では主にOATP-Bの阻害による吸収低下の相互作用の例としては，フェキソフェナジンとグレープフルーツジュースなどの果実ジュースを同時に摂取した際に，フェキソフェナジンのAUCが低下することが報告されている．したがって，OATPsの基質となる薬物と果実ジュースの同時摂取は避けるのが望ましい．

7.3 分布過程における薬物相互作用

7.3.1 ▶▶▶ 血漿および組織タンパク結合阻害

　薬物の血漿中および組織中でのタンパク結合 protein binding は，分布に大きく影響する．したがって，併用薬による血漿中および組織中におけるタンパク結合の変化は，血中濃度や薬効を変化させる可能性がある．タンパク結合の置換による相互作用の危険性は，ワルファリンやフェニトインのようにタンパク結合率が高く（90％以上），分布容量が小さい（0.5 L/kg 以下）酸性薬物において高いと考えられる．つまり，血漿タンパクとの結合が強い薬物が併用薬によりタンパク結合の置換を受けると急激に血漿中非結合形濃度（遊離形濃度）は上昇するため，一過性に薬理作用が大きく増大することがある．しかし，血漿中薬物の非結合形分率が増加すると新たな分布平衡が生じ，組織移行性が高まり分布容積が大きくなるため，薬効に直接関与する非結合形薬物濃度は大きく変化しないことが多い．図 7.10 に示すように，定常状態においてタンパク結合の置換が生じた場合，薬効に関連する非結合形薬物濃度が上昇する可能性があるのは，血流律速型の薬物である．

　非ステロイド系消炎鎮痛薬フェニルブタゾンは，抗凝固薬ワルファリンのタンパク結合を置換し，ワルファリンの非結合形分率を増加させるが，相互作用による出血傾向の直接的な原因はフェニルブタゾンがワルファリンの代謝を阻害するために，ワルファリンの血漿中濃度が上昇することによると考えられている．また，バルプロ酸はフェニトインのタンパク結合を置換するが，同時にフェニトインの代謝も阻害する．このように，従来，血漿タンパク結合の置換が原因で生じていると考えられていた相互作用のいくつかは，代謝阻害やトランスポーター阻害など他の要因が大きく関係している場合が少なくない．

7.4 代謝過程における薬物相互作用

　薬物動態学的相互作用の原因のうち，最も多いのがこの薬物代謝が関与する相互作用である．薬物の代謝に大きく関与しているのは CYP ファミリーで，CYP には多くの分子種が存在するが，臨床的に薬物の代謝に最も重要な役割を果たしているのは，CYP1A2，CYP2C9，CYP2C19，CYP2D6，CYP3A4 の 5 つの分子種である．特に CYP の基質特異性が低いため，併用投与時に同一の CYP 分子種で代謝される可能性は非常に高く，一方の薬物の代謝が他方の薬物により阻害

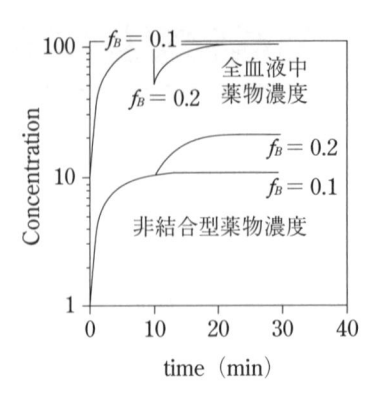

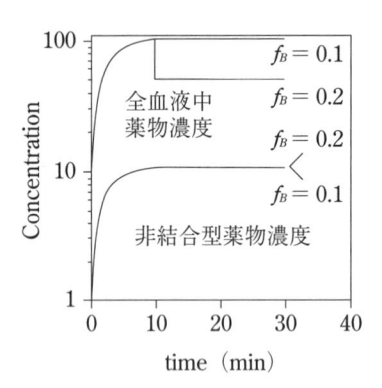

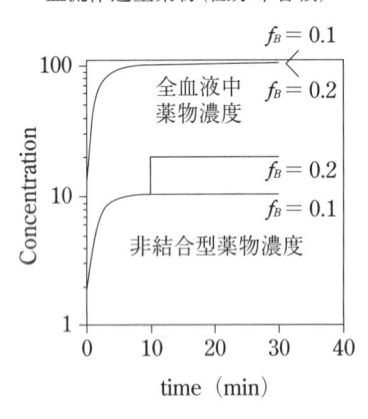

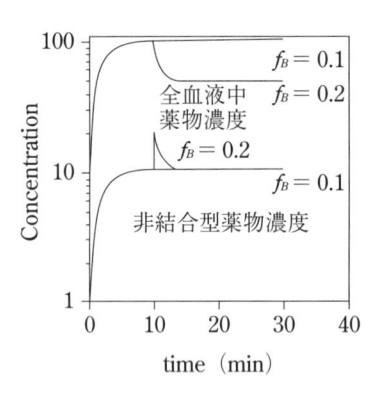

図 7.10 定常状態において併用薬によりタンパク結合が変化した場合の全血濃度と非結合型濃度に対する影響

タンパク結合および組織分布は瞬時に起こると仮定.
(杉山雄一編(1998)医薬品開発における薬物動態研究,薬事時報社より引用)

される.また,CYP3A4 は肝以外に小腸にも比較的多く発現しており,肝とともに薬物の初回通過効果に寄与している.したがって,小腸における CYP 阻害による相互作用についても注意しなければならない.

代謝における相互作用は,酵素阻害 enzyme inhibition と酵素誘導 enzyme induction に大別できる.なかでも肝 CYP の代謝阻害が原因となる相互作用の頻度が最も高い.代謝酵素の阻害の結果,薬物の血中濃度の上昇や半減期の延長が起こり,薬効の増強や副作用が発現する.一方,酵素誘導による相互作用では,重篤な副作用が発現することは一般に少ないが,代謝の亢進により薬効の減弱をもたらす.代謝物が薬効を有していたり,毒性を有する代謝物を生成する薬物では,逆に酵素誘導の結果,薬効の増強や副作用発現につながることがある.

主に1種類のCYPで代謝される薬物（単経路代謝薬物）は，併用薬による薬物相互作用の影響を受けやすく，一方，代謝経路に複数の酵素が関与している薬物（多経路代謝薬物）では阻害を受ける確率は高いが，1つの経路が阻害されても他の代謝経路への代謝がそれを補完するので代謝クリアランスは著しく減少しないため，相互作用の影響は小さい．なお，代謝過程における薬物相互作用は，第4章においても記述されているので参照されたい．

7.4.1 ▶▶ 代謝阻害による相互作用

1）CYPの代謝阻害による相互作用

薬物の併用によるCYPの代謝阻害の様式には，可逆的で併用薬（阻害薬）がなくなると阻害効果が消失するものと，非可逆的で併用薬中止後も阻害は持続するものがある（表7.1）．前者の例としては，CYPのアポタンパク部分にある薬物結合部位が併用薬によって競合的に阻害される場合（図7.11A）や，イミダゾール環を有するシメチジンやケトコナゾール，トリアゾール環を有するイトラコナゾール，ベンズイミダゾール環を有するオメプラゾールなどが，CYPのヘム鉄部分に結合し，併用薬の代謝を阻害する場合がある（図7.11B）．シメチジンは特にCYP3A4, CYP2D6に対して強い阻害を示す．シメチジンによる相互作用を回避するため，イミダゾール環をもたないH₂遮断薬ラニチジンやファモチジンが代用できる．またアゾール系抗菌薬はCYP3A4に対して強い阻害効果を示し，ケトコナゾールやイトラコナゾール併用による相互作用は，大部分がCYP3A4によって代謝される薬物である．したがって，アゾール系薬物とCYP3A4基質薬物との併用には特に注意する必要がある．

一方，不可逆的な阻害は，メカニズム依存性阻害 mechanism-based inhibition と呼ばれるものである．例えば，エリスロマイシン，クラリスロマイシン，トロレアンドマイシンなどにみられ

表7.1 併用薬によるCYPの阻害機構

形　式	機　構	備　考
可逆的	①同一のCYPを薬物どうしが競合的に阻害	CYPに親和性が高い薬物が，親和性の低い薬物の代謝を阻害．併用薬が代謝される分子種とその親和性の情報があれば，相互作用をある程度予測可能．
	②併用薬がCYPのヘム鉄に配位することによるCYP分子種非選択的阻害	イミダゾール環，トリアゾール環などの窒素がヘム鉄に配位して，活性酸素との結合を阻止．
不可逆的	③併用薬の代謝物がCYPと安定な複合体を生成することによる阻害	自殺基質とも称され，その物自体は化学反応性に乏しいが，酵素により活性な中間代謝物となる．
	④併用薬の代謝物がヘムあるいはアポタンパク質に結合してCYPを不活性化することによる阻害	

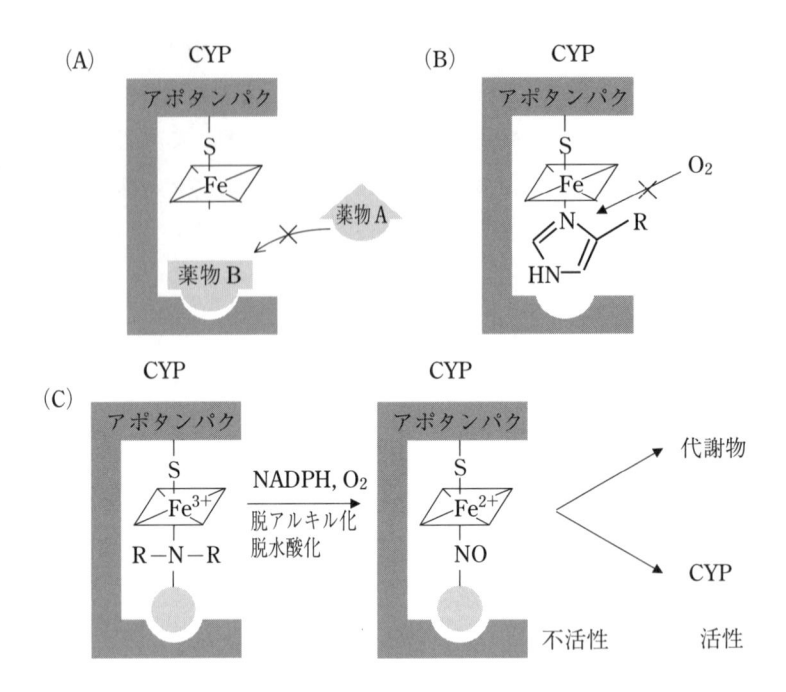

図 7.11 CYP の併用薬による阻害様式

るように，CYP3A4 により第 3 級アミンが N-脱メチル化を受け，さらに N-水酸化を経てニトロソアルカンとなり，還元型のヘム鉄と共有結合により複合体を形成することによる CYP の不活性化である（図 7.11C）．そのため，代謝物が解離するまでは阻害がしばらく続く．この相互作用は 14 員環のマクロライド系で起こりやすく，アジスロマイシン，スピラマイシンやロキタマイシンなどの 16 員環のマクロライド系抗菌薬は阻害を示さないか弱い．その他に，クロラムフェニコールの活性代謝物が CYP のタンパク部分のリシン残基と共有結合して不活性化する例や，エチニルエストラジオールなどの三重結合を有する薬物では，代謝によりラジカル中間体となり，これがヘムのポルフィン環をアルキル化することにより酵素を不活性化する例がある（表 7.2）．

このような代謝酵素の阻害による副作用発現は，ケトコナゾールやイトラコナゾールとトリアゾラム併用によるトリアゾラム血中濃度上昇に基づく中枢抑制の増強（図 7.12），スルファフェナゾールとトルブタミド併用による低血糖症状，ニューキノロン系薬剤とテオフィリン併用によるめまい，痙攣，エリスロマイシンとシクロスポリン併用による腎障害などの例がある．

CYP が関係する相互作用を回避する 1 つの方法は，CYP による代謝を受けにくい薬物を選択することである．

表 7.2 主な CYP 阻害薬

阻害される CYP 分子種	酵素阻害薬
CYP1A2	キノロン系抗菌薬（エノキサシン，ノルフロキサシン，シプロフロキサシン） フルボキサミン
CYP2C9	サルファ薬（スルファメトキサゾール，スルファフェナゾール） イソニアジド フェニルブタゾン
CYP2C19	オメプラゾール ハロペリドール アミオダロン
CYP2D6	シメチジン キニジン プロパフェノン
CYP3A4	シメチジン アゾール系抗真菌薬（イトラコナゾール，ケトコナゾール） マクロライド系抗菌薬（エリスロマイシン，クラリスロマイシン） HIV プロテアーゼ阻害薬（インジナビル，サキナビル，リトナビル） エチニルエストラジオール

キニジン自身は CYP3A4 により代謝されるが，CYP2D6 に対して強い阻害作用を示す．

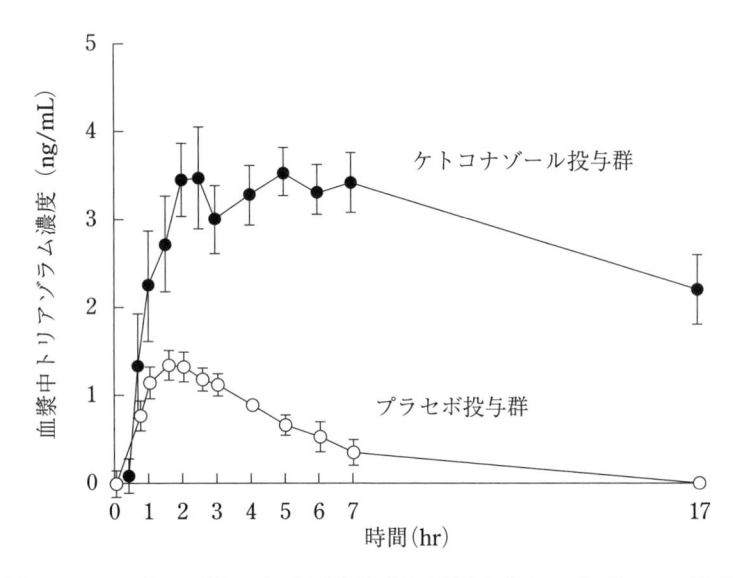

図 7.12 トリアゾラムの血漿中濃度に及ぼすケトコナゾールの影響
トリアゾラム（0.25 mg）経口，ケトコナゾール（400 mg）4 日間経口投与．
(Varhe, A. *et al.* (1994) *Clin. Pharmacol. Therap.*, **56**, 601 より引用)

> **Topics**
>
> 併用薬の代謝物が相互作用に関与する場合もある．ゲムフィブロジルとセリバスタチンの相互作用による横紋筋融解症の誘発による死亡例では，一部，肝取込み過程での阻害も関与しているが，ゲムフィブロジルのグルクロン酸抱合体が肝内で高濃度に蓄積し，それが CYP2C8 によるセリバスタチンの代謝を阻害したことが原因であることが最近明らかにされた（図 7.13）．

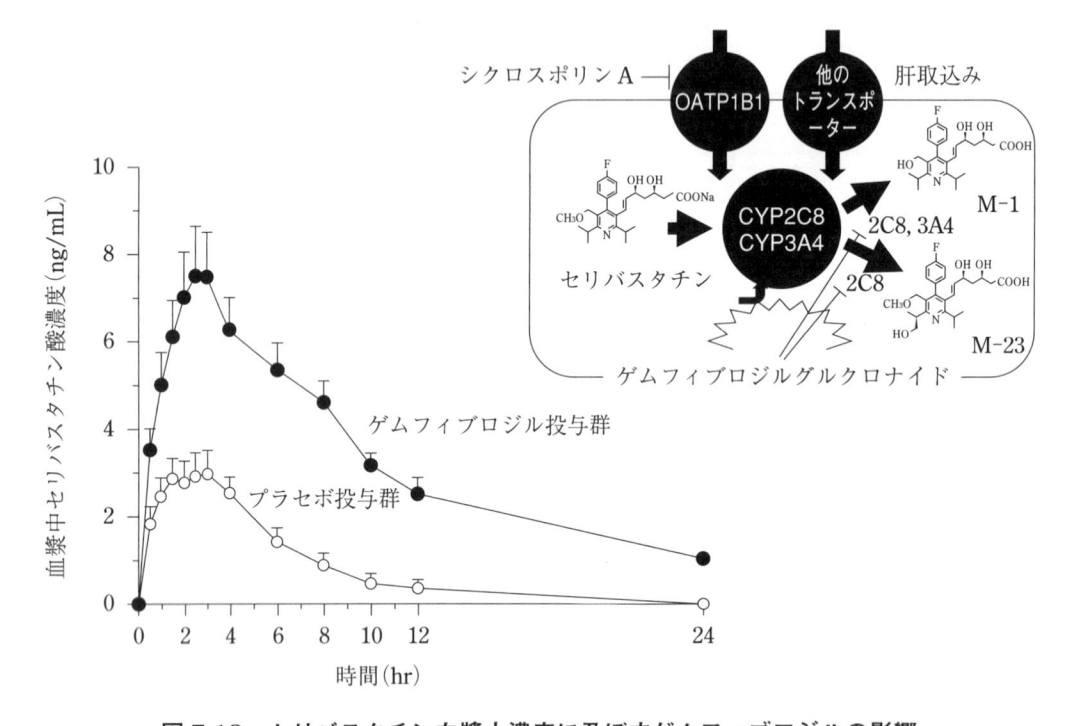

図 7.13　セリバスタチン血漿中濃度に及ぼすゲムフィブロジルの影響
セリバスタチン（0.3 mg），ゲムフィブロジル（600 mg，3 日間前投与）
(Backman, J.T., et al. (2002) *Clin. Pharmacol. Therap.*, **72**, 685；杉山雄一，第 21 回日本薬物動態学会ワークショップ講演集より引用)

2）CYP 以外の代謝阻害による相互作用

5-フルオロウラシル（5-FU）とソリブジンの相互作用では，ソリブジンの代謝物ブロモビニルウラシルが，5-FU の代謝を行うジヒドロピリミジン脱水素酵素を不可逆的に阻害する結果（図 4.7 参照），5-FU の血中濃度が上昇し，毒性（骨髄抑制）が強く出る．また，代謝拮抗薬 6-メルカプトプリンは，痛風治療薬アロプリノールの併用によってキサンチンオキシダーゼが阻害された結果，チオ尿酸への代謝が阻止され，チオプリン誘導体が蓄積し毒性が強まる．テオフィリンとアロプリノール併用によって生ずるテオフィリン中毒も，本酵素による代謝が進まないことが原因である．

第 II 相反応における阻害例は少ないが，一般的な機構は補酵素の枯渇である場合が多い．

7.4.2 ▶▶ 代謝促進による相互作用

1つのCYP分子種により多くの薬物が代謝を受けるので,酵素誘導を起こす薬物を併用することにより1種類のCYP分子種が誘導されると多くの薬の代謝が亢進し,血中濃度の低下につながる.誘導を起こすことが知られている薬物は多数存在するが,中でもバルビツール酸類,フェニトインやカルバマゼピンなどの抗痙攣薬,リファンピシン,デキサメタゾンがよく知られている(表7.3).例えば,リファンピンの前投与により,トリアゾラムやワルファリンの血中からの消失は著しく促進され,抗凝固作用は速やかに消失する(図7.14).同様に,トリアゾラムや経口糖尿病治療薬トルブタミドもリファンピン併用で血中濃度が低下する.このため,十分な薬効を得るにはこれらの薬物の投与量を増加する必要がある.

表7.3 CYPを誘導する主な薬物

CYP分子種	誘導剤	備考
CYP1A2	オメプラゾール,タバコ(喫煙),多環芳香族炭化水素(肉の焼け焦げ)	細胞膜受容体AhRを活性化し,核内移行後Arntと二量体を形成し,XREを通じて誘導
CYP2B6	フェノバルビタール	核内受容体CARが関与
CYP2C9	フェノバルビタール,フェニトイン,カルバマゼピン,リファンピシン	フェノバルビタール,フェニトインはCARが関与
CYP2C19	リファンピシン	
CYP2E1	イソニアジド,アルコール(飲酒)	アルコールはCYP2E1を安定化
CYP3A4	フェノバルビタール,フェニトイン,カルバマゼピン,リファンピシン,デキサメタゾン	リファンピシン,デキサメタゾンは核内受容体PXRが関与

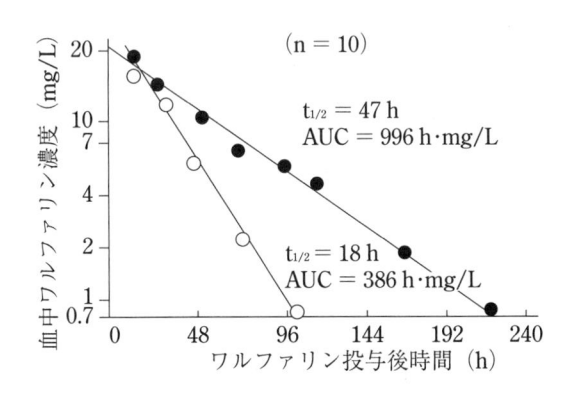

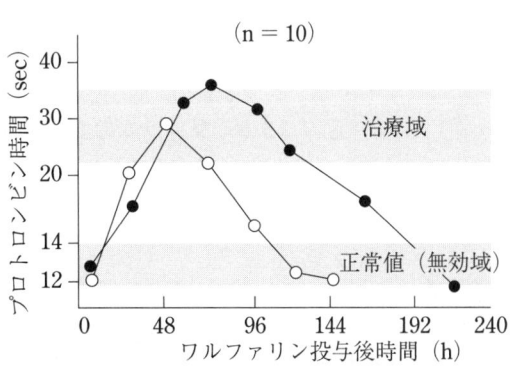

図7.14 ワルファリンの血中消失および抗凝固作用に及ぼすリファンピシンの影響
ワルファリン(1.5 mg/kg),リファンピシン(600 mg/day,3日間前処理).
(O'Reilly, R.A. (1974) *Ann. Intern. Med.* **81**, 337;我妻恭行編(2004)よくわかる薬物相互作用,廣川書店より引用))

7.4.3 ▶▶ 小腸上皮細胞 CYP3A4 の阻害による相互作用

消化管上皮細胞には，異物のバリアとして薬物代謝酵素，特に CYP3A4 が多く発現しており，初回通過効果に寄与している．そのため，小腸における併用薬による CYP3A4 の阻害あるいは誘導は薬物のバイオアベイラビリティに大きく影響する．

たとえば，エリスロマイシンやクラリスロマイシンとミダゾラムを同時に経口投与すると，ミダゾラムの血中濃度が著しく増加する（図 7.15）．この効果は，ミダゾラムを静脈内投与した場合は影響がほとんど認められないので，エリスロマイシンやクラリスロマイシンによる小腸 CYP3A4 の阻害と判断される．同様に，ケトコナゾールとシクロスポリンの併用で，シクロスポリンのバイオアベイラビリティは上昇する．

一方，小腸の CYP3A4 も誘導されることが知られている．リファンピシンは前述したように小腸の P-糖タンパク質の誘導と同時に CYP3A4 を誘導する．このため，リファンピシンを前投与されている患者に CYP3A4 で代謝されるニフェジピンを経口投与すると，ニフェジピンの血中濃度は顕著に低下する．

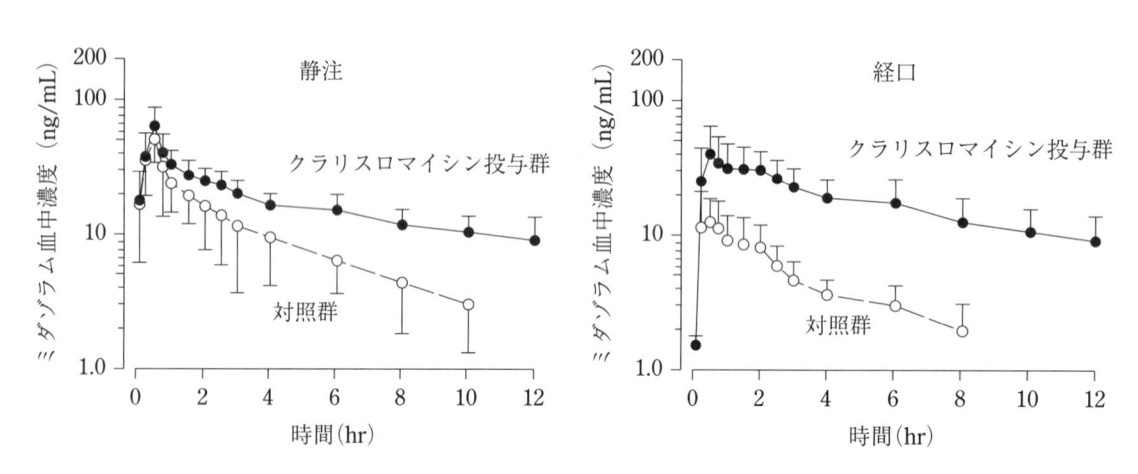

図 7.15 ミダゾラムの血中濃度に及ぼすクラリスロマイシンの影響
クラリスロマイシン（500 mg × 2/日，7 日間）
(Gorski, J.C. et al. (1998) *Clin. Pharmacol. Therap.*, **64**, 133 より引用)

7.5 ▶ 排泄過程における薬物相互作用

薬物の腎排泄は，糸球体ろ過，尿細管分泌および尿細管再吸収の過程からなる．したがって，これらのいずれかの過程が併用薬により影響を受けると，腎排泄速度が変化する結果，血中濃度

が変化することになる．これらの過程で最も頻度が高いのは，腎尿細管におけるトランスポーターの阻害による血中濃度の上昇である．

図7.6に示すように，胆汁排泄についても胆管側膜のさまざまなトランスポーターが関与していることが知られており，胆汁排泄においてトランスポーター阻害による相互作用の可能性が指摘されている．胆管側膜のトランスポーター阻害は肝細胞内に薬物あるいは活性な代謝物が蓄積することになるので，肝毒性などの副作用が起こる危険がある．今後，この分野の研究が進むにつれ，この種の相互作用が明らかにされていくものと思われる．

7.5.1 ▶▶ 糸球体ろ過過程における相互作用

糸球体では，血漿タンパク質と結合していない非結合形薬物のみがろ過される．したがって，併用薬による血漿中でのタンパク結合の置換は，糸球体でのろ過量を増加させる可能性がある．しかし，一般的には血漿中非結合形分率の変化は，7.3.1で述べたように，分布容積，全身クリアランスなどの変化も伴うことが多く，血漿中非結合形分率の上昇は，血中非結合形薬物濃度の低下に結びつくとは必ずしもいえず，臨床的にそれほど問題となっていない．

7.5.2 ▶▶ 尿細管分泌過程における相互作用

腎尿細管上皮細胞の血液側膜（側底膜）および管腔側膜（刷子縁膜）には，有機アニオン輸送系および有機カチオン輸送系が局在しており，薬物の血液側から尿細管への分泌方向に働いている．したがって，同一の輸送系を共有する薬物どうし（表7.4），またはその輸送系を阻害する

表7.4 有機アニオン輸送系および有機カチオン輸送系により分泌される主な薬物

有機アニオン輸送系	有機カチオン輸送系
アシクロビル	アトロピン
アセタゾラミド	イミプラミン
インドメタシン	キニジン
クロルプロマジン	ジソピラミド
サリチル酸	シメチジン
サルファ剤	ドパミン
スピロノラクトン	トリメトプリム
セフェム系抗生物質	プロカインアミド
チアジド系薬物	ヘキサメトニウム
プロスタグランジン	モルヒネ
フロセミド	ラニチジン
プロベネシド	ラミブジン
フェニルブタゾン	
ペニシリン系抗生物質	
メトトレキサート	

薬物との併用により阻害を受けた薬物の排泄クリアランスが減少し，その結果，血中濃度が上昇する．

痛風治療薬プロベネシドは，特に他剤の有機アニオン輸送系による尿細管分泌を阻害することがよく知られている．たとえば，プロベネシドとメトトレキサートの併用により，メトトレキサートの血中からの消失が遅延し，骨髄抑制などの血液障害が起こりやすくなる（図7.16）．抗ウイルス薬アシクロビルやTDMが必要なメトトレキサートは分泌阻害を受けやすいので，併用には注意する必要がある．

シメチジンやトリメトプリムは有機カチオン輸送系に対する阻害が強く，この輸送系により分泌される薬物との併用には注意する必要がある．H_2受容体阻害薬シメチジンと抗不整脈薬プロカインアミドの併用によって，プロカインアミドの血中濃度が上昇する．

また，腎尿細管の刷子縁膜にはP-糖タンパク質（MDR1）やMRP2（ABCC2）が発現しており，薬物の血液側から管腔側への排出トランスポーターとして機能している．ジゴキシンはP-糖タンパク質により排出されるが，カルシウム拮抗薬のベラパミル，ジルチアゼム，抗不整脈薬キニジン，アミオダロンなどをジゴキシン投与中の患者に投与すると，ジゴキシンのP-糖タンパク質による尿中への排泄が阻害されて，血中濃度が上昇する（図7.17）．

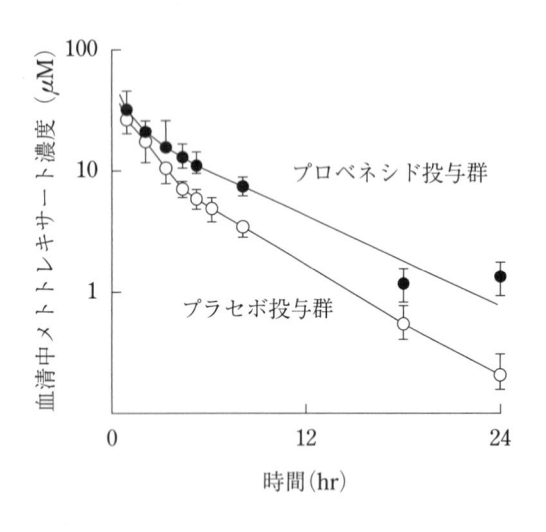

図7.16 メトトレキサートの血清中濃度推移に及ぼすプロベネシドの影響

メトトレキサート（200 mg/m²）を急速静注．
(Adherne, G.W., et al. (1978) *Brit. Med. J.*, **1**, 1097 より引用)

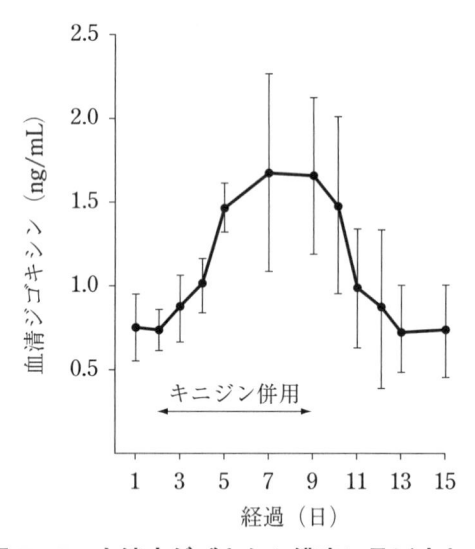

図7.17 血清中ジゴキシン濃度に及ぼすキニジンの影響

硫酸キニジン（1000 mg/日投与）．
(Doering, W. (1979) *N. Engl. J. Med.*, **301**, 779 より引用)

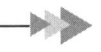

Topics

最近，腎臓近位尿細管の刷子縁膜側および肝細胞の胆汁酸排泄側に高い発現が認められる，プロトン交換輸送型有機カチオントランスポーター MATE1（SLC47A1）の存在が確認された．MATE1 は，テトラエチルアンモニウム，メトホルミンなど，非常に多様な有機カチオン性化合物の輸送に関与していることから，これまで明らかにされなかった親水性の有機カチオン性薬剤の腎および肝での相互作用の原因として，今後明らかにされる可能性がある．

7.5.3　尿細管再吸収過程における相互作用

　尿細管再吸収における相互作用は，pH 変化による再吸収の変動とペプチドトランスポーター（PEPT1/2, SLC15A1/2）の阻害による再吸収の低下が原因となる．

　尿細管再吸収は多くの薬物で，pH 分配仮説に従い受動拡散により再吸収されるので，消化管吸収と同様に尿中 pH の変化は薬物の分子形の分率を変化させ，再吸収される割合が変動し，腎クリアランスに影響を及ぼす場合がある（図 7.18）．サリチル酸などの弱酸性の薬物では，炭酸水素ナトリウムなどの制酸剤の併用により尿中 pH が上昇すると，分子形分率が減少し再吸収されにくくなるため，腎排泄が促進される結果，血中濃度の低下や血中からの薬物消失が速くなる．逆に，キニジンなどの弱塩基性薬物では，分子形の割合が増加し再吸収されやすくなるため，腎排泄が抑制され，血中濃度は上昇する．尿をアルカリ性にする薬物には，炭酸水素ナトリウムのほかに，クエン酸ナトリウム，炭酸脱水素酵素抑制薬アセタゾラミドなどがあり，一方，酸性に

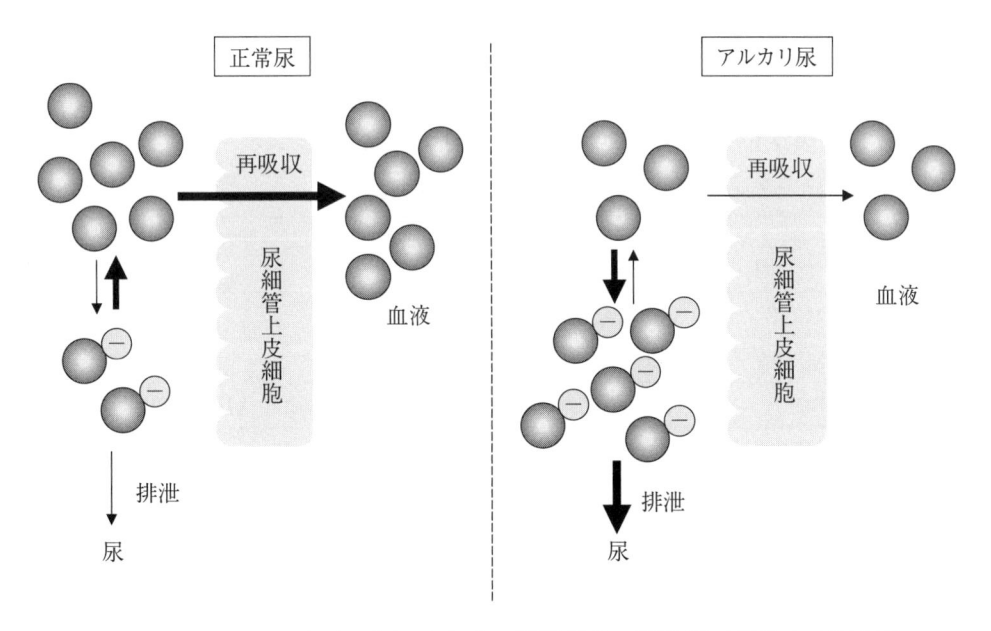

図 7.18　尿がアルカリに傾いたときの酸性薬物の腎排泄が促進する概念図

する薬物には塩化アンモニウム，メチオニンなどがある．このため，これらとの併用では服用間隔を2～3時間ずらすなどの工夫が必要である．

一方，PEPT1やPEPT2はペプチドの管腔から尿細管上皮細胞内への取込みに関与している．ペプチド類似構造を有するβラクタム系抗生物質，ACE阻害薬などはこれらトランスポーターにより再吸収を受けている．したがって，ペプチドトランスポーターにより再吸収を受ける薬物どうしを併用した場合，再吸収が阻害されて尿中排泄が高まり，血中濃度の低下を生ずる可能性がある．

また，躁病治療薬である炭酸リチウムを投与中の患者にサイアザイド系利尿薬を併用すると，炭酸リチウムの再吸収を促進するため，腎クリアランスが低下し，リチウム中毒が発現するので併用禁忌である．

7.6 消化管吸収，腎排泄以外のトランスポーターを介する相互作用

薬物トランスポーターは，薬物の吸収，分布，排泄の過程に関与しており，さらには，代謝の場である肝への取込みにも大きく関与している（図7.6）．したがって，トランスポーターが併用薬によって阻害を受けると薬物の体内動態が変化する可能性がある．代謝による相互作用の場合ほど臨床的に問題となっている例は少ないが，今後研究の発展とともにトランスポーターが関与している相互作用例が増加すると考えられる．表7.5に，体内動態に関与し，相互作用の可能性のある主なトランスポーターを示した．

小腸上皮細胞および腎尿細管上皮細胞でのトランスポーターが関与する相互作用については，

表7.5　相互作用の可能性がある主な薬物トランスポーター

トランスポーター	関係する過程
P-糖タンパク質（MDR1）	消化管吸収（排出），脳移行（排出），胆汁排泄，尿中排泄
MRP2	胆汁排泄
MRP4	尿中排泄
BCRP	消化管吸収（排出），脳移行（排出），胆汁排泄
PEPT1	消化管吸収
OATP1B1	肝取込み
OAT2	肝取込み
OAT1，OAT3	腎取込み
OCT2	腎取込み

それぞれの項で前述している．本項では，最近注目されている脳および肝でのトランスポーターを介する相互作用について述べる．

血液脳関門 blood brain barrier（BBB）には，異物排除のため脳毛細血管内皮細胞の血液側膜に P-糖タンパク質や BCRP が発現している．このため，これらトランスポーターの基質になる薬物どうし，あるいは阻害薬を併用すると，薬物の血中濃度が変化しなくても，脳内から血液への排出が阻害され脳内濃度の上昇を招く結果，中枢性作用や副作用増強の可能性がある．例えば，シクロスポリンと抗悪性腫瘍薬のビンクリスチンの併用による中枢毒性や，シクロスポリンと抗悪性腫瘍薬エトポシドの併用による悪心・嘔吐の発現頻度増大が報告されている．このような相互作用では，血中濃度モニタリングでは発見しにくいので注意する必要がある．

肝細胞の血液側には有機アニオントランスポーター（OATP1B1/1B3/2B1, SLCO1B1/1B3/2B1 および OAT2, SLC22A7），有機カチオントランスポーター（OCT1, SLC22A1）などが発現し，血液から肝細胞への薬物の取込みに関与している．一方，胆管側膜には P-糖タンパク質をはじめとする種々の ABC トランスポーターが発現しており，肝細胞から胆汁中へ薬物や代謝物を排泄している．したがって，血液側膜の OATP ファミリーや OCT1 の併用薬による阻害は血中濃度の上昇を，胆管側膜側の ABC トランスポーターの阻害は肝細胞内濃度の上昇を招く可能性がある．例えば，シクロスポリンとセリバスタチン，ピタバスタチン，プラバスタチンなどのスタチン系薬剤との併用はスタチン系薬剤の血中濃度が上昇し，横紋筋融解症などの重篤な副作用を発現するため併用禁忌である（図 7.19）．この原因として，スタチン系薬剤は OATP1B1

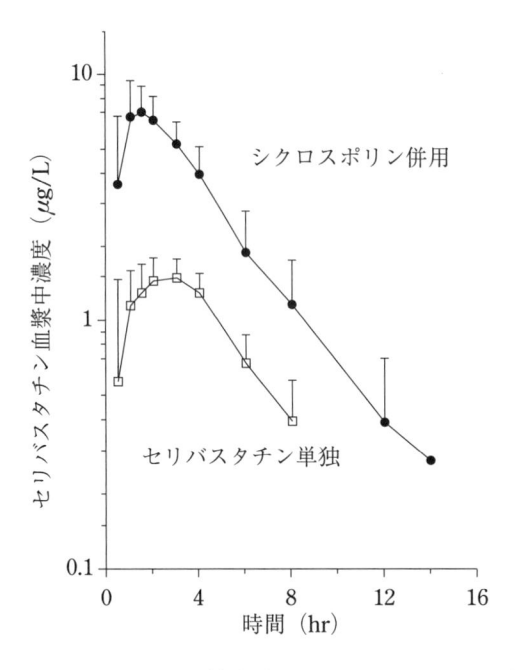

図 7.19 セリバスタチンの血漿中濃度に及ぼすシクロスポリンの影響
セリバスタチン（0.2 mg）
(Mück, W. et al.（1999）*Clin. Pharmacol. Therap.*, **65**, 251 より引用)

(OATP-C）によって特異的に肝細胞に取り込まれるが，シクロスポリンによる OATP1B1 阻害によって肝に分布しないことが原因であることが明らかにされている．

7.7 薬力学的相互作用

7.1 で述べたように，薬力学的相互作用は薬物受容体部位における 2 種以上の薬物による相互作用である．図 7.20 に示すように協力作用と拮抗作用 antagonism に大別できる．協力作用では，2 種の薬物が同一の作用部位において相加作用 additive effect や異なる受容体において相乗作用 synergism を表す．拮抗作用は，同一の受容体を競合的に阻害する場合や異なる作用部位で相反する薬理作用が生ずるために起こる場合がある．一方，カルシウム拮抗剤と ACE 阻害薬のように，協力作用を利用した処方もあるので注意が必要である．協力作用の場合に，しばしば重篤な副作用の原因となるので特に注意が必要である．

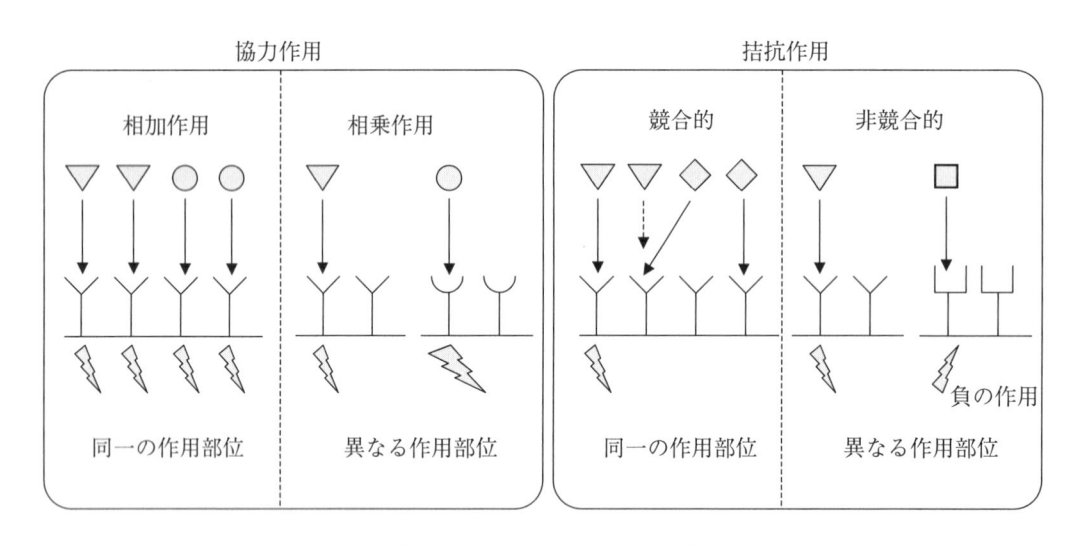

図 7.20　薬力学的相互作用における協力作用と拮抗作用

7.7.1　協力作用

中枢神経抑制剤と飲酒および中枢神経抑制剤相互の併用による協力作用に注意する必要がある．ベンゾジアゼピン系抗不安薬と飲酒で一過性健忘やもうろう，また，ベンゾジアゼピン系抗不安薬と中枢神経抑制作用を有する薬物，特にバルビツール酸系薬物との併用による抗痙攣作用

表 7.6　薬力学的相互作用の例

薬物	併用薬	相互作用機序	相互作用
中枢神経（CNS）抑制剤（ベンゾジアゼピン系抗不安薬，バルビツール系）	アルコール（飲酒）	異なる受容体に作用して中枢神経系を相乗的に抑制	中枢神経抑制作用増強
スルホニルウレア系血糖降下薬（アセトヘキサミド，クロルプロパミド，トルブタミドなど）	β受容体遮断薬（アテノロール，プロプラノロール，メトプロロール，アセブトロールなど）	低血糖時のβ_1作用による糖新生およびβ_2作用によるグリコーゲン分解の抑制	低血糖症状の増強
	α-グルコシダーゼ阻害薬（アカルボース，ボグリボース）	それぞれ異なる作用で，相加的あるいは相乗的に血糖を低下	低血糖症状の増強
ドパミンD_2受容体遮断薬どうしの併用（メトクロプラミド，スルピリド，チアプリド塩酸塩）		相加的抗ドパミン作用	パーキンソニズム（錐体外路障害）
アミノグリコシド系抗生物質（ストレプトマイシン，カナマイシンなど）	非脱分極型末梢性筋弛緩薬（d-ツボクラリン塩化物，パンクロニウム臭化物，ベクロニウム臭化物など）	それぞれ神経-筋接合部の異なる受容体に作用することにより相乗的に筋弛緩作用を増強	筋脱力，呼吸困難
ヘパリン，ワルファリン	サリチル酸系薬（アスピリンなど）	ヘパリンやワルファリンの血液凝固抑制作用とアスピリンの血小板凝集抑制作用の相乗効果	止血時間遅延，出血傾向増強
ジギタリス製剤（ジギトキシン，ジゴキシンなど）	ループ利尿薬（フロセミド，エタクリン酸など），チアジド系利尿剤（ヒドロクロロチアジド，トリクロロメチアジドなど）	ループ利尿剤やチアジド系利尿剤による血清K^+濃度の低下による心筋内Ca^{2+}の蓄積増強	ジギタリス中毒
ニューキノロン系抗菌薬（エノキサシン，ノルフロキサシン，シプロフロキサシン，ロメフロキサシンなど）	非ステロイド系抗炎症薬（フェンブフェン，フルルビプロフェン，ケトプロフェンなど）	ニューキノロン薬によるGABAのGABA-A受容体への結合阻害を増強	中枢性痙攣誘発
小柴胡湯	インターフェロン製剤	それぞれ単独でも間質性肺炎を生じることがあるが，併用によりさらに副作用が発現しやすくなる可能性	間質性肺炎の危険性増大
モルヒネ	麻薬拮抗性鎮痛薬（ペンタゾシン，ブプレノルフィン，ナロキソン）	併用薬によるオピオイド受容体結合の拮抗	鎮痛効果減弱
ワルファリン	ビタミンK含有製剤（フィトナジオン，メナテトレノン）	ワルファリンによるビタミンK生合成阻害と拮抗	抗凝固作用減弱
グアネチジン	三環系抗うつ薬（イミプラミンなど）	三環系抗うつ薬によるグアネチジンの取込み抑制	血圧降下作用減弱

の増強，ドパミン D₂ 受容体を遮断する薬物どうしの 2 剤あるいは 3 剤併用によるパーキンソニズムおよび内分泌機能異常，ワルファリンとアスピリン併用による出血傾向増大，などがある．このような相互作用は，それぞれの薬理作用を理解していれば比較的予測が可能である．

一方，ニューキノロン系抗菌剤と非ステロイド系抗炎症剤の相互作用のように，非ステロイド系抗炎症剤自身は GABA の GABA-A 受容体への結合を阻害せず，痙攣誘発作用は示さないが，ニューキノロン薬の GABA-A 受容体への結合阻害作用を著しく増強し，痙攣誘発作用を増強する．このような併用例では，それぞれの薬物の受容体への作用だけでは予測は困難である．

7.7.2 ▶▶▶ 拮抗作用

モルヒネで疼痛管理されている患者に麻薬拮抗性鎮痛薬を併用すると，鎮痛効果が減弱することがある．これは，モルヒネはオピオイド受容体（特に μ 受容体）の作動薬であるが，ブプレノルフィンなどの麻薬拮抗性鎮痛薬は部分作動薬として拮抗するためである．したがって，鎮痛補助としては，非ステロイド系抗炎症薬や三環系抗うつ薬，ベンゾジアゼピン系抗不安薬などを使用する．また，ワルファリンの抗凝固作用はビタミン K エポキシレダクターゼを阻害することによりビタミン K の代謝サイクルを阻害し，ビタミン K 依存性凝固因子の生合成阻害による．したがって，ビタミン K 含有製剤を併用すると凝固因子の生合成に利用されることになり，ワルファリンの抗凝固作用が減弱する．

7.8 飲食物・嗜好品との相互作用

薬物相互作用は，薬物-薬物間相互作用だけでなく，薬物-飲食物間においても生ずる．特に，近年の健康食品ブームにより患者自身がさまざまな食品を摂取している場合があるので，薬歴管理や服薬指導により相互作用の防止に努める必要がある．表 7.7 に飲食物・嗜好品と薬物との相互作用の例を示した．

同時に摂取した飲食物が薬物動態あるいは薬力学的に影響する例として，グレープフルーツによる相互作用が，最近特に注目されている．グレープフルーツにはフラノクマリン類（ベルガモチン，6,7-ジヒドロベルガモチンおよびその二量体，など）が含まれるが，これらは CYP3A4 を阻害することが明らかにされている．したがって，ジヒドロピリジン系カルシウム拮抗薬フェロジピン，ニソルジピン，フェロジピンの服用時にグレープフルーツを摂取すると，消化管上皮細胞の CYP3A4 が阻害され，薬物の小腸初回通過効果が減少して，血中濃度が上昇する．一方，この相互作用は静脈投与時には認められない．この相互作用では，カルシウム拮抗薬の副作用（顔面紅潮，頭痛，動悸，過度の血圧降下など）が増強する．その他，グレープフルーツジュー

表7.7 飲食物・嗜好品と薬物の相互作用例

飲食物・嗜好品	薬物	相互作用機序	影響	備考
アルコール（飲酒）	アルコール代謝阻害作用を有する薬物（N-メチルテトラゾールチオメチル基含有セフェム系，メトロニダゾール，シアナミド，カルモフール，ジスルフィラムなど）	アルデヒド脱水素酵素阻害	ジスルフィラム作用（アンタビュース効果）	ジスルフィラム投与の場合は，飲酒禁止
	血管拡張薬（硝酸剤，NO供与体）	血管拡張協力作用	起立性低血圧，反射性頻脈	
ミネラル含有飲料水・牛乳	テトラサイクリン系，ニューキノロン系，ビスホスホネート系	キレート生成	吸収の低下	同時摂取を避け，2時間の間隔をあける．
チラミン高含有食品（チーズ，ヨーグルト，赤ワイン，バナナ，ドライソーセージなど）	モノアミンオキシダーゼ（MAO）阻害作用を有する薬物（セレギリン，イソニアジド，プロカルバジンなど）	MAO阻害によるチラミン代謝抑制	交感神経刺激作用増大（高血圧，興奮，頭痛，動悸，痙攣など）	
ヒスチジン高含有食品（鮮度の低いマグロ，ブリ，ハマチなど）	モノアミンオキシダーゼ（MAO）阻害作用を有する薬物（セレギリン，イソニアジド，プロカルバジンなど）	MAO阻害によるヒスタミン代謝抑制	ヒスタミン中毒（顔面紅潮，頭痛，嘔吐，発疹など）	ヒスチジンはヒスタミン前駆体
ビタミンK含有食品（納豆，クロレラ，ブロッコリー，ホウレン草など）	ワルファリン	ワルファリンの活性型ビタミンK生成阻害効果と拮抗	抗凝固作用低下	
高脂肪食	グリセオフルビン	胆汁酸分泌亢進によるグリセオフルビンの溶解促進	吸収量増大	
高タンパク食	レボドパ	アミノ酸トランスポーター阻害	消化管吸収低下	
グレープフルーツジュース	CYP3A4基質（ジヒドロピリジン系カルシウム拮抗薬，テルフェナジン，シンバスタチンなど）	消化管CYP3A4阻害	吸収増大，AUCの増加	同時摂取を避け，2時間の間隔をあける．
	OATPs基質（フェキソフェナジン，ジゴキシン，スタチン系）	消化管OATPs阻害	吸収低下，AUCの減少	
セイヨウオトギリソウ（セント・ジョーンズ・ワート）	CYP1A2，2C，3A4の基質	CYP1A2，2C，3A4の誘導	代謝速度増大による血中濃度低下	原則禁忌
タバコ（喫煙）	CYP1A2で代謝される薬物（テオフィリン，プロプラノロール，フェナセチンなど）	喫煙はCYP1A1，1A2，2E1を誘導	血中濃度低下	
フロクマリン含有食品（セロリ，ライム，イチジクなど）	光線過敏症誘発薬物（メトキサレン，メキタジンなど）	光感作効果の協力作用	光線過敏症誘発	

スと相互作用が報告されている薬物には，シクロスポリン，ミダゾラム，トリアゾラム，ベラパミルなどがある．一部の薬物では，小腸のP-糖タンパク質阻害の関与の可能性も示されている．いずれにしても，CYP3A4基質薬物を投与されている患者には，少なくとも薬物投与の1時間前にグレープフルーツジュースの飲用を控えさせるなど，注意が必要である．

ミネラル含有飲料水や牛乳では，7.2.2で述べたようにキレート生成による薬物吸収の低下に気を付ける必要がある．

セイヨウオトギリソウ（セント・ジョーンズ・ワート）のエキスは軽度のうつ病に有効といわれ，このエキスを含む健康食品が市販されている．しかし，このエキスはCYP1A2やCYP3A4を誘導することが知られており，CYP1A2やCYP3A4によって代謝を受ける薬物と併用すると代謝が亢進し，十分な薬効が得られない可能性があるので注意する必要がある．

逆に，飲食物中の成分の代謝が薬物によって阻害される結果，副作用を生ずる場合もある．例えば，チーズなどのチラミンの含量が高い食品ではモノアミンオキシダーゼ（MAO）阻害剤やイソニアジドによりMAOで代謝されるチラミンの代謝が阻害され，チラミンによる交感神経刺激作用が増大し，血圧上昇などを招くことがある．また，同様にヒスチジン含有量の高い魚類（マグロ，ハマチ，ブリなど）では，魚類に含まれるヒスチジンが，鮮度の低下につれて細菌によってヒスタミンに変化する．このとき，イソニアジドなどのMAO阻害作用を有する薬物と同時に摂取すると，ヒスタミンの代謝が阻害されてヒスタミン中毒が生ずる．

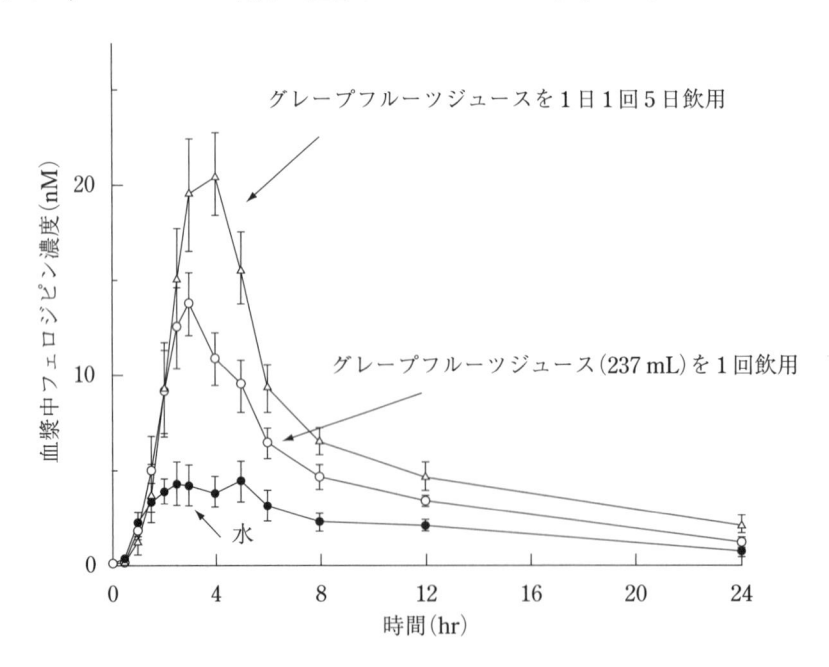

図 7.21　フェロジピンの血漿中濃度推移に及ぼすグレープフルーツジュース飲用の影響
フェロジピン（10 mg）経口投与
（Lown, K. S. *et al.*（1997）*J. Clin. Invest.* **99**, 2545 より引用）

7.9 薬物相互作用の回避

　数千種類にも及ぶ医薬品の組合せによる相互作用をすべて網羅することはおよそ不可能であるが，代表的な相互作用の例とそれらの発生機序および薬理作用の機序などを理解していれば，相互作用が予測される場合が少なくない．さらには個々の薬物の特性や患者の臨床徴候の観察，薬物血中濃度測定 therapeutic drug monitoring（TDM）などにより薬物相互作用による副作用を防止し，医薬品の適正使用に努める必要がある．

　相互作用を回避するためには，相互作用の少ない適切な同効薬があればそれに代替したり，投与量の調整などが必要となる．本文中にも相互作用の回避について一部記述したが，ここでは代表的な相互作用について，その回避方法をまとめた．

表 7.8　代表的薬物相互作用の回避方法

薬物	併用薬	代替薬剤など
マクロライド系抗生物質	CYP3A4 基質	化学構造から CYP3A4 に対する阻害がある程度予測可能
アゾール系抗真菌薬	テルフェナジン	腎で排泄されるエピナスチン
	ミダゾラム，トリアゾラム	グルクロン酸抱合を受けるロラゼパム，オキサゼパム
	シクロスポリン，タクロリムス	きめ細かい血中濃度モニタリング
ニューキノロン薬	テオフィリン	テオフィリンの投与量調節．エノキサシンは，テオフィリンと相互作用が現れにくい他のニューキノロン剤（ノルフロキサシン，オフロキサシン，レボフロキサシンなど）に代える．
シメチジン	ベンゾジアゼピン系薬	グルクロン酸抱合を受けるロラゼパム，オキサゼパムを使用．シメチジンを他の H_2 遮断薬に代える．
	三環系抗うつ薬 テオフィリン リドカイン，など	投与量の減量
	ワルファリン	なるべく併用を避ける．プロトロンビン時間をモニターして，ワルファリンの投与量調節．
金属カチオン含有製剤	ニューキノロン剤など	両剤の服用間隔を調節．金属を含有しない消化器官用薬に変更．
グレープフルーツジュース	相互作用が考えられる薬剤	服薬指導等でグレープフルーツジュースの飲用を控えさせる．

表 7.8 つづき

薬　物	併用薬	代替薬剤など
ワルファリン	サリチル酸誘導体 フェニルブタゾン	イブプロフェン，ジクロフェナク，フェンブフェンなど
	シメチジン	ファモチジン
	持続性サルファ剤	相互作用の少ない抗生物質
	バルビツール酸 エトクロルビノール	フルラゼパム
テオフィリン	エノキサシン	ロメフロキサシン，オフロキサシン
	シメチジン	ファモチジン，ラニチジン
アザチオプリン	アロプリノール	アザチオプリンの投与量を1/3〜1/4に減量
カルバマゼピン	エリスロマイシン クラリスロマイシン	原則避ける． 比較的相互作用の少ないロキシスロマイシンやロキタマイシンを選択． カルバマゼピンの血中濃度モニタリング．
ニューキノロン剤	非ステロイド系抗炎症薬	ニューキノロン剤あるいはフェニル酢酸系，プロピオン酸系，インドール酢酸系抗炎症薬のどちらかを他剤に変更あるいは削除．

参　考　図　書

1) 加藤隆一（2003）臨床薬物動態学，第3版，南江堂
2) 杉山正康編著，神谷大雄監修（2005）薬の相互作用としくみ，第7版，医歯薬出版
3) 水柿道直，高柳元明監修，我妻恭行編集（2001）よくわかる薬物相互作用，廣川書店
4) 澤田康文（2005）薬と食の相互作用 上巻，下巻，医薬ジャーナル社

（岩城　正宏）

7.10 演習問題

問 7.1　次の薬物相互作用に関する記述の正誤を答えよ．

1　イミプラミン塩酸塩は胃内容排泄速度を増加させるので，併用した薬物の吸収速度は大きくなる．（91回国試）

2　プロパンテリン臭化物は胃内容排泄速度を減少させるので，アセトアミノフェンの吸収速度は小さくなる．（91回）

3　アロプリノールは，メルカプトプリンの代謝を抑制してその血中濃度を上昇させ，

第7章　薬物相互作用　　277

骨髄抑制作用を増強することがある．(90回)

4　ミノサイクリン塩酸塩は，ケイ酸マグネシウムとキレートを作るが，他の金属カチオン含有制酸剤とは併用してもさしつかえない．(90回)

5　リトナビルは，エスタゾラムの代謝を阻害し血中濃度を上昇させ，呼吸抑制を起こすことがある．(90回)

6　セイヨウオトギリソウは，CYP3A4を誘導し，タクロリムス水和物やシクロスポリンの血中濃度を低下させる．(90回)

7　メロペネム三水和物は，フェニトインの代謝を促進して血中濃度を低下させ，痙れん発作を誘発させることがある．(90回)

8　ジゴキシンの血中濃度が，キニジンとの併用によって低下するのは，尿細管のP-糖タンパク質の競合に由来する．(89回)

9　ワルファリンカリウム服用患者にフェノバルビタールを併用すると，出血傾向が強くなることがある．(89回)

10　インターフェロンアルファーを投与中に小柴胡湯を併用すると，間質性肺炎が起こりやすくなる．(89回)

11　エリスロマイシンは，シトクロムP450（CYP3A4）の代謝活性を阻害するため，カルバマゼピンの血中濃度が上昇する．(87回)

12　クロトリマゾールは，シトクロムP450（CYP3A4）の代謝活性を誘導するため，タクロリムスの代謝が高進（亢進）し，血中濃度が減少する．(87回)

13　トリクロルメチアジドは，炭酸リチウム併用時リチウムの腎再吸収を促進するため，リチウムの毒性が増強される．(87回)

14　ベラパミルは，P-糖タンパクの基質であるため，ジゴキシンの尿細管分泌を阻害する．(87回)

15　ポリスチレンスルホン酸ナトリウムなどの陽イオン交換樹脂は，ワルファリンなどの酸性薬物とイオン結合するので，両者の併用で酸性薬物の消化管吸収の低下が予測される．(86回)

16　クラリスロマイシンとアルミニウム含有制酸剤を併用した場合，不溶性キレートが形成されるので，消化管吸収の低下が予想される．(86回)

17　ピリミジン系化合物のフルオロウラシル投与中に発症した水痘症や帯状疱疹では，プリン系化合物のアシクロビルを使用すると代謝における相互作用を起こしにくいので安全であると予想される．(86回)

18　マクロライド系抗生物質はシトクロムP450（CYP）3A4を阻害するので，シクロスポリンとの相互作用が予想される．

問 7.2　次の薬物相互作用の中で，薬力学的（pharmacodynamic）相互作用を考えられるものはどれか．
1　アルミニウム含有制酸剤によるエノキサシンの作用減弱
2　チアジド系利尿薬によるジゴキシンの作用増強
3　リファンピシンによるトリアゾラムの作用減弱
4　イトラコナゾールによるシクロスポリンの作用増強
5　コレスチラミンによるワルファリンの作用減弱

(88回国試)

問 7.3　テルフェナジンとマクロライド系抗生物質と併用投与に関する記述について，正しいもののみの組合せはどれか．
a　併用することによって，再生不良性貧血を起こすことがある．
b　併用することによって，Torsades de pointes を起こすことがある．
c　併用することによって，急激な血圧低下を起こすことがある．
d　テルフェナジンとマクロライド系抗生物質は，同じCYP3A4サブファミリーで代謝されるので，競合的に代謝阻害される．
e　マクロライド系抗生物質はCYP3A4サブファミリーで代謝されるが，その代謝物がP450と複合体を生成するため，テルフェナジンの肝代謝が阻害される．
1　(a, e)　　2　(d, e)　　3　(c, e)　　4　(a, d)　　5　(b, e)

問 7.4　薬物代謝酵素阻害に関する次の記述のうち，正しいもののみの組合せはどれか．
a　H_2遮断薬ファモチジンのCYP3A4やCYP2D6に対する阻害効果は，シメチジンと同程度である．
b　プロトンポンプ阻害薬であるオメプラゾールはCYP1A2を誘導する一方でCYP2C19を阻害する作用が知られている．
c　抗真菌薬ケトコナゾールはその分子中にイミダゾール骨格を持っているのでCYP3A4を強く阻害するが，トリアゾール骨格のイトラコナゾールではそのような阻害作用はない．
d　エノキサシンなどのニューキノロン系抗生物質は，CYP1A2を阻害するのでテオフィリンやプロプラノロールとの併用投与には注意を要する．
1　(a, b)　　　　2　(a, c)　　　　3　(a, d)
4　(b, c)　　　　5　(b, d)　　　　6　(c, d)

問 7.5

フェロジピンをグレープフルーツジュース（GFJ）で服用すると，降圧効果が変動することがある．この相互作用に関する記述のうち，正しいものの組合せはどれか．

a GFJ飲用によって，小腸のCYP3A4活性が阻害される．
b GFJ飲用によって，主に肝の薬物代謝活性が阻害される．
c GFJ飲用によって，フェロジピンの降圧効果が減弱する．
d GFJ飲用によって，フェロジピンの血中濃度時間曲線下面積（AUC）は変化するが，最高血中濃度（C$_{max}$）は変化しない．
e GFJ飲用は，フェロジピンの血中からの消失半減期にほとんど影響しない．

1 (a, b) 2 (a, e) 3 (b, d) 4 (c, d) 5 (c, e)

（92回国試）

問 7.6

薬物相互作用に関する記述の正誤について，正しい組合せはどれか．

a トリクロルメチアジドは，炭酸リチウム併用時リチウムの腎再吸収を促進するため，リチウムの毒性が増強される．
b クロトリマゾールは，シトクロムP450（CYP3A4）の代謝活性を誘導するため，タクロリムスの代謝が高進（亢進）し，血中濃度が減少する．
c ベラパミルは，P-糖タンパクの基質であるため，ジゴキシンの尿細管分泌を阻害する．
d エリスロマイシンは，シトクロムP450（CYP3A4）の代謝活性を阻害するため，カルバマゼピンの血中濃度が上昇する．

	a	b	c	d
1	正	正	正	誤
2	正	誤	誤	正
3	正	誤	正	正
4	誤	正	正	誤
5	誤	正	誤	正

（87回国試）

問 7.7

薬物の体内動態に関する記述のうち，正しいものの組合せはどれか．

a 薬物代謝酵素の遺伝的多形（genetic polymorphism）によって親化合物の血中濃度時間曲線下面積（AUC）は変化するが，代謝物のAUCは変化しない．
b プロプラノロールなどの塩基性薬物を結合する$α_1$-酸性糖タンパク質（$α_1$-acid glycoprotein）の血漿中濃度は，炎症性疾患や外傷で増大する．
c 高齢者では腎機能が低下していることが多いため，腎排泄型薬物の投与量は，増量する必要がある．
d 喫煙はテオフィリンの体内動態に影響を及ぼす．

1 (a, b) 2 (a, c) 3 (a, d) 4 (b, c) 5 (b, d)

（87回国試）

問 7.8　グレープフルーツジュース（GFJ）と共に，ジヒドロピリジン系降圧薬を服用すると，薬効が変動することがある．この相互作用に関する記述について，正しいものの組合せはどれか．

a　GFJ 飲用によって，小腸の CYP3A4 活性が阻害される．
b　GFJ 飲用によって，主に肝の薬物代謝活性が阻害される．
c　GFJ と共に服用すると，薬効が減弱する．
d　GFJ 飲用によって生体利用率（バイオアベイラビリティー）に変化が現れるが，最高血中濃度（C_{max}）には影響がみられない．
e　GFJ 飲用は，消失半減期にほとんど影響しない．

1　(a, b)　　2　(a, e)　　3　(b, d)　　4　(c, d)　　5　(c, e)

（87 回国試）

問 7.9　次の記述は，テオフィリンと他の薬物との相互作用に関するものである．[　]の中に入れるべき薬物の正しい組合せはどれか．

テオフィリンは有効血中濃度域が狭いので，薬物代謝酵素を誘導又は阻害する薬物との併用は避けることが望ましい．[　a　]は，テオフィリンの作用を減弱させる一方，イミダゾール環を有する[　b　]は薬物代謝酵素を阻害するため，テオフィリンの作用が増強される．しかし，[　b　]と同じ主作用を有するが，イミダゾール環を持たない[　c　]に処方変更することにより，テオフィリンとの相互作用を回避することができる．

ア　リファンピシン　　イ　シメチジン
ウ　クラリスロマイシン　　エ　エリスロマイシン
オ　イソニアジド　　カ　ファモチジン

	a	b	c
1	ア	カ	イ
2	イ	エ	ウ
3	ウ	ア	オ
4	ア	イ	カ
5	ウ	イ	カ
6	エ	ア	オ

（87 回国試）

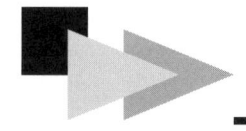

演習問題の正解と解説

第 2 章 吸 収

問 2.1 [正解] 3

[解説]
a. 正.
b. 誤. pKa が小さいほど, 小腸の pH ではイオン形となり吸収されにくくなる.
c. 誤. 能動輸送と促進拡散はどちらも担体介在輸送であるが, 促進拡散では, ATP の加水分解エネルギーを必要としない.
d. 正.

問 2.2 [正解] 4

[解説]
a. 正. 促進拡散タイプの GLUT と Na^+-依存性で二次性能動輸送タイプの SGLT の 2 種類ある.
b. 正. アミノ酸輸送系のいくつかは Na^+-依存性であり, ペプチドトランスポーターは H^+-依存性であるため, 二次性能動輸送である.
c. 誤. 尿がアルカリとなると塩基性薬物は非イオン形となり再吸収されるため, 腎排泄速度は減少する.
d. 正.

問 2.3 [正解] 1

[解説]
a. 正.
b. 誤. シクロスポリンは P-糖タンパク質の基質であり, 他の薬物の排出を阻害することで消化管からの吸収が上昇する. したがって, 排出（排泄）方向の輸送に担体が関与している.
c. 誤. セファレキシンやカプトプリルは, ペプチドトランスポーターを介して, 小腸上皮細胞膜を透過する.
d. 誤. 脂溶性が高ければ, 分子量 500 以上でも受動拡散で透過する.

問 2.4 [正解] 1

[解説]
a. 正. 高い pH において非イオン形分率が 0 となっても吸収速度定数は 0 ではなく, この薬物はイオン形でも吸収が起こっている可能性がある.
b. 誤. pKa 値が増大し, 見かけ上の非イオン形分率が増大している.
c. 正. イオン形分子でも吸収されており, 担体輸送系による関与が示唆される.
d. 誤. pH 分配仮説は単純拡散で説明できるため, 薬物濃度に依存しないが, 吸収速度定数の低下は, 担体輸送等の関与が示唆され, pH 分配仮説のみでは説明しきれない.

問 2.5　正解　5

解説　a．誤．塩酸イミプラミンは胃内容物排出速度を減少させる．
b．正．
c．誤．食物摂取により胃内容物排出速度が減少する．
d．正．

問 2.6　正解　2

解説　a．正．難溶性のグリセオフルビンは，高脂肪食とともに服用すると胆汁酸の分泌が促進され，溶解性が増大して吸収が増大する．
b．誤．メトクロプラミドは，胃内容物排出速度を増加させるため，アセトアミノフェンの吸収を速める．
c．正．ニューキノロン系抗菌薬であるノルフロキサシンは，アルミニウムとキレートを形成する．
d．誤．無水物のほうが，水和物に比べて高い溶解速度を示す．

問 2.7　正解　6

解説　a．誤．口腔粘膜を介した薬物吸収は，一般に pH 分配仮説に従う単純拡散である．
b．誤．皮膚からのペプチド吸収は困難である．デスモプレシンは，経鼻投与で全身作用を目的に投与されている．
c．正．
d．正．

問 2.8　正解　1

解説　a．正．
b．正．
c．誤．粉末吸入剤でも全身作用を目的に使用されている．
d．誤．$0.5 \sim 1\ \mu m$ の粒子径で肺胞に到達する．

問 2.9　正解　2

解説　a．正．
b．誤．ニトログリセリンの舌下錠は，口腔粘膜から迅速に吸収させ，狭心症発作時に用いられている．
c．正．
d．誤．塩酸プロプラノロールを鼻腔内に投与したときは，高いバイオアベイラビリティが得られるが，口腔粘膜投与では，経口投与ほどのバイオアベイラビリティは得られない．

問 2.10　正解　6

解説　a．正．
b．正．
c．正．
d．誤．皮膚にも代謝酵素が存在する．プロドラッグ化は，脂溶性が高まるため，経皮吸収改善

には有効な手段である．

第3章　体内分布

問 3.1 正解　5

解説　a．誤．脂溶性が高いほど血液脳関門を透過して脳へ移行しやすい．ただし，一部の水溶性薬物は，血液脳関門上のトランスポーターを介して脳へ移行できる場合もある．
b．正．筋肉内および皮下に注射した場合，図 3.5 に示すように，一般的に分子量の小さい薬物は，循環血液中へ比較的速やかに移行する．一方，分子量 5,000 以上になると組織間液に溜まった後，リンパ管系へ移行する傾向がある．
c．正．
d．誤．薬物の組織結合が大きくなると，式 (3.15) および図 3.17 に示すように分布容積は大きくなる．

問 3.2 正解　5

解説　a．誤．血液胎盤関門の透過は，受動輸送の場合，pH 分配仮説に従う．よって，細胞膜を透過しやすい脂溶性の高い薬物は，血液胎盤関門を透過して母体から胎児に移行する．
b．誤．血液脳関門に発現する P-糖タンパク質は，ATP の加水分解エネルギーを利用して薬物を血漿中に排出する．したがってビンブラスチンは，受動拡散によって BBB を透過した後に P-糖タンパクによって血漿中に排出され，見かけ上，脳内への移行性が低くなる．
c．誤．分子量 5,000 以下の低分子薬物は毛細血管から組織間液へ移行し，その後リンパ系へ移行することができるが，分子量 5,000 以上の高分子薬物は一般的に毛細血管を透過できないが，肝臓等でのみ組織間液中へ移行し，リンパ液へと移行する．
d．正．血漿タンパク質と結合した薬物は，組織に移行できないために分布容積が小さくなる．したがって，血漿タンパク非結合率が増加すると，遊離型の薬物が増え，組織移行性が増加し，分布容積は増大する．

問 3.3 正解　2

解説　a．正．L-DOPA は，血液脳関門に存在する中性アミノ酸輸送系（L-システム輸送系）によって脳内に輸送される．
b．誤．ワルファリンは胎盤を通過する．妊娠時のワルファリン療法は胎児異常発生率と関連があり，妊婦には禁忌である．デキサメサゾン等のステロイドも胎盤を通過するので，治療上の有益性が危険性を上まわると判断される場合にのみ投与する．
c．正．ジアゼパムの非結合形分率は約 0.01 であり，ほとんどがタンパクに結合している．そのため，組織への移行性は低い．
d．誤．脈絡叢を形成する細胞は上皮細胞である．セフェム系抗生物質は OAT3 などの有機アニオン交換輸送系によって脳脊髄液から循環血液方向に排出されるため，脳脊髄液へ移行し難い．

問 3.4 正解　1

解説　a．正．逆数プロットの説明である（図 3.20）．

b. 正．

c. 正．

d. 誤．フェニルブタゾンは，ワルファリンのヒト血漿アルブミンへの結合を競合的に阻害する．

問 3.5　正解　5

解説　結合定数 K =（結合型薬物濃度）/［（非結合型薬物濃度）×（遊離タンパク質濃度）］

非結合型薬物濃度 = 0.3 mmol/L

結合型薬物濃度 = 1.0 − 0.3 × 2 = 0.4 mmol/L（外液中，内液中の非結合型薬物濃度はともに 0.3 mmol/L）

遊離タンパク質濃度 = 2.4 − 0.4 = 2.0 mmol/L

K = 0.4/(0.3 × 2.0) = 0.667 L/mmol

問 3.6　正解　5

解説　a．正．

b．正．

c．誤．図1の直線の傾きの絶対値がこの薬物のタンパクに対する結合定数 K を表すので，K = 100/1 = 100 μM^{-1} となる．

d．誤．他の薬物により，タンパク結合の競合的な阻害があった場合，結合部位数 n は変化しないが，K が減少する．したがって，グラフの x 軸切片は変化しないが，傾きが低下する．図2では，傾きは変化しないが，x 軸切片が減少しており，非競合的阻害の場合に当たる．

第 4 章　薬物代謝

問 4.1　正解　4

解説　a．誤．アセチル抱合する能力が先天的に低い Slow Acetylator は，アセチル転移酵素 NAT2 の遺伝的多型に起因するが，白人種で 50 %，日本人で 10 %程度の欠損が報告されている．

b．正．

c．正．この現象はテオフィリンのほか，フェニトイン，クロルプロマジン，ジソピラミド，フェノバルビタールでも知られている．

d．正．CYP2D6 を酵素誘導する物質は，現在のところ知られていない．

問 4.2　正解　5

解説　a．正．

b．誤．エリスロマイシンによるテルフェナジンの代謝阻害は，エリスロマイシンの代謝物がヘム鉄に配位して CYP3A4 の酵素活性を阻害することが原因である．

c．誤．リファンピシンによる 17-α エチニルエストラジオールの薬理効果減弱は，CYP3A4 の誘導が原因である．

d．正．共通の代謝酵素 CYP2C9 の競合阻害が原因である．

e．誤．共通の代謝酵素 CYP2D6 の競合阻害が原因である．

問 4.3 正解 5

解説 a. 誤．薬物代謝は肝臓と小腸以外の脳，腎臓，など多くの臓器で行われる．
b. 正．オメプラゾールのように，CYP1A2 を誘導する一方，CYP2C19 を強く阻害する薬物がある．
c. 誤．CYP には多数の分子種が存在するが，基質特異性が低いので，一つの酵素で多くの薬物を代謝することができる．
d. 正．ヒトにおいて肝臓内存在量が最も多いのは CYP3A4 である．

問 4.4 正解 4

解説 a. 誤．アミノフィリン水和物は，テオフィリン 85 %，エチレンジアミン 15 % からなる製剤で，プロドラッグではない．
b. 正．テオフィリンは CYP1A2 により代謝される．
c. 正．喫煙は CYP1A2 を誘導するので，テオフィリンの消失を速める．
d. 正．
e. 誤．キサンチン誘導体はテオブロミン，テオフィリン，カフェインの順で中枢興奮作用が強くなる．

問 4.5 正解 6

解説 a. 誤．薬物代謝酵素はミクロソーム画分のほか，可溶性画分，ミトコンドリア画分にも存在している．
b. 誤．シトクロム P450 による基本的な代謝様式は，酸化あるいは還元である．
c. 正．フェニトインは，CYP2C9 によって酸化される．
d. 正．コデインは，CYP2D6 によって代謝を受け，モルヒネに変換され鎮痛作用が増強される．

問 4.6 正解 4

解説 a. 正．オメプラゾールのように，CYP1A2 を誘導する一方，CYP2C19 を強く阻害する薬物がある．
b. 正．CYP2B，CYP2C，CYP3A のほか，グルクロン酸転移酵素を含む複数の薬物代謝酵素を誘導する．
c. 誤．シメチジン分子のイミダゾール骨格の部分が P450 のヘム鉄に配位し，CYP の代謝活性を阻害する．
d. 正．リファンピシンは，肝細胞内の核内レセプター PXR に結合して CYP3A4 を誘導する．

問 4.7 正解 2

解説 a. 正．この現象はテオフィリンのほか，フェニトイン，クロルプロマジン，ジソピラミド，フェノバルビタールでも知られている．
b. 誤．肝硬変患者の薬物代謝活性は著しく低下するが，脂肪肝患者の薬物代謝はあまり低下しないことが多い．
c. 誤．イソニアジドのアセチル化代謝反応には遺伝的多型があり，白人では日本人に比べ，アセチル化能が低い人の割合が多い．

d． 正．ノルトリプチリンの代謝に関与する CYP2D6 には遺伝子多型が存在するので，PM 群では EM 群に比較して消失が遅い．

問 4.8 [正解] 1
[解説] a．正．妊娠中は血清アルブミン量が減少することがある．
b．正．
c．誤．高齢者では腎血流量が減少するので，消失過程が糸球体ろ過に依存するアミノグリコシド系抗生物質の消失は遅れる傾向にある．すなわち半減期は増大する．
d．誤．N-アセチル転移酵素のうち，NAT2 には遺伝的多型が存在し，イソニアジドの PM 出現頻度は日本人では約 10 ％である．

問 4.9 [正解] 1
[解説] a．正．
b．正．
c．誤．呼吸不全では，動脈血の酸素分圧の低下により，肝シトクロム P450 による薬物代謝活性が低下する．
d．誤．腎不全では，糸球体ろ過速度の低下により，クレアチニンクリアランスと全身クリアランスが等しい薬物の生物学的半減期は増大する．

問 4.10 [正解] 3
[解説] a．誤．セファレキシンは臨床的に用いられる投与量の範囲で，代謝が飽和することはない．
b．正．イソニアジドのアセチル化を触媒する NAT2 には遺伝的多型があるが，多くの日本人（90 ％）は EM で，アセチル化能は高い．
c．正．アンチピリンは大部分が肝において P450 によって代謝されるため，健常人に比べ肝硬変の患者では血中消失半減期が延長する．
d．誤．ジゴキシンは主として腎から未変化体として排泄されるので，肝機能の低下した患者であっても，投与量を減らすなどの処置は不要である．

第 5 章 排 泄

問 5.1 [正解] 4
[解説] 薬物の尿中排泄速度 dA_e/dt は下式で示すことができる．

$$\frac{dA_e}{dt} = CL_R \cdot C_a = (GFR \cdot C_a \cdot f_p + S) \cdot (1 - RR)$$

ただし，C_a は腎動脈血中薬物濃度，f_p は非結合率，S は分泌速度，RR は再吸収率を示す．
この式の両辺を C_a で割ることによって，腎クリアランス CL_R の式にすると

$$CL_R = (GFR \cdot f_p + 分泌 CL) \cdot (1 - RR)$$

この式を用いてプロベネシド併用時のメトトレキサートの腎クリアランスを計算すると

$$\begin{aligned} CL_R &= (125 \cdot 0.5 + 137 \cdot 0.6)(1 - 0.25) \\ &= (62.5 + 82.2) \cdot 0.75 \\ &= 109 \, (mL/min) \end{aligned}$$

問 5.2 正解 4

解説 a. 誤．糸球体ろ過は加圧ろ過過程であり，毛細血管内圧がボーマン嚢内圧よりも高いために起こる．
b. 誤．内因性物質のクレアチニンを用いるクレアチニンクリアランスを GFR の指標として用いることが多い．
c. 正．尿細管分泌は能動的な輸送過程である．
d. 誤．アミノ-β-ラクタム抗生物質のセファレキシンなどは小分子ペプチド輸送系を介して能動的に再吸収される．
e. 正．尿 pH の低下により弱酸性物質の場合は非解離形分子の割合が増大して，尿細管再吸収されやすくなる．

問 5.3 正解 4

解説 a. 誤．アミノ酸やブドウ糖などの栄養成分も含めて，血漿中に溶けている物質はすべて糸球体ろ過を受ける．糸球体ではろ過が行われ，分泌は主に近位尿細管で起こる．また，受動的再吸収はネフロンに沿って行われ，能動的再吸収は主に近位尿細管に限定される．
b. 誤．弱酸性薬物であるサリチル酸は尿の pH が高くなるとイオン形分率が増え，再吸収が低下するので，尿細管再吸収速度は遅くなる．
c. 正．ジゴキシンは腎尿細管上皮細胞の刷子縁膜に存在する P-糖タンパク質を介して分泌される．
d. 誤．イヌリンは糸球体ろ過のみを受け，分泌も再吸収も受けない．したがって，その排泄は受動的で，腎クリアランスは濃度に依存せず，その値は糸球体ろ過速度（GFR）に等しくなる．
e. 正．p.131 図 5.5 参照．

問 5.4 正解 5

解説 a. 誤．小葉に注ぐ血管系には肝臓循環系としての固有肝動脈と門脈があり，類洞で合流し肝臓の小葉内を灌流する．門脈血は静脈血であり，それらは消化器，脾臓，膵臓から流入するが，心臓からこれらの臓器に分配される血液量は左心室拍出量の約 23 ％である．一方，肝動脈を経て肝臓に分配される血液量はその約 7 ％である．従って，肝血流量に対する割合は，門脈系 3 に対して肝動脈系が 1 程度であり，問題とは数値が逆である．
b. 正．類洞の壁（内皮細胞）は不完全なため，肝動脈や門脈血中に含まれる物質，たとえばアルブミンと結合した薬物でも，肝細胞に直接接触することが可能になる．
c. 誤．薬物の主たる排泄経路として，腎臓と肝臓があり，分子量が小さいものは主として尿中に排泄される．胆汁中排泄にはある程度の極性および脂溶性が必要であり，また比較的分子量が高い薬物（分子量が 500 ～ 1500）が胆汁中排泄されやすい．
d. 誤．インドメタシンはエステル型グルクロン酸抱合体として胆汁を介して消化管に排泄された後，腸内細菌の β-グルクロニダーゼにより，脱抱合化されて，再び未変化体として消化管から吸収される（腸肝循環）．

問 5.5 正解 3

解説 a. 誤．薬物の肝クリアランスは，肝臓での代謝クリアランスと未変化体の胆汁中への排泄ク

288

　　　リアランスの和である．
　b.　正．胆管膜上には，ABC トランスポーターと呼ばれる一次性能動輸送体群（ATP の加水分解エネルギーを直接利用する能動輸送体群）が発現し，薬物の胆汁排泄に関与している．
　c.　正．インドシアニングリーンは ICG，スルホブロモフタレインは BSP と略される．一方，腎機能検査薬としてはフェノールスルホンフタレイン（PSP）がある．
　d.　誤．パラアミノ馬尿酸は能動分泌によって尿中に排泄されるのであって，再吸収ではない．

問 5.6 正解 3
解説 a.　正．小腸上皮細胞には排出系のトランスポーターである ABC 系トランスポーターの P-gp および BCRP などが発現しており，血液から消化管への薬物の分泌のみならず，経口投与された薬物が血液に達しないように作用している．
　b.　誤．乳漿は血漿よりも酸性なので pH 分配仮説に従って塩基性物質は濃縮されやすい．
　c.　正．幾つかの薬物は血中濃度と唾液中濃度が良好な相関性を示すことから，薬物治療モニタリング（TDM）として臨床的応用が試みられている．
　d.　正．汗中に排泄される薬物の汗/血漿中濃度比は通常 1 以下であるが，尿素は例外的に 1.8 倍程度に濃縮されて分泌される．

第 6 章　薬物速度論

問 6.1 正解 5
解説 式（6.12）より，$\log C = \log C(0) - \dfrac{k}{2.303} t$

投与後 4 h と 6 h のデータより

$k = (\log 17 - \log 3) \times 2.303/2 \fallingdotseq 0.867 \ (hr^{-1})$

問 6.2 正解 2
解説 図 1 はログレートプロットであり（図 6.5 参照），その傾きから消失速度定数 k が求まる．グラフより半減期が 1 hr なので，k は 0.693（hr^{-1}）である．
経口投与における血中濃度推移を示す図 2 を分割法で処理することで，k_a と k が求まる．2 本の直線のうち，破線（---）の傾きが 0.693（hr^{-1}）であるため（半減期が 1 hr），これよりフリップフロップ（$k_a < k$）が起こっていることがわかり，1 点鎖線（-・-）の傾きが k_a を意味することがわかる．すなわち，$k_a = 0.693 \div 6 \ (hr) \fallingdotseq 0.12 \ (hr^{-1})$ となる．

問 6.3 正解 3
解説 図より $C(0) = 10$（μg/mL）であり見かけの分布容積 V は式（6.10）より 30（L）であり，また消失半減期が 3 hr なので，$k \fallingdotseq 0.231$（hr^{-1}）が得られる．
繰り返し静脈内投与後の平均血中薬物濃度 $C_{ss,av}$ は式（6.60）より，

$$C_{ss,av} = \dfrac{D}{Vk\tau}$$

繰り返し投与における投与量 D が 300（mg），投与間隔 τ は 6（hr）なので，
$C_{ss,av} = 300 \div (30 \times 0.231 \times 6) \fallingdotseq 7.2$（μg/mL）となる．

問 6.4　正解　3

解説　静脈内定速注入（点滴静注）における定常状態の血中薬物濃度 C_{ss} は式（6.26）より，
$C_{ss} = \dfrac{R_{inf}}{kV}$ となる．全身クリアランス $CL_{tot} = kV$ なので，
$C_{ss} = 173 \text{ (mg/hr)} \div 17.3 \text{ (L/hr)} = 10 \text{ (}\mu\text{g/mL)}$ となるため，3 のグラフが該当する．

問 6.5　正解　3

解説　体内からの消失速度 V が Michaelis-Menten 式で表されるとき定常状態時には式（6.88）より，
$R_{inf} = \dfrac{V_{max} C_{ss}}{K_m + C_{ss}}$ である．この式を変形して，

$K_m = \dfrac{(V_{max} - R_{inf}) C_{ss}}{R_{inf}} = (400 - 250) \times 15 \div 250 = 9 \text{ (}\mu\text{g/mL)}$

V_{max} が 340 mg/day に減少した場合，式（6.88）を変形して，
$C_{ss} = \dfrac{R_{inf} \, K_m}{V_{max} - R_{inf}} = 250 \times 9 \div (340 - 250) = 25 \text{ (}\mu\text{g/mL)}$ となる．

問 6.6　正解　a. 正，b. 正，c. 誤．

定常状態に達する時間は，点滴時に静脈内注射を併用する（負荷投与）ことにより，短縮することができる．半減期は血中薬物濃度に依存せず一定である．,
d. 正，e. 誤

問 6.7　正解　a. 誤，b. 誤，c. 正，d. 正

問 6.8　正解　1

解説
1. $CL_{tot} = D_{iv}/AUC_{iv}$
   $= 250 \text{ (mg)}/0.500 \text{(mg min/mL)} = 500 \text{ mL/min}$

2. $k_e = CL_{tot}/V_c$ 及び $t_{1/2} = 0.693/k_e$　から
   $t_{1/2} = 0.693 \times 50.0 \text{(L)}/0.500 \text{(L/min)} = 69.3 \text{ min}$

3. $V_c = D_{iv}/C_0$ から
   $C_0 = D_{iv}/V_c = 250 \text{(mg)}/50.0 \text{(L)} = 5.00 \text{(mg/L)}$

4. $C_{ss} = Inf/CL_{tot}$　から
   $Inf = C_{ss} CL_{tot} = 1.00 (\mu\text{g/mL}) \times 500 \text{(mL/min)} = 500 (\mu\text{g/min})$

5. 消失半減期の 3.5 倍の時間が経過すると定常状態の 90 % に到達することから，
   $69.3 \text{(min)} \times 3.5 = 243 \text{(min)}$

6. $D_L = V_c C_{ss} = 50.0 \text{(L)} \times 1.00 (\mu\text{g/mL}) = 50.0 \text{(mg)}$

7. $CL_H = Q \, E = 1500 \text{(mL/min)} \times 0.200 = 300 \text{(mL/min)}$

8. $CL_{int, H} = Q_H CL_H / (f_B (Q_H - CL_H))$
   $= 1500 \text{(mL/min)} \times 300 \text{(mL/min)} / (0.150 \times (1500 \text{(mL/min)} - 300 \text{(mL/min)}))$
   $= 2500 \text{(mL/min)}$

9. $CL_H' = Q_H f_B' CL_{int, H} / (Q_H + f_B' CL_{int, H})$
   $= 1500 \text{(mL/min)} \times 0.300 \times 2500 \text{(mL/min)} / (1500 \text{(mL/min)} + 0.300 \times 2500 \text{(mL/min)})$
   $= 500 \text{(mL/min)}$

10. $CL_H'' = Q_H f_B CL_{int, H}'' / (Q_H + f_B CL_{int, H}'')$
    $= 1500 \text{(mL/min)} \times 0.150 \times 250 \text{(mL/min)} / (1500 \text{(mL/min)} + 0.150 \times 250 \text{(mL/min)})$
    $= 36.6 \text{(mL/min)}$

11. $F = 1 - E$ から $F = F_A F_G F_H = F_A(1 - E_G)(1 - E_H) = 0.800 \times (1.00 - 0.100) \times (1.00 - 0.200) = 0.800 \times 0.900 \times 0.800 = 0.576$ よってバイオアベイラビリティは 57.6 %

12. 式 (6.156) から，$CL_{tot} = CL_R + CL_H + F_H CL_G$
$$CL_R = CL_{tot} - (CL_H + F_H CL_G) = CL_{tot} - (CL_H + (1 - E_H)Q_G E_G)$$
$$= 500(\text{mL/min}) - (300(\text{mL/min}) + (1.00 - 0.200) \times 1000(\text{mL/min}) \times 0.100))$$
$$= 120(\text{mL/min})$$

13. $CL_R = U/AUC_{iv}$ から
$$U = CL_R AUC_{iv} = 120(\text{mL/min}) \times 0.500(\text{mg min/mL}) = 60(\text{mg})$$

14. $AUC_{po} = F D/CL_{tot} = 0.576 \times 250(\text{mg})/500(\text{mL/min}) = 0.288(\text{mg min/mL})$

15. $U = CL_R AUC_{po} = 120(\text{mL/min}) \times 0.288(\text{mg min/mL}) = 34.6(\text{mg})$

問 6.9 正解 4

解説 a. 誤．肝抽出率が 90 % の薬物は肝血流律速で消失する．つまり，肝血流速度の変動を直接受ける．

b. 正．尿中に未変化体として排泄された量が投与量に等しいということは，腎以外に消失過程はない．つまり，全身クリアランスは腎クリアランスに等しい．

c. 誤．肝抽出率が 10 % の薬物は肝固有クリアランス律速である．よって血漿タンパク非結合率の変動の影響を直接受ける．

d. 正．経口投与後の尿中未変化体排泄量が投与量に等しいということは，肝臓や消化管での代謝が無視できるほど小さく，さらに，消化管吸収が完全であることを示す．つまり，肝初回通過効果を受けていない．

問 6.10 正解 3

解説 薬物 A が単独の時の血中非結合形薬物濃度は $0.02 \times 2(\mu\text{g/mL}) = 0.04(\mu\text{g/mL})$ である．薬物 B を併用時の薬物 A の血中非結合形薬物濃度は，$0.06 \times 0.67(\mu\text{g/mL}) = 0.040$ なので，併用時にも非結合形薬物濃度は同じである．したがって，この場合は，薬理効果にも変動はないと予測される．

問 6.11 正解 2

解説 1. 誤．D_{po}，D_{im} を各々 50 mg，25 mg とし，図から $AUC_{po} \approx AUC_{im}$ が得られ，次式から 0.5 となり，経口投与のほうが筋肉内投与に比べバイオアベイラビリティ (BA) は半分である．

$$\frac{AUC_{po}/D_{po}}{AUC_{im}/D_{im}}$$

2. 正．1 で求めたように経口投与後の BA が 50 % であることから．

3. 誤．活性代謝物のノルトリプチリンの血漿中濃度が薬理効果の指標となる．図からアミトリプチリン血漿中濃度が同じでも投与経路が異なると活性代謝物の濃度が異なることから，薬理効果は異なる．

4. 誤．親化合物の投与経路によって，その代謝物の全身クリアランスは影響されない．

5. 誤．親化合物の BA は，それ自身の AUC を用いて評価される．1 で求めたように 0.5 である．

問 6.12 [正解] 3

解説 定常状態では投与速度と消失速度が等しいので，投与速度を R としたとき，
$$R = V_{max} \times C_{ss}/(K_m + C_{ss})$$
となり，K_m を求める式が誘導され，
$$K_m = (V_{max} \times C_{ss}/R) - C_{ss} = 400 \times 15/250 - 15 = 9\ \mu g/mL$$
となる．さらに，C_{ss} を求める式が誘導され
$$C_{ss} = R\,K_m/(V_{max} - R) = 250 \times 9/(340 - 250) = 25\ \mu g/mL$$

問 6.13 [正解] 4

解説 $V = V_{max} S/(K_m + S)$ の両逆数をとり，
$$1/V = (K_m/V_{max})(1/S) + 1/V_{max}$$
つまり，$1/S$ がゼロのとき，$1/V = 1/V_{max}$
図から $1/V = 2$ なので，$V_{max} = 0.5$
さらに，グラフの傾きは 1 なので，$K_m/V_{max} = 1$，したがって $K_m = 0.5$ となる．

問 6.14 [正解]

解説
a．誤．非線形性を示す薬物でもコンパートメントモデルで解析することができる（非線形コンパートメントモデル）．
b．正．
c．誤．モーメント解析法はコンパートメントなどのモデルを仮定しない解析法である．
d．正．

問 6.15 [正解] 1

解説
a．正．
b．正．
c．正．
d．誤．薬物動態が線形であるときは，AUC や AUMC は投与量に比例するので，MRT は投与量の変化の影響を受けない．

問 6.16 [正解] 1

解説
a．正．血中薬物濃度（C_p）が上昇しても，既に最大薬効 E_{max} が得られているときは，それ以上薬効は増加しない場合がある．
b．正．図 6.40 参照．
c．誤．C_p と薬効（E）の関係がシグモイド型最大効果モデルに適合する場合は Hill 式に従う．
$$E = \frac{E_{max} \cdot C_p^\gamma}{C_p^\gamma + EC_{50}^\gamma}$$
この γ は，値が大きくなるほど，傾きが急になる（図 6.43 参照）．
d．誤．薬物併用によって C_p が変化しなくても，薬力学（PD）的相互作用によって薬物に対する感受性が変化すれば，副作用が増強して有害事象が発生することがある．

問 6.17 [正解] 1. 5.62 ~ 17.78 μg/mL, 2. 4.15 hr, 3. 8.30 hr

解説 対数線形モデルに従う場合，C_p と E の関係は，$E = a \cdot \log C_p + b$ で表される．

また，この薬物の血中濃度推移は，$C_p = C_p(0) \cdot e^{(-kt)}$ で表される．ただし，k は消失速度定数，t は時間を示す．

1. $E = a \cdot \log C_p + b$ を変形すると，$C_p = 10^{\frac{E-b}{a}}$ が得られる．

   したがって，

   $E = 40$ のとき，$C_p = 10^{\frac{40-10}{40}} = 5.62\ \mu\text{g/mL}$

   $E = 60$ のとき，$C_p = 10^{\frac{60-10}{40}} = 17.78\ \mu\text{g/mL}$

   したがって，この薬物は，本投与量で投与後直後から作用を発現すると考えられる．

2. $C_p = C_p(0) \cdot e^{(-kt)}$ を変形すると，$t = \frac{1}{k}\ln\left(\frac{C_p}{C_p(0)}\right)$ が得られる．

   また，$k = 0.693/t_{1/2} = 0.693/2.5 = 0.277\ (\text{hr}^{-1})$

   したがって，$E = 40\%$ のほうが，60% より C_p が低いので，

   $E = 40$ のとき，$t = -\dfrac{1}{0.277}\ln\left(\dfrac{5.62}{17.78}\right) = 4.15\ \text{hr}$

   治療効果消失時間は，4.15 hr

3. 1, 2 と同様に，$t_{1/2}$ を 2.5 hr から 5 hr とする．

   $k = 0.693/t_{1/2} = 0.693/5 = 0.139\ (\text{hr}^{-1})$ より，

   $t = -\dfrac{1}{k}\ln\left(\dfrac{10^{\frac{E-b}{a}}}{C_p(0)}\right)$ より

   $E = 40$ のとき，$t = -\dfrac{1}{0.139}\ln\left(\dfrac{10^{\frac{40-10}{40}}}{17.78}\right) = 8.30\ \text{hr}$

   治療効果消失時間は，8.30 hr

問 6.18 [正解] 2

解説
a. 正．バンコマイシン塩酸塩は腸管吸収が悪いため，経口投与の場合は TDM 対象とならない．

b. 誤．アミノグリコシド系抗生物質の採血は原則，トラフ値（投与開始直前）とピーク値（点滴開始 1 時間）の 2 点．組織分布が平衡に到達する時間はおよそ 1 時間かかるため，初期の採血ではピーク値を高く見積もる可能性がある．トラフ値の測定は臓器障害（腎臓，聴覚器官）を防ぐために行う．

c. 正．通常はトラフ値（投与開始直前）を測定するが，副作用の確認のため，ピーク値を測定することがある．20 mg/L 以上になると吐き気や嘔吐などの副作用がみられる．

d. 誤．血清，血漿いずれでもよい．全血を用いて測定する薬物にはシクロスポリン，タクロリムスがある．

問 6.19 [正解] 4

解説 薬物の主たる排泄経路を理解する．

a. 誤．尿中排泄率約 85 %．大半が未変化体で排泄．

b. 正．主な代謝物はパラヒドロキシ体（主に CYP2C9 で代謝を受け，遺伝多系が認められる）．尿中排泄率 2 %

c. 正．主な代謝物は glycine xylidide（主な代謝酵素は CYP1A2, CYP3A4）．尿中排泄率 2 %．

d. 誤．糸球体ろ過と尿細管分泌により 60 % が未変化体として尿中に排泄される．クレアチニ

ンクリアランスの変化が主に維持量の調整に影響する．

問 6.20 [正解] 1

解説
a. 正．聴覚障害，腎障害などの副作用発現が報告されている．
b. 正．抗てんかん薬．臨床で使用される量で非線形現象を示す．肝代謝（CYP3A4），赤血球への分布が関与すると考えられている．治療域 15～40 μg/mL．
c. 誤．腎機能が正常な患者における半減期は 1.6 日．
d. 誤．血中濃度モニタリングは，血中濃度と薬効あるいは副作用の相関性のある薬物を対象としている．相関性が認められない薬物の測定を行っても予測できない．

問 6.21 [正解] 1

解説
a. 正．
b. 正．大半が尿中に排泄される．
c. 誤．組織分布が平衡に到達するのにおよそ 1 時間かかるとされ，点滴終了後，早い時期の測定では血中濃度を高く見積もる可能性がある．通常，アミノグリコシド系抗生物質はピーク値，トラフ値の 2 点を採血する．濃度依存的な殺菌効果を示すことからピーク値が十分であること，腎毒性，耳毒性などの副作用の回避のためにトラフ値が十分に低いこと，を確認する．
d. 誤．肝代謝酵素：新生児では活性が低い，生後 6 か月を過ぎた頃～1, 2 年でかなり高い酵素活性を獲得，多くの酵素活性は 4 歳くらいまでにピークとなり，思春期～成人に向かって低下する．体重当たりの肝クリアランスは乳児期に大きく，成人の値は小さくなっている．

　腎機能：新生児では低く，乳幼児ではすでに成人の値に達している．小児で使用されるほとんどの医薬品は，通常，最大成人用量を最高値とした mg/kg に基づくが，多くの場合，体重当たりの小児用量は，成人用量を超えている（肝臓および腎臓の細胞当たりの活性が成人と変わらないのに対し，肝臓，腎臓の重量が相対的に小児期で重いことに依存している）．

　分布容積：成人 60 %，低出生体重児 85 %，新生児 75 %程度，1 歳までおよそ 60 %にまで低下する（細胞外液の変化）．

問 6.22 [正解] 3

解説
a. エ．シクロスポリンは血球成分に高濃度（赤血球に 50 %）分布することが知られているが，この血球と血漿間の分配平衡は，室内温度や採決後の放置時間によって変化するため，保存時や分離時に厳密な温度管理を行うことが容易でないことから，全血を試料とする．タクロリムスも同様に全血が測定対象となる．
b. ウ．ジゴキシンの測定はペルオキシダーゼを結合させた酵素標識薬物と試料血清中の薬物が，ガラス管壁にコーティングした抗体と抗原抗体反応を行うことを利用しているので，試料血清中にこの抗体に結合する免疫反応陽性物質が存在すると，より高濃度の値を与える．
c. ア．採血管にはガラス管内にシリコンを付着させ，血清分離剤を入っているものがあり，この分離剤に多くの薬剤が吸着し，測定を妨害することが知られている．分離剤に吸着する薬剤にはフェニトインのほか，シクロスポリンやリドカインがある．なお，吸着の程度は用いる血液の用量や保存時間でも変化する．
d. イ．テオフィリンの消失は主に肝代謝で，その全身クリアランスは肝機能に依存する．生後 1 週間の新生児の生体内半減期は約 30 時間であるが，成熟に伴い，肝代謝酵素活性が減少す

るため，小児期には最小の 3 〜 4 時間となる．成人においては加齢に伴い，半減期の増加がみられる．

e. オ．バンコマイシンは有効性を確保し，かつ副作用の発現を避けるため，TDM を施行する．最低血中濃度（トラフ値）は 10 μg/mL を超えないことが望ましいとされるが，この薬物の抗菌性は時間依存性であり，近年，薬物濃度は治療域に血中濃度を維持することが望ましいと考えられるようになっている．しかしながら，腎毒性などを配慮し，トラフ値には注意を払う必要がある．

問 6.23 正解 6

解説 a．正．アミノグリコシド系抗生物質の消失は主に腎排泄であり，クレアチニンクリアランスの低下により全身クリアランスの低下（消失半減期の増大）を反映する．

b．誤．アミノグリコシド系抗生物質は速やかに分布するので点滴終了直後がピーク値である．

c．正．腎障害と聴器障害は代表的な副作用である．この副作用をトラフ値を下げることで予防できる．わが国ではイセパマイシン以外は 1 日 2 回投与が承認されているが，副作用を配慮した場合，1 日量を 1 日 1 回投与することが望ましいと考えられるようになっている．

d．正．ヘパリンの濃度によってはアミノグリコシド系抗生物質と複合体を形成するため，測定方法によっては濃度を低く見積もってしまうことが報告されている．

問 6.24 問 1 正解 4

解説 平均血中濃度 C_{av}，維持量 X_o，全身クリアランス CL，投与間隔 τ，バイオアベイラビリティー F の関係から

$$C_{av} = F \times X_o/(CL \times \tau)$$
$$F \times X_o/\tau = C_{av} \times CL = 15 \text{ (mg/L)} \times 4.0 \text{ (L/hr)} = 60 \text{ (mg/hr)}$$

あるいは，定常状態時における体内消失速度 dX/dt は

$$CL = (dX/dt)/C_{av} \text{ より，} dX/dt = 15 \text{ (mg/L)} \times 4 \text{ (L/hr)} = 60 \text{ (mg/hr)}$$

この体内消失量を補えば定常状態を保つことができる．したがって，テオフィリンによる維持量は 1440（mg/day），アミノフィリン普通錠に換算して 1800（mg/day）．

問 2 正解 4

解説 経口投与時，最高血中濃度 $C_{ss,max}$ に達する時間を T，また $C_{ss,max}$ 以後の血中濃度は，一次消失速度過程により解析できると仮定する．1-コンパートメントモデルにおいてみかけの分布容積を V_d，消失速度定数を k，定常状態における $C_{ss,max}$ と最低血中濃度 $C_{ss,min}$ の関係は，

$$\tau = T + (1/k)\ln[C_{ss,max}/C_{ss,min}] = T + (V_d/CL)\ln[C_{ss,max}/C_{ss,min}]$$

さらにこの薬物の吸収が非常に速やかである（T = 0）と仮定すれば，最初の負荷投与より，

$$\tau = 21 \text{ (L)}/4.0 \text{ (L/hr)} \times \ln 2 = 3.64 \text{ (hr)}$$

経口投与における血中濃度推移は吸収速度定数と消失速度定数が関わる問題であるため，すべてを計算しやすいように仮定して解析できると考えればよい．

問 6.25 正解 3

解説 定常状態では投与速度＝消失速度（＝全身クリアランス CL ×定常状態における血中濃度 C_{ss}）である．CL ＝消失速度定数 k ×分布容積 V であるから，

$$C_{ss} = 投与速度/CL = 投与速度/k \cdot V$$
$$C_{ss} = \{0.64 \times 1000 \ \mu g/kg/hr\} \times 65 \ kg\} / \{(0.693/10 \ hr) \times (500 \ mL/kg \times 65 \ kg)\}$$
$$= 18.5 \mu g/mL$$

問 6.26 [正解] 2

[解説] a. 正．測定方法は免疫学的測定法と分離分析法に大別される．
b. 誤．薬物抗体を使用するので特異性は高いが，代謝物，併用薬物のほか，生体成分，抗凝固剤などの影響を受けることがある．しかしながら，薬剤ごとの市販キットがあり，短時間で簡便に測定できる．
c. 誤．リチウムの測定には原子吸光光度法あるいはフレーム法が用いられる．

第7章　薬物相互作用

問 7.1 [正解] [解説]

1. 誤．多くの薬物は小腸で吸収されるため，経口投与された薬物が胃を通過して小腸へ移行する速度（胃内容排泄速度，GER）が吸収速度に影響する．三環系抗うつ薬（イミプラミン，アミトリプチリン），抗コリン作動薬（アトロピン，プロパンテリン），麻薬性鎮痛剤（モルヒネ，ペチジン），抗ヒスタミン薬は消化管の蠕動運動の抑制の結果，GER を延長させる．したがって，一般に併用した薬物の吸収速度は遅くなる．
2. 正．アセトアミノフェンは小腸で速やかに吸収される．したがって，上記の説明のようにプロパンテリンによる GER の減少は吸収速度の低下をまねく．
3. 正．アロプリノールは，キサンチンオキシダーゼを阻害する．そのため，メルカプトプリンの代謝は抑制される．
4. 誤．ニューキノロン系やテトラサイクリン系抗生物質は，マグネシウム以外にも2および3価の金属カチオンと難溶性のキレートを生成し吸収が低下する．
5. 正．CYP450 を競合的に阻害するため，リトナビルとエスタゾラムは併用禁忌である．
6. 正
7. 誤．メロペネムとバルプロ酸は併用禁忌であるが，フェニトインとの併用で痙れん発作誘発の報告はない．
8. 誤．ジゴキシンとキニジンはどちらも P-糖タンパクの基質であり，尿細管において P-糖タンパクによる分泌を受ける．この2つの薬物を併用すると，尿細管における P-糖タンパクの競合が起こり，両薬物の分泌が互いに阻害され血中濃度の上昇が起こる．
9. 誤．フェノバルビタールにより CYP が誘導され，ワルファリンの代謝が促進し，抗凝固作用は弱くなる．
10. 正．
11. 正．エリスロマイシンは，シトクロム P450（CYP3A4）の代謝活性を阻害するため，カルバマゼピンなど CYP3A4 の基質となる薬物の代謝が低下し，血中濃度が上昇する．
12. 誤．クロトリマゾールなどのアゾール系抗真菌薬は，シトクロム P450（CYP3A4）の代謝活性を阻害するため，タクロリムスなど CYP3A4 の基質となる薬物の代謝が低下し，血中濃度が上昇する．
13. 正．リチウムの近位尿細管での再吸収は Na^+ と競合するため，Na^+ の再吸収を阻害するチ

アジド系利尿薬との併用でリチウムの再吸収が促進され，血中濃度が上昇し，毒性が増強される．

14. 正．腎尿細管にはP-糖タンパクが存在し，基質であるいくつかの薬物の尿細管分泌を担っている．P-糖タンパクの基質であるベラパミルは，同じく基質であるジゴキシンの尿細管分泌を阻害する．
15. 誤．ワルファリンなどの酸性薬物は陰イオンであるので吸着は起こりにくい．
16. 誤．クラリスロマイシンはマクロライド系抗生物質であり，キレートを形成しない．
17. 正．プリン骨格をもつ抗ウイルス薬アシクロビルは，代謝における相互作用を起こしにくいので，5-フルオロウラシル投与中に発症した帯状疱疹などの治療に用いられている．
18. 正．

問 7.2 正解 2

解説
1. 誤．エノキサシンのようなニューキノロン系抗菌薬は，Al^{3+}，Mg^{2+}，Ca^{2+}，Fe^{2+} などの金属カチオン（2価，3価）と難溶性のキレートを形成し溶解度が下がるため，消化管吸収が低下する（薬動学的相互作用）．
2. 正．チアジド系利尿薬は遠位尿細管で Na^+ の再吸収を阻害して，相対的に Na^+-K^+ 交換を促進する．その結果，低カリウム血症を起こすので，ジゴキシンの Na^+, K^+-ATPase 活性低下作用を増強し，薬効を増強する．
3. 誤．リファンピシンはCYPの酵素誘導を引き起こすため，トリアゾラムの代謝酵素であるCYP3A4を誘導し，トリアゾラムの作用を減弱する（薬動学的相互作用）．
4. 誤．イトラコナゾールはCYP3A4を阻害するため，CYP3A4の基質であるシクロスポリンの代謝を阻害して作用を増強させる（薬動学的相互作用）．
5. 誤．抗高脂血症薬であるコレスチラミンは陰イオン交換樹脂なので，ワルファリンカリウムやプラバスタチンナトリウムのようなアニオン性薬物を吸着し，これらの薬物の吸収を低下させる（薬動学的相互作用）．

問 7.3 正解 5

解説
a. 誤．テルフェナジンは経口投与後，肝での初回通過代謝（主にCYP3A4）により活性な代謝物であるテルフェナジンカルボキシレートを生成し，未変化体としてのテルフェナジンは血中にほとんど出現しない．未変化体のテルフェナジンは遅延整流性カリウム電流阻害作用を有しており，マクロライド系抗生物質との併用により，代謝が阻害された結果，未変化体が全身循環血液中に出現すると，QT延長などの心電図異常や torsades de pointes などの重篤な心室性不整脈を誘発する．
b. 正．
c. 誤．aの説明と同じ．
d. 誤．マクロライド系抗生物質は，14〜16員環の中心骨格に2〜3個のアミノ糖が付加した構造を有している．マクロライド系抗生物質は主に肝臓のCYP3A4によって脱メチル化反応を受けるが，マクロライド系抗生物質のアミノ糖の三級アミンのN-脱メチル化代謝物はCYP3A4の2価のヘム鉄と共有結合し，マクロライド・ニトロソアルカン複合体を形成する．形成した複合体は安定なため，鉄原子が電子伝達機能を発揮できず，CYP3A4が不活化する．この阻害作用は14員環のトロレアンドマイシンやエリスロマイシンが特に強い．

e. 正.

問 7.4 [正解] 5

解説 a. 誤. シメチジンによるシトクロム P450（CYP）の阻害機構は，シメチジンのイミダゾール環が CYP のヘム鉄原子と結合して，その活性を阻害することによる．しかし，イミダゾール環を有しないファモチジンやラニチジンでは，CYP への結合はほとんどないか，非常に弱い．

b. 正. オメプラゾールは CYP1A1, 1A2 の mRNA の発現を誘導し，これら酵素の誘導作用を有する．一方，オメプラゾールは CYP2C19 によって代謝されるため併用薬を可逆的に阻害することがある．

c. 誤. イミダゾール骨格，トリアゾール骨格いずれも CYP のヘム鉄原子に結合するためケトコナゾール，イトラコナゾールともに CYP 阻害を示す．

d. 正.

問 7.5 [正解] 2

解説 a. 正. グレープフルーツによる阻害は，経口投与において見られ，静脈内投与では観察されないことから肝の CYP3A4 阻害ではなく，小腸上皮細胞の CYP3A4 が阻害されると考えられる．

b. 誤. a の説明と同じ．

c. 誤. 併用によってフェロジピンの血中濃度が上昇するため，降圧効果は増大する．

d. 誤. グレープフルーツの併用により，フェロジピンの吸収が増大するため，AUC および C_{max} ともに増加する．

e. 正. 肝の CYP3A4 活性にはほとんど影響しないため，全身循環に吸収された後の血中からの消失には影響しない．

問 7.6 [正解] 3

解説 a. 正.

b. 誤. クロトリマゾールはすべてのシトクロム P450（CYP）を阻害するが，特に CYP3A4 に対して強い阻害を示す．そのため，CYP3A4 で代謝されるタクロリムスの代謝が阻害され，血中濃度は上昇する．

c. 正.

d. 正.

問 7.7 [正解] 5

解説 a. 誤. たとえば，遺伝的多型による代謝能力の低いヒト（poor metabolizer）では，親薬物の代謝クリアランスが減少すると同時に代謝物の生成も減少する．したがって，代謝能の正常なヒト（extensive metabolizer）に比較して，親薬物の AUC は大きくなり，代謝物の AUC は小さくなる．

b. 正.

c. 誤. 高齢者では腎機能低下により，特に腎排泄型薬物のクリアランスは減少するため，投与量を減らす必要がある．

d. 正．喫煙により CYP1A2 が誘導されるため，テオフィリンの消失クリアランスは増大する．

問 7.8 正解 2
解説 a. 正．グレープフルーツによる阻害は，経口投与において見られ，静脈内投与では観察されないことから肝の CYP3A4 阻害ではなく，小腸上皮細胞の CYP3A4 が阻害されると考えられる．
b. 誤．a の説明と同じ．
c. 誤．併用によってフェロジピンの血中濃度が上昇するため，降圧効果は増大する．
d. 誤．グレープフルーツの併用により，フェロジピンの吸収が増大するため，バイオアベイラビリティ (AUC) および C_{max} ともに増加する．
e. 正．肝の CYP3A4 活性にはほとんど影響しないため，全身循環に吸収された後の血中からの消失には影響しない．

問 7.9 正解 4
解説 a. テオフィリンの作用が減弱しているということから，[a] には酵素誘導剤があてはまる．テオフィリンのクリアランスを増大させる薬物としてフェニトイン，フェノバルビタール，リファンピシンが知られている．
b, c. シメチジンによるシトクロム P450 (CYP) の阻害機構は，シメチジンのイミダゾール環が CYP のヘム鉄原子と結合して，その活性を阻害する．しかし，イミダゾール環を有しないファモチジンやラニチジンの CYP への結合はほとんどないか，非常に弱い．

付 録

付録1　薬動学で使用する記号一覧表

変　数	単　位	定　義
X	mg, μg など	セントラルまたは血漿コンパートメント内薬物量
X_a	mg, μg など	消化管または吸収コンパートメント内薬物量
X_{abs}	mg, μg など	吸収コンパートメント内残存薬物量
X_b	mg, μg など	体内薬物量
X_g	mg, μg など	消化管内薬物量
X_m	mg, μg など	体内の代謝薬物量
X_{me}	mg, μg など	時間 t までに尿中に排泄された代謝薬物量
X_{org}	mg, μg など	臓器中薬物量
X_T	mg, μg など	組織コンパートメント内薬物量
X_u	mg, μg など	時間 t までの未変化体尿中累積排泄量
$X_u(\infty)$	mg, μg など	時間 t＝∞までの未変化体尿中累積排泄量
AUC	(mg/L)h など	血中濃度－時間曲線下面積，血漿中濃度－時間曲線下面積
AUC$_{iv}$	(mg/L)h など	静脈内投与時の血中濃度－時間曲線下面積
AUC$_{po}$	(mg/L)h など	経口投与時の血中濃度－時間曲線下面積
AUMC	(mg/L)h^2 など	第一モーメント曲線下面積
AUM$_2$C	(mg/L)h^3 など	第二モーメント曲線下面積
C	mg/L など	セントラルまたは血漿コンパートメント内薬物濃度
$C(0)$	mg/L など	血(漿)中濃度の t＝0 まで外挿した値
C_{Ba}	mg/L など	動脈血中薬物濃度
C_{Bv}	mg/L など	静脈血中薬物濃度

C_1	mg/L など	コンパートメント1における薬物濃度
C_2	mg/L など	コンパートメント2における薬物濃度
CL	mL/min など	全身クリアランス
CL_H	mL/min など	肝クリアランス
CL_R	mL/min など	腎クリアランス
CL_{org}	mL/min など	臓器または組織クリアランス
$CL_{int,H}$	mL/min など	肝固有クリアランス
CL_{int}	mL/min など	固有クリアランス
CL_d	mL/min など	分布クリアランス
C_{min}	mg/L など	繰り返し投与時の最低血中濃度
C_{max}	mg/L など	繰り返し投与時の最高血中濃度または経口投与時の最高血中濃度
C_{SS}	mg/L など	定常状態での血中濃度
$C_{SS,av}$	mg/L など	繰り返し投与における定常状態での平均血中濃度
$C_{SS,max}$	mg/L など	繰り返し投与における定常状態での最高血中濃度
$C_{SS,min}$	mg/L など	繰り返し投与における定常状態での最低血中濃度
C_T	mg/L など	組織コンパートメント内濃度
D_L	mg など	繰り返し投与における初回投与量
D	mg など	1回投与時の投与量または繰り返し投与における維持投与量
D_{iv}	mg など	静脈内投与量
D_{po}	mg など	経口投与量
E		抽出率
E_H		肝抽出率
E_R		腎抽出率
F		バイオアベイラビリティ
f_p f_B		血漿中または血中においてタンパク結合していない薬物の割合（存在比），血中タンパク非結合率

GFR	mL/min など	糸球体ろ過速度
k_0	mg/h など	連続静注などにおける投与速度（0次速度）
k	h^{-1} など	一次速度定数，コンパートメント間移行速度定数あるいは消失速度定数
k_a	h^{-1} など	吸収速度定数（一次速度定数）
k_e, k_u	h^{-1} など	体内からの消失や尿中排泄に関する一次速度定数
k_m	h^{-1} など	代謝物生成に関する一次速度定数
K_m	mg/L など	ミカエリス定数
λ	h^{-1} など	血漿中濃度や尿中排泄速度を片対数プロットした時の傾きから得られる一次速度定数
MRT	min, h など	平均滞留時間
Q	mL/min など	組織血流量，組織血漿流量
Q_H	mL/min など	肝血流量
R		蓄積率
R_{inf}	mg/min, mg/h など	注入速度
t	min, h など	薬物投与後の経過時間
t_{lag}	min, h など	経口投与時などにおいて，吸収が開始するまでの時間（ラグタイム）
$t_{1/2}$	min, h など	半減期
τ	h など	投与間隔
V	mL, L など	分布容積
V_{max}	mg/day など	最大代謝速度または最大消失速度
V_{SS}	mL, L など	マルチコンパートメントモデルにおける平衡状態での分布容積
V_1	mL, L など	マルチコンパートメントモデルにおけるセントラルコンパートメントの分布容積
V_T	mL, L など	マルチコンパートメントモデルにおける組織コンパートメントの分布容積
VRT	min^2 など	平均滞留時間の分散

付録2　ラプラス変換法の基礎

「ラプラス変換法」などというと，「数学に弱い」薬学生には初めから拒絶反応を示しそうな内容であるが，実は「数学に弱い」人にこそ向いている方法である．第6章6.1で述べたように，体の中の薬の動きは，時々刻々変化し，これを記述するには微分方程式が用いられる．例えば，薬物を投与量Dで静脈内投与後の体内コンパートメント中の薬物量X_bの時間的変化は，

$$\frac{dX_b}{dt} = -kX_b \tag{1}$$

で表される．初期条件，t = 0のとき，X_b = Dで，X_bについて解こうと思うと，式1を積分しなければならない．これには積分の知識と，ある種のテクニックと，ちょっとした「ひらめき」が必要になる．例えば式1の場合ならば，まず変数を分離して，

$$\frac{1}{X_b}dX_b = -kdt \tag{2}$$

とおき，両辺を0からtまで積分する．$\frac{1}{X_b}$の積分は，$\ln X_b$であることから，

$$\ln X_b - ic = -kt \tag{3}$$

となる．ここで，icとは初期条件で，

$$ic = \ln X_{b(0)} \tag{4}$$

であるので，

$$\ln X_b - \ln D = -kt \tag{5}$$

あるいは，

$$X_b = De^{-kt}$$

となる．このように微分方程式が簡単なうちは，式の解析解（完全解）は容易に得ることができるが，少し式が複雑になると急に難しくなってしまう．このとき，微分方程式をまともにおもてから解くのではなく，回り道をしてでも簡単に解く方法のほうが，結局は早道になることがある．ここで述べるラプラス変換法は，「回り道をして簡単に速く解く方法」である．

さて，ラプラス変換の定義は次の通りである．

> ある線形関数f(t)があって，これを式（6）に示したような積分を行い複素関数F(s)が得られるとき，この積分をラプラス積分 Laplace Integral，f(t)からF(s)を得ることをラプラス変換 Laplace Transformation という．このとき，
>
> $$F(s) = \int_0^\infty f(t)e^{-st}dt \tag{6}$$
> $$L\{f(t)\} = F(s) \tag{7}$$

のように表し，f(t) を表関数（おもてかんすう）または原関数（げんかんすう），F(s) を裏関数（うらかんすう）または像関数（ぞうかんすう）という．この表関数と裏関数は互いに対をなしており，事実上 1 対 1 に対応している．したがって，f(t) が与えられて，ラプラス変換して裏関数 F(s) が得られているならば，逆に F(s) から表関数 f(t) を得ることもできる．このような，裏関数から表関数を求めることを，ラプラス逆変換という．また，f(t) と F(s) のことをラプラス変換対と呼ぶ．

この定義だけでは，何もわからないし，なぜ裏関数が複素関数なのか，s とは何か，なぜ原関数に e^{-st} を掛けるのか，の説明さえない．しかし「ラプラス変換を使用するだけが目的」ならば，ここでは何も知らなくてもよい．要は，微分方程式を式 (6) の定義にしたがって処理をすれば，代数方程式に変換される．これを解き，逆変換すれば，求める微分方程式の解が得られるという寸法である．ここで，このラプラス変換の性質と，いくつかの関数のラプラス変換について，最小限述べてみよう．

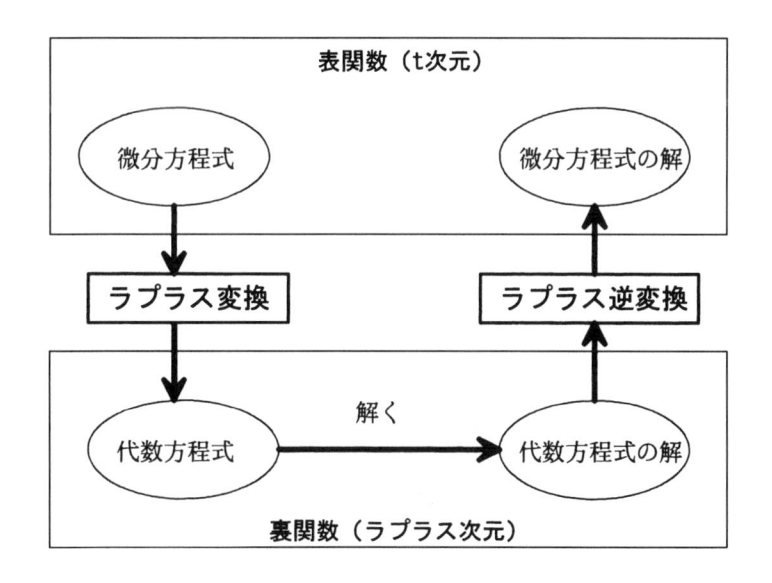

(i) 関数の和のラプラス変換

表関数の和のラプラス変換は，それぞれの関数をラプラス変換したものの和となる．例えば，二つの関数 $f_1(t)$，$f_2(t)$ があって，それぞれをラプラス変換したものを $F_1(s)$，$F_2(s)$ とすると，

$$L\{f_1(t) + f_2(t)\} = F_1(s) + F_2(s) \tag{8}$$

となって，加法法則が成立する．

(ii) 定係数と関数の積のラプラス変換

a を定係数とすると，af(t) のラプラス変換は，

$$L\{af(t)\} = aF(s) \tag{9}$$

となる．これをラプラス変換の線形性と呼んでいる．

(iii) 導関数のラプラス変換

f(t) の一次導関数, $\frac{df(t)}{dt}$ のラプラス変換は,

$$L\left\{\frac{df(t)}{dt}\right\} = sF(s) - f(0) \tag{10}$$

となる．これを繰り返せば，一般に n 次導関数に対し,

$$L\left\{\frac{df(t)}{dt}\right\} = s^n F(s) - s^{n-1}f(0) - s^{n-2}f^1(0) - s^{n-2}f^2(0) - \ldots - f^{n-1}(0) \tag{11}$$

が成立する．

(iv) 積分のラプラス変換

f(t) の積分関数を $f^1(t)$ とすると,

$$L\{f^{-1}(t)\} = \frac{1}{s}F(s) + \frac{1}{s}f^{-1}(0) \tag{12}$$

となる．これを一般化すると,

$$L\{f^{-n}(t)\} = \frac{1}{s^n}F(s) + \frac{1}{s^n}f^{-1}(0) + \frac{1}{s^{n-1}}f^{-2}(0) +$$

$$\cdots + \frac{1}{s^2}f^{-n+1}(0) + \frac{1}{s^2}f^{-n}(0) \tag{13}$$

が成立する．

　さて，線形微分方程式を，ラプラス変換法を用いて実際に解くには，①式 (6) を用いて微分方程式をラプラス変換する；②ラプラス次元での解を求める（裏関数 F (s) について解く）；③ラプラス逆変換を行い時間次元での解，すなわち微分方程式の一般解を得る；の 3 段階を行えばよい．一般に，①と②の過程は容易であるが，③の過程は，ラプラス変換表にある場合は別として，困難である場合も少なくない．しかし最近，コンピュータと数値積分法の手法を用いて，高速ラプラス逆変換 Fast Inverse Laplace Transformation（FILT）を行う方法も報告されている．

　以上，ラプラス変換，逆変換の理論と方法についてごく簡単に述べたが，薬動学の基本となる，線形コンパートメントモデルを考える場合は，この表程度を使いこなせれば，十分であると思われる．ただ，紙面の関係からここでは定理などは，ほとんど証明を行わずに述べてきた．これら及びラプラス変換のより高度な理論などについては，ラプラス変換法の成書等を参照されたい．

付録3　薬物速度論の領域でよく使用されるラプラス変換対

f(t)	F(s)
(1) 関数に関する変換対	
$\dfrac{df(t)}{dt}$	$sF(s) - f(0)$
$\dfrac{d^n f(t)}{dt^n}$	$s^n F(s) - s^{n-1} f(0) - s^{n-2} f(0) - \cdots - f^{n-1}(0)$
$\int_0^t f(\tau) d\tau$	$\dfrac{1}{s} F(s)$
$-tf(t)$	$\dfrac{dF(s)}{ds}$
$(-t)^n f(t)$	$\dfrac{d^n F(s)}{ds^n}$
$f(at)\ (a>0)$	$\dfrac{1}{a} F\left(\dfrac{s}{a}\right)$
$f(t-a)$	$e^{-as} F(s)$
$f(t) e^{-at}$	$F(s+a)$
$f(at-b)\ (a>0)$	$\dfrac{1}{a} e^{-(b/a)s} F\left(\dfrac{s}{a}\right)$
$\int_0^t f_1(\tau) f_2(t-\tau) d\tau$	$F_1(s) \cdot F_2(s)$
(2) 演算に関する変換対	
1	$1/s$
A	A/s
t	$1/s^2$
t^m	$m!/s^{m+1}$
$A e^{-at}$	$\dfrac{A}{s+a}$
$A t e^{-at}$	$\dfrac{A}{(s+a)^2}$
$\dfrac{A}{a}(1 - e^{-at})$	$\dfrac{A}{s(s+a)}$
$\dfrac{A}{a} e^{-(b/a)t}$	$\dfrac{A}{as+b}$
$\dfrac{A(e^{-at} - e^{-bt})}{b-a}$	$\dfrac{A}{(s+a)(s+b)}$
$\dfrac{e^{at} - e^{bt}}{a-b}$	$\dfrac{1}{(s-a)(s-b)}$
$\dfrac{1}{a} \sin at$	$\dfrac{A}{s^2 + a^2}$

$\dfrac{1}{a}\sinh at$	$\dfrac{A}{s^2-a^2}$
$\{c+(ac+b)t\}e^{at}$	$\dfrac{b+cs}{(s-a)^2}$
$\cos at$	$\dfrac{s}{s^2+a^2}$
$\cosh at$	$\dfrac{s}{s^2-a^2}$
$\dfrac{1}{2}t^2$	$\dfrac{1}{s^3}$
$\dfrac{1}{a^2}(e^{at}-1-at)$	$\dfrac{1}{s^2(s-a)}$
$A\left\{\dfrac{1}{ab}-\dfrac{ae^{-bt}-be^{-at}}{ab(a-b)}\right\}$	$\dfrac{A}{s(s+a)(s+b)}$
$\dfrac{1}{ab}-\dfrac{be^{at}-ae^{bt}}{ab(b-a)}$	$\dfrac{1}{s(s-a)(s-b)}$
$\dfrac{(c-b)e^{at}}{(a-b)(a-c)(c-b)}$ $+\dfrac{(a-c)e^{bt}}{(a-b)(a-c)(c-b)}$ $+\dfrac{(b-a)e^{ct}}{(a-b)(a-c)(c-b)}$	$\dfrac{1}{(s-a)(s-b)(s-c)}$
$\dfrac{(B-Aa)e^{-at}-(B-Ab)e^{-bt}}{b-a}$	$\dfrac{(As+B)}{(s+a)(s+b)}$

付録4 ラプラス変換の実際

第6章中の式 (6.1) 〜 (6.3) の微分方程式を初期条件 ($t = 0$ のとき, $X_b = D$, $X_u = 0$) のもとで，ラプラス変換を使用して解いてみると，

$$\frac{dX_b}{dt} = -kX_b \tag{6.1}$$

$$\frac{dX_u}{dt} = k_u X_b \tag{6.2}$$

$$\frac{dX_m}{dt} = k_m X_b \tag{6.3}$$

まず，X_b, X_u をラプラス変換したものを，それぞれ x_b, x_u とおき，式 (6.1) をラプラス変換する（ただし，$k_u + k_m = k$ とおく）．

$$s x_b - D = -k x_b \tag{1}$$

x_b について解くと，

$$x_b = \frac{D}{(s+k)} \tag{2}$$

同様にして式 (6.2) から，

$$s x_u - 0 = k_u x_b \tag{3}$$

x_u について解くと，

$$s x_u = \frac{k_u \cdot D}{(s+k)} \tag{4}$$

$$x_u = \frac{k_u \cdot D}{s(s+k)} \tag{5}$$

同様にして式 (6.3) から，

$$s x_m - 0 = k_m x_b \tag{6}$$

x_m について解くと，

$$s x_m = \frac{k_m \cdot D}{(s+k)} \tag{7}$$

$$x_m = \frac{k_m \cdot D}{s(s+k)} \tag{8}$$

式 (2) と (5), (8) を，それぞれ変換表（付録3）を用いて，ラプラス逆変換すると，

$$X_b = D \cdot e^{-kt} \tag{9}$$

$$X_u = \frac{k_u}{k} \cdot D \left(1 - e^{-kt}\right) \tag{10}$$

$$X_m = \frac{k_m}{k} \cdot D \ (1 - e^{-kt}) \tag{11}$$

を，それぞれ得ることができる．

（岩川　精吾）

日 本 語 索 引

ア

アクアポリン 19
アシクロビル 34
アセチルコリン 128
アセチル抱合 103, 104
アテノロール 143
アドレナリン 51
アトロピン 30, 32
アミトリプチリン 30
p-アミノ安息香酸 104
アミノ酸トランスポーター 35, 254
アミノ酸抱合 104
p-アミノ馬尿酸 127, 143
アミノピリン 46
アミラーゼ 26
アルコール
　皮膚透過速度 53
アルコール脱水素酵素 101
アルデヒド脱水素酵素 101
アルブミン 84
アルベカシン 226
アンジオテンシン変換酵素阻害薬 34
アントラサイクリン系抗悪性腫瘍薬 143
α_1-酸性糖タンパク質 84
α-メチルドパ 35
ACE 阻害薬 34

イ

胃 26
イオントフォレシス 55
胃酸分泌細胞 26
イソプレナリン塩酸塩 50
一塩基多型 9, 116
一次性能動輸送 23, 136
1次モーメント 195
遺伝子記号 21
遺伝子組換えヒト顆粒球マクロファージコロニー刺激因子 68
遺伝的多型 104, 116
遺伝的要因 115
胃内容排出時間 30, 252
胃内容排出速度 30, 31

異物解毒機構 138
イミプラミン 30, 85
イムノリポソーム 74, 75
医薬品開発 11
飲作用 25, 66

エ

エキソサイトーシス 25
液溜り 57
エクリン腺 52
エストラジオール 55
エチニルエストラジオール 112, 140
エーテル硫酸抱合 104
エトスクシミド 142
エリスロマイシン 31, 143
エリプチシン 111
塩 43
遠位尿細管 124
円管モデル 191
塩酸ジピベフリン 51
塩酸リモナーデ 32
エンドサイトーシス 25
ABC トランスポーター 6, 73, 106, 107, 136, 269
Exposure-Response 解析 209
H_2-受容体拮抗薬 143
HMG-CoA 還元酵素阻害薬 140
mdr1a ノックアウトマウス 73
NADPH-P450 還元酵素 101
SLC トランスポーター 6, 106, 107, 138

オ

オクタノール-水分配係数
　血液脳関門透過速度 72
オフロキサシン 44
オリゴペプチドトランスポーター 254

カ

可逆的阻害 109
拡散係数 16
拡散律速

固体粒子の溶解モデル 41
角質層 52, 53
加水分解反応 102
活性硫酸 103
カテコラミン-O-メチル転移酵素 105
ガバペンチン 35
カルバマゼピン 142
加齢 117, 118
簡易精神症状評価尺度 211
肝クリアランス 168
還元反応 101
肝細胞 134
肝疾患 118
肝初回通過効果 34, 178
関節腔内注射 56
間接反応モデル 217, 219
完全撹拌 79
完全撹拌モデル 173, 191
肝臓 134, 135
汗中排泄 143
カンフル 143
Caco-2 単層膜 44

キ

気管 48
気管支 48
拮抗作用 270, 272
キメラ抗体 12
キモトリプシン 28
逆数プロット 87
吸収 2, 13, 15
吸収速度定数 158
吸収速度律速 40
吸収待ち時間 159
吸入器 50
競合阻害 89, 109
協力作用 270
禁煙補助薬 55
筋肉内注射 56
筋肉・皮下注射
　吸収 57

ク

グアヤコール 143
下り坂輸送 16
クッパー細胞 134

クマリン　143
クラスリン　25
クリアランス　168
クリアランス比　132
繰り返し投与　161
グリシン抱合　103, 104
グリセオフルビン　32
グリセロリン脂質　14
クリニカルエンドポイント
　210
グルクロン酸抱合　102, 103
グルタチオン抱合　103, 105
グルタチオン S-転移酵素　105
クレアチニンクリアランス
　228
グレープフルーツジュース
　11, 256, 272
クロモグリク酸ナトリウム　50
クロラムフェニコール　112
クロロフェノキシイソ酪酸　89
Klotz プロット　87

ケ

経口投与　186
経口避妊薬　140
経細胞経路　52
経細胞輸送　15
経粘膜吸収　45
経皮吸収　51
　影響する要因　54
経皮吸収型製剤　51, 55
経皮吸収促進剤　55
血液循環　67
血液精巣関門　77, 78
血液胎盤関門　76
血液脳関門　8, 69, 269
　機能と構造　70
血液脳関門透過速度
　オクタノール-水分配係数
　　72
血液脳脊髄液関門　69, 74, 76
血液網膜関門　50, 77, 78
血管内急速投与　152
結晶多形　42
血漿タンパク質　69, 84
血漿タンパク非結合形分率　85
血漿中濃度　129
血漿中濃度曲線下面積　148
血漿中非結合型薬物濃度比　83
血中濃度下面積　207
血中濃度時間曲線　183, 184
血中濃度時間曲線下面積　160

血中非結合率　185
血中薬物濃度推移　161
結腸　28
血流速度　183
血流律速型薬物　186
ケトコナゾール　111
ケノデオキシコール酸　32

コ

口腔　47
口腔錠　48
口腔粘膜　47
口腔粘膜適用製剤　48
酵素阻害　258
酵素誘導　113, 258
口内錠　48
抗リウマチ薬　140
抗 MRSA 薬　227
呼気中排泄　143
固有クリアランス　168, 173,
　182
固有クリアランス律速型薬物
　185
コール酸　32
コレスチミド　44
コレスチラミン　44, 140
コレステロール吸収阻害薬
　140
コンパートメント　149
コンパートメントモデル　149,
　201
コンパートメントモデル解析法
　5, 149
コンボリューション　204
Cockcroft & Gault の式　228

サ

剤形指標　208
最高血中濃度　148, 207
最高血中濃度到達時間　208
最小血中濃度　163
最小発育阻止濃度　221
サイズバリア　126
最大効果モデル　214
最低血中濃度　208
サイトーシス　25
サイトトロホブラスト　76
細胞間隙経路　53
細胞間隙輸送　15
細胞膜　14
酢酸デスモプレシン　46

酢酸ナファレリン　46
酢酸ブセレリン　46
酢酸リュープロレリン　57
刷子縁膜　15, 124
ザナミビル水和物　50
サラゾスルファピリジン　28
サリチル酸　38, 46
サロゲートエンドポイント
　211
酸化反応　95

シ

ジアゼパム　69
歯科用プロカイン塩酸塩注　57
糸球体　124, 125
糸球体基底膜　124
糸球体ろ過　126
糸球体ろ過速度　126, 130
シグマ・マイナス値　154
シグマ・マイナスプロット
　154
シグモイド型最大効果モデル
　212
シクロスポリン　73
脂質二重層　14
シトクロム P450　95, 250, 251
　酸化反応　99
　薬物の酸化機構　98
　阻害強度による分類　112
　阻害する医薬品　110
　誘導する医薬品　114
　誘導による相互作用機構
　　113
シナージス　12
ジノスタチンスチマラマー　66
6,7-ジヒドロベルガモチン
　272
シプロフロキサシン　44
脂肪組織　69
シメチジン　111, 128, 143
弱塩基性薬物　18
弱酸性薬物　18
シャム分析　148
重曹　32
絨毛　77
種差　115
受動拡散　70
受容体介在型エンドサイトーシ
　ス　25
消化管　27
消化管吸収　26
消化管内移動速度　30

日本語索引

消化管排泄　140
消化管分泌液　31
消化管リンパ装置　28
消化器官　27
錠剤
　崩壊　39
硝酸イソソルビド　48, 55
消失過程　176
消失速度定数　159
消失半減期　207
脂溶性　36
小腸　28
小腸壁　29
上皮細胞　15, 29
静脈投与　186
静脈内注射　56, 152
静脈内定速注入　155
初回通過効果　32
初回通過代謝　252
食作用　25
処理臓器モデル　191
腎クリアランス　129, 131, 168
腎血漿流量　132
シンシチオトロホブラスト　76
腎小体　124
腎臓　124
真の速度定数　165
腎排泄　124
真皮　52
CYP
　代謝阻害　259
CYP 阻害薬　261
CYP ファミリー　257
CYP 誘導　114
CYP3A4 阻害　255
SHAM 分析　148

ス

水酸化マグネシウム　32
スクシミド系抗てんかん薬　142
スピロノラクトン　112
スマンクス　56
スルファサラジン　28
スルファニルアミド　143
スルファピリジン　143
スルファミジン　143
Scatchard プロット　87

セ

精細管　78

生体膜　13
生物学的指標　211
生物学的利用能　33, 178
生物薬剤学　1
セイヨウオトギリソウ　114, 256, 274
生理解剖学的パラメーター　190
生理学的モデル　187
生理学的モデル解析法　5, 148
生理学的薬物速度論　189
脊髄腔内注射　56
舌下錠　48
セファクロル　31, 32
セファロスポリン　83, 127
線形コンパートメントモデル　151
線形 1-コンパートメントモデル　151
線形 2-コンパートメントモデル　163
線形モデル　214
全身クリアランス　168, 180, 207
セント・ジョーンズ・ワート　256, 274

ソ

相加作用　270
臓器クリアランス　168, 170
相互作用
　飲食物・嗜好品　272
　糸球体ろ過過程　265
　小腸 CYP3A4 阻害　264
　代謝阻害　259
　代謝促進　263
　トランスポーター　254, 268
　尿細管再吸収過程　267
　尿細管分泌過程　265
　排泄過程　264
相乗作用　270
促通拡散　21
側底膜　15, 124
組織血液間分配係数　81
組織タンパク質　85
組織分布速度定数　80
ソリブジン　109

タ

第Ⅰ相反応　94, 95
台形公式　199

第Ⅲ相反応　94, 106
胎児
　薬物の移行　75
代謝　2
代謝酵素活性評価　143
代謝物　93
対数線形モデル　214
代替指標　211
大腸　28
体内コンパートメント　150
体内分布　63
第Ⅱ相反応　94, 102, 103
胎盤　77
滞留時間の分散　196, 207
唾液　142
唾液中排泄　142
高い膜透過性　43
高い溶解度　43
多環芳香族炭化水素
　CYP1A1/CYP1A2 誘導メカニズム　113
多経路代謝薬物　259
胆管側細胞膜　136
単経路代謝薬物　259
胆汁　32, 134
　成分　134
胆汁中排泄　134, 136
単純拡散　16
胆嚢　134
タンパク結合　84, 257
　置換　88
タンパク結合理論　85
タンパク質仲介輸送　136
Tank-in-Series モデル　191, 192

チ

チオプリンメチル転移酵素　105, 116
チオペンタール　69
蓄積率　162, 208
チトクロム P450　11
チモロールマレイン酸塩　51
チャージバリア　126
注射剤　56
注射部位　56
抽出率　172
中性アミノ酸トランスポーター　35
腸肝循環　36, 139
頂側膜　15
貼付剤　51

直接結合モデル　215
直接プロット　86
直腸　28, 30
治療域　4, 182
治療薬物モニタリング　223

テ

テイコプラニン　226
定常状態分布容積　202, 207
ディッセ腔　134
低分子量薬物
　組織移行性　65
デオキシコール酸　32
テオフィリン　117
デコンボリューション　203, 204
デコンボリューション解析法　203
テトラエチルアンモニウム　128
テトラサイクリン系抗生物質　140
テープ型製剤　55
デポ　57
テーラーメイド医療　9, 97
点滴静注　155
点滴投与　155
Dispersion モデル　191, 193
Distributed モデル　191, 192
Dubin-Johnson 症候群　106
TDM
　母集団　233
　薬物学　226
　薬物療法　223

ト

透過クリアランス　17
動脈血液薬物濃度　172
動脈内注射　56
投与計画　6
投与経路
　血液リンパ管移行　68
投与部位コンパートメント　150
ドキソルビシン　73, 143
特定薬剤治療管理料　224
ドパミン　128
トラフ値　163
トラフ濃度　208
トランスサイトーシス　70, 74
トランスフェリン　74

トランスポーター　7, 251, 254
　遺伝子記号　22
　薬物吸収　34
トランスポーター介在輸送　20, 70
トリプシン　28
トローチ剤　48

ナ・ニ

軟膏剤　51

ニコチン　55
二次性能動輸送　24, 138
ニトログリセリン　47, 48, 55
ニトログリセリン経皮吸収型製剤　51
ニフェジピン　42
乳汁　142
乳汁移行　142
乳汁中排泄　142
尿細管　124
尿細管腔中濃度　129
尿細管再吸収　128
尿細管分泌　126
尿生成　126
尿中排泄　126
尿中排泄速度　153, 172
尿中排泄率　133
尿中累積排泄量　171

ネ

ネフロン　124
　構造　125
　薬物動態　131

ノ

脳　69
脳脊髄液　69
能動的排出輸送　70
能動輸送　21
上り坂輸送　22
Noyes-Nernst-Whitney の式　40
Noyes-Whitney 式　39

ハ

肺　49
　吸収機構　48
パイエル板　28

バイオアベイラビリティ　5, 32, 207
バイオマーカー　211
排泄　2, 123
ハイブリッド形パラメーター　165
肺胞　48
バクロフェン　35, 73
ハーセプチン　12
バッカル錠　48
パップ剤　51
バラシクロビル　34
バルビツール酸系抗てんかん薬　142
バルプロ酸　76, 143
反管腔側膜　15
バンコマイシン　226
反時計回りのヒステリシス　215
半不可逆的阻害　111
Parallel Tube モデル　191

ヒ

ヒアルロン酸　51
非攪拌水層　19
皮下組織　52
皮下注射　56
非規格化モーメント　196
非競合的阻害　89
鼻腔　45
非コンパートメント解析法　148
微絨毛　15
非消失組織
　薬物の分布モデル　79
非線形コンパートメントモデル　165
ヒダントイン系抗てんかん薬　142
ピット細胞　134
ヒト化抗体　12
ヒト血漿アルブミン　89
　薬物結合サイト　84
ヒドロキシプロピルメチルセルロース　43
皮内注射　56
鼻粘膜　45
鼻粘膜吸収機構　46
ピノサイトーシス　66
皮膚　52
被覆ピット　25
ビホナゾール　111

日本語索引

表皮 52
ピロカルピン塩酸塩 51
ビンブラスチン 73
Hill 式 212
P-糖タンパク質 8, 23, 24, 35, 126, 128, 254, 255, 268, 269
PCR 法 9
pH-分配仮説 17, 18
PK 解析法 4
PK-PD 解析 209, 220

フ

ファーマコキネティクス 148
ファモチジン 32
フェニトイン 42, 43, 117, 142, 229
フェニルブタゾン 88, 89
フェノールレッド 127
フォノフォレシス 55
不可逆的阻害 110, 112
負荷投与 157
腹腔内注射 56
物質収支式 172
物質輸送機構 16
物理薬剤学 1
フラノクマリン類 272
プラバスタチンナトリウム 140
フラビン含有モノオキシゲナーゼ 100
フリップ-フロップ現象 159
プリミドン 142
フルオロウラシル 109
プロカインアミド 102
プロトヘム 95, 96
プロドラッグ 102
プロトン交換輸送型有機カチオントランスポーター 267
プロパンテリン 30, 32
プロプラノロール 85
プロプラノロール塩酸塩 46
プロベネシド 127
プロントジル 101
分泌 15
分布 2
分布速度 63, 79
分布容積 63, 81, 185
　血漿中薬物濃度 82
噴霧器 50

ヘ

平均吸収時間 199
平均滞留時間 196, 199, 207
平均溶出時間 199
平衡透析法 88
ベイジアン法 233
壁細胞 26
ベクロメタゾンプロピオン酸エステル 50
ベスタチン 34
ペニシリン 83
ペニシリン系抗生物質 140
ペニシリン類 127
ベニロン 12
ペプシン 26
ペプチドトランスポーター 24, 34, 267
ベルガモチン 272
ベンジルペニシリン 31, 75
ベンゾ[a]ピレン 113
ヘンレ係蹄 124
β-グルクロニダーゼ 103
β1-遮断薬 143
β-ラクタム抗生物質 34
Henderson-Hasselbalch の式 18

ホ

抱合反応 102
放出制御型製剤 55
母集団薬物速度論 6
ホスカルネット 35
3′-ホスホアデノシン-5′-ホスホ硫酸 103
ホスホマイシン 35
母乳 69
ポピュレーションファーマコキネティクス 233
ボーマン嚢 124
ポリビニルアルコール 51
ポリビニルピロリドン 43

マ

膜透過係数 17, 20
膜透過性 43
膜動輸送 25
膜輸送機構 13
マクロライド系抗生物質 110, 143

マトリックス型製剤 55

ミ

見かけの透過係数 19, 20
見かけの分布容積 151
密着結合 15
密封療法 54
脈絡叢 74
Michaelis 定数 20
Michaelis-Menten 式 20, 166

ム・メ

無晶形 42
眼 50
　吸収機構 51
メカニズム依存性阻害 259
メチシリン耐性黄色ブドウ球菌 226
メチラポン 111
3-メチルコラントレン 113
メチル転移酵素 105
メチル抱合 103, 105
メトクロプラミド 30
メトトレキサート 127
メフェニトイン 116
メルカプツール酸合成 105
メルファラン 35, 73

モ

毛細血管断面構造 66
毛細血管内薬物濃度 192
盲腸 28
網膜 78
モデル非依存的パラメータ 206
モノアミンオキシダーゼ 101
モノカルボン酸トランスポーター 35, 39
モーメント 148
モーメント解析法 5, 194, 201
モルヒネ 30

ヤ

薬剤学 1
薬剤管理指導料 223
薬動学 3, 209
薬動力学 209
薬動力学解析 209

薬物
　経皮吸収経路　53
　組織分布性　63
　代謝様式　94
薬物間相互作用　10, 44
薬物血中濃度測定　275
薬物相互作用　249
　回避　275
　吸収過程　251
　代謝過程　257
　分布過程　257
　分類　108
薬物送達の最適化　1
薬物速度論　147, 148
薬物代謝　93
　影響を及ぼす因子　115
　相互作用　108
薬物治療管理　148, 223
薬物治療モニタリング　142
薬物動態　129
薬物動態学　209
薬物動態学的相互作用　249
薬物動態モデル　214
薬物トランスポーター　268
薬物排出トランスポーター　106, 107
薬理遺伝学　116
薬力学　3, 209
薬力学的相互作用　249, 270
薬力学モデル　214
薬効コンパートメントモデル　216, 219

ユ

有機アニオン　128

有機アニオントランスポーター　11, 24, 126, 269
有機アニオントランスポーティングポリペプチド　254
有機アニオン輸送系　265
有機カチオン　128
有機カチオントランスポーター　126, 269
有機カチオン輸送系　265
輸送担体　20
UDP-グルクロン酸転移酵素　102
UGP-α-D-グルクロン酸　102

ヨ

溶解速度　39, 41
溶解度　43
溶出速度律速　40
溶媒和物　43
ヨード化ケシ油脂肪酸エチルエステル　66

ラ

ラプラス変換法　149
Langmuir プロット　86
Langmuir 式　214
Runge-Kutta 法　150

リ

リザーバー型　55
リツキサン　12
リドカイン　85
リネゾリド　226

リピオドール　66
リピオドール懸濁剤　56
リファンピシン　31
リボフラビン　31, 32
硫酸抱合　103
粒子径　40
流動モザイクモデル　14
リューブリン　57
リン酸トランスポーター　35
臨床的指標　210
臨床薬剤学　148
臨床薬物速度論　4
リンパ液循環　67
リンパ吸収　37

ル・レ・ロ

類洞内皮細胞　134

0次モーメント　195
レオプロ　12
レフルノミド　140
レボドパ　35

ログ・レートプロット法　153

ワ

ワルファリン　89, 220

外国語索引

A

ABC 21
ABCB1 23, 254
ABCC 23
ABCG2 24, 254
absorption 2, 15
absorption rate constant 158
α_1-acid glycoprotein 84
active transport 21
additive effect 270
ADH 101
ADME 2, 249
ADMET 2
ADMETox 2
α_1-AGP 84
albumin 84
alcohol dehydrogenase 102
ALDH 101
alveoli 48
antagonism 270
antiluminal membrane 15
apical membrane 15
apparent of distribution 151
apparent permeability 19
area under the blood concentration-time curve 160
area under the moment curve 195
ATP binding cassette 6
ATP binding cassette transporter 21
ATP-binding cassette transporter family 106
AUC 160, 185, 207
AUMC 195

B

BA 5
baclofen 73
basolateral membrane 15, 124
BBB 8, 69, 269
BBM 124
BCRP 24, 254, 268, 269
BCS 43
BCSFB 69, 74

bile 134
bile canalicular membrane 136
bioavailability 5, 33
biomarker 211
Biopharmaceutical Classification System 43
biopharmaceutics 1
BLM 124
blood-brain barrier 8, 69, 269
blood-cerebrospinal fluid barrier 69
blood-placenta barrier 76
blood-retinal barrier 77
blood-testis barrier 77
Bowman's capsule 124
BPRS 211
BRB 77
breast cancer resistance protein 24, 254
Brief Psychiatric Rating Scale 211
bronchia 48
brush-border membrane 15, 124
buccal tablet 48

C

cecum 28
cell membrane 14
cephalosporin 83
cholecyst 134
choroid plexus 74
clathrin 25
clearance ratio 132
clinical pharmacokinetics 4
clinical pharmacy 148
coated pit 25
colon 28
compartment model analysis 5, 148
conjugation reaction 102
CR 132
cyclosporin 73
CYP 95, 251
CYP1A2 257, 261, 263, 274
CYP3A 11
CYP3A4 257, 261, 263, 272, 274

CYP2B6 263
CYP2C9 117, 257, 261, 263
CYP2C19 116, 257, 261, 263
CYP2D6 116, 257, 261
CYP2E1 263
cytochrome P450 95, 251
cytosis 25

D

depot 57
dermis 52
diazepam 69
diffusion coefficient 16
L-dihydroxyphenylalanine 73
distal tubule 124
distribution 2
L-DOPA 73
dosage form index 208
dosage regimen 6
down hill transport 16
doxorubicin 73
drug-drug interaction 10
drug interaction 249
drug metabolism 93

E

EM 9, 116
E_{max} model 214
endocytosis 25
enterohepatic circulation 36, 139
enzyme induction 113, 258
enzyme inhibition 258
epidermis 52
excretion 2
exocytosis 25
extensive metabolizer 9, 116

F

facilitated diffusion 21
first pass effect 32
first-pass metabolism 252
FMO 100

G

gallbladder   134
GALT   28
gastric emptying rate   30, 252
gastric emptying time   30, 252
gene symbol   21
genetic polymorphism   104, 116
GER   30, 31, 252
GET   30, 252
GFR   126, 130
glomerular basement membrane   124
glomerular filtration rate   126
glomerulus   124
GLUT1   21, 71
GM-CSF   68
granulocyte-macrophage colony stimulating factor   68
GST   105
gut-associated lymphoid tissue   28

H

Henle's loop   124
hepatocytes   134
high permeability   43
high solubility   43
high throughput screening   44
HPMC   43
HTS   44
hybrid parameter   165

I

i.a.   56
i.c.   56
i.m.   56
inhaler   50
insulin   74
intra-arterial injection   56
intra-articular injection   56
intracutaneous injection   56
intramuscular injection   56
intraperitoneal injection   56
intrathecal injection   56
intravenous bolus injection   152
intravenous injection   56
iontophoresis   55

i.p.   56
i.v.   56

L

LAT1   35
LAT2   254
linear compartment model   151
linear model   214
lipid bilayer   14
liver   134
log-linear model   214
log rate plot   153
L-type amino acid transporter 1   35

M

MAO   101
MAT   199
MATE1   267
MCT1   8, 35, 39, 71
MDR1   8, 24, 254, 268
MDT   199
mean residence time   196
mechanism-based inhibition   259
melphalan   73
metabolism   2
metabolite   93
methicillin-resistant *Staphylococcus aureus*   226
MIC   221
microclimate pH   35, 39
microscopic constant   165
microvilli   15
minimum inhibitory concentration   221
moment   148
moment analysis   5, 194
MRP   23, 36
MRP1   73, 268
MRSA   226
MRT   196, 199, 207
multidrug resistance-associated protein   23, 36
multidrug resistance-associated protein 1   73
multidrug resistance protein 1a   73

N

NADPH   101
nasal cavity   45
nebulizer   50
nephron   124
noncompartmental analysis   148

O

OAT1   24, 268
OAT2   268
OAT3   268
OATP   11
OATP1B1   268
OATP2B1   254
OATPs   256
occlusive dressing therapy   54
OCT2   268
ODT   54
optimization of drug delivery   1
oral cavity   47

P

P450   11, 95, 97, 109, 113
PAPS   103
paracellular route   53
paracellular transport   15
PD   4, 209
penicillin   83
PEPT1   24, 34, 254, 267, 268
PEPT2   34, 267
permeability coefficient   17
permeability surface area product   17
P-glycoprotein   8, 23, 254
P-gp   23
phagocytosis   25
pharmaceutics   1
pharmacodynamic interaction   249
pharmacodynamics   3, 209
pharmacogenetics   116
pharmacokinetic interaction   249
pharmacokinetics   3, 148, 209
phase I reaction   95
phase II reaction   102
phase III reaction   106
phonophoresis   55

pH-partition hypothesis　18
physical pharmaceutics　1
physiologically based pharmacokinetics　5
physiological model analysis　148
pinocytosis　25
PK　3, 209
PK-PD　209
PM　9, 97, 116
polymerase chain reaction　9
polymorphism　42
poor metabolizer　9, 97, 116
population pharmacokinetics　6
primary active transport　23
protein binding　84, 257
protein-mediated transport　136
PS product　17
PVP　43

R

receptor-mediated endocytosis　25
rectum　28
renal corpuscle　124
renal tubule　124
RPF　132

S

saliva　142
s.c.　56
secretion　15
sigmoid E_{max} model　212
single nucleoside polymorphism　9
single nucleotide polymorphism　116
skin　52
SLC　21
SLC2A1　21
SLC7A5　35
SLC7A8　254
SLC15A1　254, 267
SLC15A2　34, 267
SLC16A1　35
SLC22A6　24
SLC47A1　267
SLCO2B1　254
slow acetylator　115
SNP　116
solute carrier　6
solute carrier superfamily　21
solute-linked carrier transporter family　106
St. John's wort　114
stratum corneum　52
subcutaneous injection　56
subcutaneous tissue　52
sublingual tablet　48
surrogate endpoint　211
synergism　270
system L　35

T

TDM　142, 148, 223, 275
therapeutic drug monitoring　142, 148, 223, 275
therapeutic range　4
therapeutic window　182
thiopental　69
tight-junction　15
TPMT　105, 116
trachea　48
transcellular route　53
transcellular transport　15
transferrin　74
transporter　251
troche　48

U

UDPGA　102
UGT　102
unstirred water layer　19
uphill transport　22

V・W

valproic acid　76
variance of residence time　196
vinblastine　73
virtual pH　35
VRT　196, 207

well-stirred model　79, 173